高等职业教育医学卫生类专业系列教材

供临床医学、护理、康复等专业用

新形态一体化教材

人体形态与结构

主　编　梅盛平　张明军

副主编　景玉萍　康照昌　孙国运

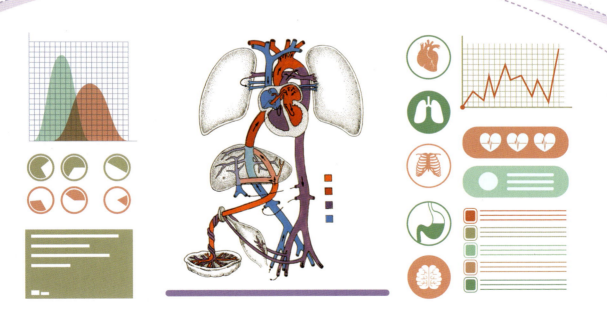

重庆大学出版社

国家一级出版社
全国百佳图书出版单位

内容提要

本书为智慧树网在线开放课程"人体形态与结构"的配套用书。全书共 12 章，主要内容包括绪论、基本组织、运动系统、消化系统、呼吸系统、泌尿系统、生殖系统、脉管系统、感觉器官、神经系统、内分泌系统和胚胎学概要。

本书为新形态一体化教材，配有图片、案例、在线测试、视频、延伸阅读、知识拓展等教学资源，并结合增强现实（AR）技术，通过手机扫描解剖图片旁边的医维度二维码，即可呈现 3D 数字人体模型。

本书可作为高职高专医学类相关专业的教材，还可作为在职医护人员的参考书。

图书在版编目（ＣＩＰ）数据

人体形态与结构 / 梅盛平，张明军主编 . -- 重庆：
重庆大学出版社，2023.6
高等职业教育医学卫生类专业系列教材
ISBN 978-7-5689-3921-8

Ⅰ . ①人… Ⅱ . ①梅… ②张… Ⅲ . ①人体形态学—
高等职业教育—教材 ②人体结构—高等职业教育—教材
Ⅳ . ① R32 ② Q983

中国国家版本馆 CIP 数据核字（2023）第 093474 号

人体形态与结构
RENTI XINGTAI YU JIEGOU

主　编　梅盛平　张明军
副主编　景玉萍　康照昌　孙国运

策划编辑：袁文华
责任编辑：张红梅　　版式设计：袁文华
责任校对：关德强　　责任印制：赵　晟
*
重庆大学出版社出版发行
出版人：饶帮华
社址：重庆市沙坪坝区大学城西路 21 号
邮编：401331
电话：（023）88617190　88617185（中小学）
传真：（023）88617186　88617166
网址：http://www.cqup.com.cn
邮箱：fxk@cqup.com.cn（营销中心）
全国新华书店经销
重庆天旭印务有限责任公司印刷
*
开本：889mm×1194mm　1/16　印张：19.75　字数：572 千
2023 年 6 月第 1 版　　2023 年 6 月第 1 次印刷
印数：1—3 000
ISBN 978-7-5689-3921-8　定价：89.00 元

前 言 QIANYAN

本书是一部按照高职高专医学人才培养要求，由重庆大学出版社组织、多名一线教师共同编写的新形态教材。

本书的编写与教学改革相匹配。教学改革中的课堂"革命"，就是"教中心"向"学中心"转变，教学要以学生为中心、主体。教材是师生共用的书籍，使用的主体是学生，其实质是"学材"，所以"教材"必须向"学材"转变，为学生的自学作好铺垫，突出重点化解难点，扫清学习中的障碍。因此，我们在编写本书的时候，更多的是考虑学生如何去使用、如何去学。编写"学材"，就应该站在学生的角度布局谋篇。

本书中的所有内容，学生都是可以自学完成的。结合翻转课堂教学的需要，本书在每章的各小节前安排了"预习任务"，即课前自学任务（问题）；课后还安排有知识小结，以及思考题，突出与执业资格考试相关的知识点。对于重要的知识点、难点问题，学生可用手机扫描相关二维码，观看相应的 AR 或 3D 数字人体来帮助和加深理解。

本书的特色：

（1）有配套的网络资源，在智慧树网上有课程相关内容视频、习题、动画和PPT。

（2）有 400 多幅彩色图片；3D 数字人体模型，可以 720° 旋转、缩放和拆分，实现虚拟与现实相结合。

（3）增加延伸阅读内容，做到立德树人。

（4）站在学生的角度布局谋篇。

在本书的编写过程中，重庆大学出版社和湖北大信博文图书发行有限公司给予了热心帮助，河南中博科技有限公司给予了大力支持——授权提供 3D 数字人体模型，在此表示衷心感谢！

由于编者水平有限，书中不足或欠妥之处在所难免，希望同仁和同学们提出宝贵意见和建议，以便再版修改。

梅盛平

2023 年 1 月

MULU 目 录

第一章

绪 论

💬 病例导学

患者，女，19 岁，咳嗽、头痛。查体：咽后壁充血，体温 39 ℃。血常规检查：中性粒细胞升高。初步诊断：上呼吸道感染。

❓ 请思考

1. 什么是上呼吸道？"上呼吸道感染就是通常所说的感冒"这种说法对吗？

2. 若对该患者进行静脉输液治疗，那么皮试（皮肤或皮内敏感试验的简称）和静脉穿刺分别是将药物打入人体哪个部位？

预习任务

1. 人体形态与结构包括哪些内容？
2. 解剖学姿势的定义是什么？
3. 说出人体的三种轴和三种面。

一、人体形态与结构的定义及其在医学中的地位

人体形态与结构是研究正常人体形态结构及其发生发展规律的科学。它包含解剖学（anatomy）、组织学（histology）、胚胎学（embryology）三门学科的内容。

解剖学是用肉眼观察的方法，按照人体的器官系统来研究正常人体各器官的形态、结构及相互位置关系的科学。

组织学是借助显微镜，研究正常人体的细胞、组织和器官的微细结构的科学。

胚胎学是研究人体在发生、发育过程中，形态结构变化规律，即从受精卵发育为新个体的过程及其机制的科学。

人体形态与结构是上述三门学科的有机融合，它先在大体上认识人体形态结构，再学习器官、组织的微细结构，因而对正常人体结构从大体形态到微细结构、从器官水平到细胞水平有一个合理的认识。

人体形态与结构是一门重要的医学基础课，它为医学生学习其他的医学课程，掌握正常人体形态结构知识，以便进一步理解人体的生理现象和病理变化，做出临床疾病的诊断、为防治措施提供依据。因此，每个医学生都必须学好。

二、学习人体形态与结构的基本观点和方法

在学习过程中，应用下面的观点和方法，将有助于更好地理解和掌握人体结构知识。

（一）进化发展的观点

人体的形态和结构经历了由低级到高级、由简单到复杂的演化。即使是现代人，也在不断地演化发展，人体的细胞、组织和器官一直处于动态变化（新陈代谢）之中。例如血细胞的不断更新，以及器官、组织的形态和功能随年龄的增长而出现的变化等。学习中应运用进化发展的观点，有利于理解人体各系统、器官的形态与功能，区分异常和变异。

（二）形态和功能相互影响的观点

人体的形态结构与功能是密切相关的。形态和结构是功能的物质基础，例如细长的骨骼肌细胞，具有能使细胞收缩变短的结构，因此，由骨骼肌细胞构成的肌，与人体的运动功能密切相关。功能的改变又可影响形态结构的发展和变化，如加强体育锻炼可使骨骼肌细胞变粗，肌肉发达；长期卧床可导致骨骼肌细胞变细，肌肉萎缩。一定的形态结构决定一定的功能，而功能又会影响形态结构的形成和发展。因此运用形态和功能相互影响的观点有助于更好地理解人体结构与功能的关系。

（三）局部与整体统一的观点

任何一个器官都是人体的一个组成部分，为了学习方便，我们常从一种组织、一个器官、一个系

统出发研究人体的组成及形态结构。但在学习的过程中，我们应注意器官系统在整体中的地位和作用，认识到人体是一个有机的整体，各部器官在神经体液的调节下互相影响，彼此协调。这样才能防止片面、孤立地认识器官与局部。例如，脊柱的整体功能体现在各个椎骨和椎间盘的形态上，若某个椎间盘损伤则可影响脊椎的运动甚至脊柱的整体形态。

（四）理论联系实际的观点

人体形态与结构是以人体形态结构为主要研究内容的学科，名词及形态描述较多。因此，学习时必须坚持理论联系实际，做到三个结合：

1.图、文结合　学习时做到文字和图形并重，两者结合，帮助理解和记忆。

2.理论学习与标本观察结合　通过对组织切片、解剖标本、模型的观察、辨认，构筑立体形态，形成记忆，这是学习人体形态与结构的重要方法之一。

3.理论知识与临床应用结合　理论知识是为临床应用服务的，在学习过程中紧密联系临床应用和生活实际，可增强对某些重要知识的理解。

（五）利用网络资源自主学习

充分利用网络上丰富的资源，进行个性化自主学习。在中国大学 MOOC、智慧树、智慧职教、学堂在线、学银在线等网站上有很多相同或相近的课程，内容包括微课、视频、图片、动画、自测题、讨论等，根据自己的实际情况有选择性地学习，会让你的学习更上一层楼。

三、人体的组成和分部

人体结构和功能的基本单位是细胞。许多形态相似、功能相近的细胞，借细胞间质结合在一起，构成组织。人体的基本组织有四大类，即上皮组织、结缔组织、肌组织和神经组织。几种不同的组织构成具有一定形态和功能的器官，如心、肝等。一些功能相关的器官组合在一起，共同完成某种生理功能，构成系统。人体有九大系统，即运动系统、消化系统、呼吸系统、泌尿系统、生殖系统、脉管系统、感觉器官、神经系统和内分泌系统。其中，消化系统、呼吸系统、泌尿和生殖系统的大部分器官位于体腔内，并借一定的管道直接或间接与外界相通，故总称为内脏。

按照形态，人体可分为头、颈、躯干和四肢四大部分。躯干又分为胸、腹、背、腰、盆和会阴等部分。四肢分上肢和下肢。上肢分为肩、臂、前臂和手；下肢分为臀、大腿、小腿和足。

四、解剖学姿势、方位术语和人体的轴与面

为了准确描述人体各器官的形态结构和位置关系，通常使用统一的解剖学姿势和方位术语，初学者必须掌握这些基本知识，以利于学习、交流。

（一）解剖学姿势

解剖学姿势（anatomical position）又称标准姿势，是指身体直立，两眼平视正前方；上肢下垂于躯干两侧，掌心向前；两足并拢，足尖向前。描述任何人体结构，无论被观察的对象（活体、标本、模型或是身体某一局部）处于何种体位，均以此解剖学姿势为准。

解剖学姿势

（二）常用的方位术语

以解剖学姿势为准，规定了以下表示方位的术语,便于描述人体结构的相互位置关系：

1.上（superior）和下（inferior）　按解剖学姿势，近头者为上，近足者为下。在胚胎学中，常用颅侧（cranial）代替上；用尾侧（caudal）代替下。

2.前（anterior）和后（posterior）　靠近身体腹面者为前，靠近背面者为后。有时用腹侧（ventral）和背侧（dorsal）分别代替前和后。

3. 内侧（medial）和外侧（lateral）　以身体的正中矢状面为准，近者为内侧，相对远者为外侧。在上肢可以用尺侧（ulnar）和桡侧（radial）分别代替内侧和外侧。在下肢可用胫侧（tibial）和腓侧（fibular）分别代替内侧和外侧。

4. 内（interior）和外（exterior）　用以描述空腔器官的相互关系，近内腔者为内，远离内腔者为外。

5. 浅（superficial）和深（deep）　靠近体表者为浅，反之为深。

6. 近侧（proximal）和远侧（distal）　用以描述四肢部位间的关系，靠近肢体根部者为近侧，相对远离者为远侧。

（三）轴和面

轴和面是描述人体器官形态，尤其是描述关节运动时常用的术语（图1-1）。

1. 轴（axis）　以解剖学姿势为准，轴是通过人体某部或某结构的假想线。人体有以下三种互相垂直的轴：

（1）矢状轴（sagittal axis）：前后方向的水平线。

（2）冠状（额状）轴（frontal axis）：左右方向的水平线。

（3）垂直轴（vertical axis）：上下方向与水平线互相垂直的线。

2. 面（plane）　轴线可将人体或器官切成不同的切面，以便从不同角度观察某些结构。

（1）矢状面（sagittal plane）：沿矢状轴将人体分为左右两部分的切面。如切面通过人体的正中线，则称之为正中矢状面（median sagittal plane），它将人体分为左右对称的两半。

（2）冠状面或额状面（coronal plane or frontal plane）：沿冠状轴方向将人体分为前后两部的切面，与矢状面和水平面垂直。

（3）水平面（horizontal plane）：沿水平线所做的切面，将人体分为上下两部，与矢状面和冠状面垂直。

人体的面如图1-2所示。

此外，描述器官的切面以器官本身的长轴为准，沿其长轴所做的切面称为纵切面（longitudinal section），而与长轴垂直的切面称为横切面（transverse section）。

人体的轴与面

人体的轴和面

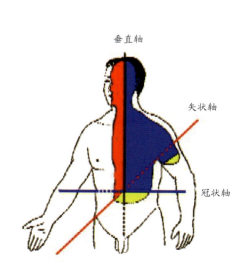

图1-1　人体的轴

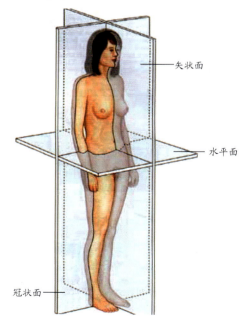

图1-2　人体的面

五、人体形态与结构常用研究技术

（一）解剖学常用研究技术

解剖学常用的研究方法是用刀割尸体，凭肉眼观察人体形态结构、器官位置等，但也会用到下面的一些技术。

1.人体标本　包括常规标本、铸型标本和塑化标本。常规标本是经过甲醛溶液浸泡固定的人体或器官。铸型标本是将填充剂（耐酸或耐碱的高分子化合物）灌注到人体管道（血管、气管、肝管等）内，待填充剂硬化之后，用酸或碱将其他组织腐蚀掉，留下来的管道标本。塑化标本是采用硅胶、环氧树脂等高分子物质对人体标本进行渗透而形成的。

2.虚拟人　将冷冻的人体切成厚约1 mm的断面，对每个断面进行图像扫描，最后进行三维建模合成虚拟人，也叫数字人。虚拟人在本课程的学习以及临床上都有广泛的应用。

（二）组织胚胎学常用技术

组织学与胚胎学研究的是人体的微细结构，主要利用光学显微镜和电子显微镜进行观察研究。

光学显微镜（LM，简称光镜）下所见的结构称光镜结构，电子显微镜（EM，简称电镜）下所见的结构称电镜结构或超微结构。

光学显微镜以可见光为光源，是研究组织结构最常用的工具。光镜下观察组织结构，必须先将被观察的组织制成薄片以便光线穿过。

石蜡切片是经典且最常用的切片。其基本制作程序为：

①取材和固定：将新鲜组织切成小块，用蛋白质凝固剂（常用甲醛）固定，以保持组织的原本结构。

②脱水和包埋：把固定好的组织块用酒精脱去水分，再用二甲苯置换出酒精，然后将组织块置于熔化的石蜡中包埋。

③切片和染色：将组织蜡块用切片机切为5～10 μm的薄片，贴于载玻片上，脱蜡后进行染色，以便观察。最常用的染色方法是苏木精－伊红染色法（hematoxylin-eosin staining），简称HE染色法。苏木精染料为碱性，能将细胞核染成紫蓝色，伊红为酸性染料，能将细胞质染成红色。易于被碱性染料着色的性质称为嗜碱性，易于被酸性染料着色的性质称为嗜酸性。

④封片：染色之后，滴加树脂，用盖玻片密封保存。

除石蜡切片外，还有涂片、铺片、磨片等切片制作技术。

除HE染色外，还有其他染色方法，均称为特殊染色。

知识拓展

电子显微镜技术

和一般光镜相比，电子显微镜用电子束代替了可见光，用电磁透镜代替了光学透镜，用荧光屏使肉眼不可见的电子束成像。

1. 透射电子显微镜技术（transmission electron microscopy, TEM）　标本须在机体死亡之后数分钟内取材，制备超薄切片（50～80 nm），经重金属染色，形成黑白反差，在荧光屏上显影观察和摄片。透射电子显微镜用于观察细胞内部结构。

2. 扫描电子显微镜技术（scanning electron microscopy, SEM）　不需要制备切片，把被观察的组织块经固定、脱水、干燥，再于表面喷镀薄层碳与金属膜后即可观察。扫描电子显微镜主要用于观察细胞、组织及器官表面结构和立体结构。

显微镜的构造、使用方法

组织化学技术

组织化学技术（histochemistry）应用化学、物理、生物化学、免疫学或分子生物学的原理和技术，与组织学技术相结合，研究组织内某种物质（如糖类、脂类等）是否存在，以及如何分布、数量多少。应用这种技术研究游离细胞的样品，则称为细胞化学技术（cytochemistry）。常用的一般组织化学技术有过碘酸希夫反应，即 PAS 反应，测定细胞多糖和糖蛋白。另外，免疫组织化学技术根据抗原与抗体特异性结合的原理，检测组织中肽和蛋白质的分布。此外放射自显影技术、图像分析技术、细胞培养技术和组织工程技术等组织化学技术近年来发展迅速，应用日益广泛。

 小 结

人体形态与结构是一门由解剖学、组织学和胚胎学融合在一起的课程，研究人体的宏观与微观结构、形态。人体有九大系统，系统由不同器官组成，器官由组织构成，组织由细胞和细胞间质构成。人体按部位可分为头、颈、躯干和四肢。对人体形态结构、器官位置的描述必须以解剖学姿势为准，用专用术语（轴、面和方位术语）来描述。

 思考题

一、名词解释

组织　器官　系统　内脏　解剖学姿势　正中矢状面

二、简答题

1. 人体形态与结构中有哪些方位术语？
2. 人体形态与结构中有哪些轴和面？

三、单项选择题

1. 下列不属于人体内脏的是（　　）。

   A. 肺　　　　　　　　　　　　　　　B. 胃
   C. 膀胱　　　　　　　　　　　　　　D. 心脏

2. 将人体分成左右对称的两半的面是（　　）。

   A. 冠状面　　　　　　　　　　　　　B. 矢状面
   C. 正中矢状面　　　　　　　　　　　D. 纵切面

3. 下列说法不正确的是（　　）。

   A. 人体有九大系统　　　　　　　　　B. 人体按部位分头、颈、躯干和四肢
   C. 人体有四大基本组织　　　　　　　D. 纵切面和横切面不能用于描述器官的切面

4. 距肢体根部近的称（　　）。

   A. 远侧　　　　　　　　　　　　　　B. 近侧
   C. 内侧　　　　　　　　　　　　　　D. 外侧

5. 解剖学姿势与立正姿势的不同点是（　　　）。

A. 上肢下垂　　　　　　　　　　　B. 下肢不并拢

C. 手掌足尖向前　　　　　　　　　D. 两眼平视正前方

【参考答案】DCDBC

延伸阅读

我国古人在解剖学上所做的贡献

"解剖"一词最早出现于《黄帝内经》。《黄帝内经》是我国最早的医学典籍，是中华优秀传统文化百部经典之一，记载有内脏器官的形态、位置、大小、容积和质量等解剖调查数据。书中已经有心、肝、脾、肺、肾、大肠和小肠等器官名称，这些名称为现代医学沿用至今。

成于淳祐七年（1247年）的《洗冤集录》详细介绍了全身各部骨骼的名称、数目和形状，并附有图。

清代道光年间，王清任亲自解剖30余例尸体，编著《医林改错》一书。书中对人体各器官系统进行了详细描述。

我国古人很早就知道通过解剖人体获得人体解剖知识，为解剖学发展做出了重要的贡献，我们的古人是了不起的！作为当代医学生更应该热爱祖国、热爱医学，为国家多做贡献。

（梅盛平）

第二章

基本组织

>>>

 病例导学

　　患者，男，32岁，近三年来上腹部疼痛伴反酸、嗳气反复发作，进食后可缓解。两小时前，饱餐后突感上腹部剧烈刀割样疼痛，伴有心慌、冷汗、恶心、呕吐，急诊入院。体格检查：体温 37.8 ℃，脉搏 100 次 / 分，呼吸 24 次 / 分，血压 100/75 mmHg。急性病容，神志清楚，腹部轻度膨胀，未见胃肠型及蠕动波，全腹呈板样强直，弥漫性压痛、反跳痛。血常规检查：红细胞 3.5×10^{12}/L，白细胞 15.0×10^{9}/L，中性粒细胞 95%，淋巴细胞 4%，单核细胞 1%。立位 X 线检查：膈下有少量游离气体。诊断：十二指肠溃疡急性穿孔。

? 请思考

　　1. 健康成人血细胞计数正常值是多少？

　　2. 患者血常规有哪些异常？为什么？

　　细胞是机体结构和功能的基本单位，形态不一，种类繁多。凡形态和功能相似的细胞，借细胞间质（intercellular substance）结合在一起所形成的结构，称为组织。细胞间质是由细胞产生的非细胞物质，即纤维和基质，还包括不断流动的体液（血浆、淋巴液、组织液等），它们对细胞起支持、保护、连接、营养等作用。

　　人体的组织，根据其结构及功能的不同，一般分为上皮组织、结缔组织、肌组织和神经组织四类，这四类组织称为基本组织。

第一节　上皮组织

 预习任务

1. 说出上皮组织的结构特点。

2. 简述各种被覆上皮的结构及其分布和功能。

上皮组织（epithelial tissue）简称上皮，具有以下结构特点：①细胞多，排列紧密，细胞间质很少；②上皮细胞呈极性分布，即细胞的一面朝向体表或腔面，称为游离面，与游离面相对的一面称为基底面，基底面附着于基膜上，借此与深部结缔组织相连；③上皮组织无血管，其营养依靠结缔组织中的血管透过基膜供给；④上皮组织内有丰富的神经末梢。

上皮组织按其分布和功能，可分为被覆上皮、腺上皮和特殊上皮。被覆上皮覆盖于体表或衬贴在腔、囊器官的腔面；腺上皮构成腺；特殊上皮具有特殊的功能（感觉、生殖等）。上皮组织具有保护、吸收、分泌和排泄等功能。

一、被覆上皮

（一）被覆上皮的分类

被覆上皮根据细胞层数和细胞形状的不同进行分类，如图 2-1 所示。

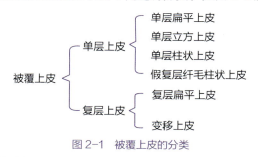

图 2-1　被覆上皮的分类

（二）被覆上皮的结构

1.单层扁平上皮（simple squamous epithelium）　又称单层鳞状上皮，由一层不规则的扁平细胞组成，从游离面看，细胞呈不规则形或多边形，细胞核呈椭圆形，位于细胞中央；从垂直切面看，细胞呈梭形，细胞核扁圆形（图 2-2）。

内衬于心、血管及淋巴管腔面的单层扁平上皮称为内皮（endothelium），内皮薄而光滑，有利于物质交换和血液、淋巴液的流动。分布于胸膜、腹膜和心包膜表面的单层扁平上皮称为间皮（mesothelium），间皮游离面湿润光滑，有利于脏器运动时减小摩擦。

2.单层立方上皮（simple cuboidal epithelium）　由一层立方形细胞组成，细胞核呈球形，位于细胞的中央，这种上皮分布于甲状腺滤泡及肾小管等处，具有分泌和吸收功能（图 2-3）。

3. 单层柱状上皮（simple columnar epithelium）　由一层柱状细胞组成，细胞核呈椭圆形，位于细胞近基底部，柱状细胞间夹有杯状细胞（goblet cell）。杯状细胞形似高脚酒杯，顶部充满黏液性分泌颗粒，基底部较细窄，细胞核位于基部，常为三角形。杯状细胞是分泌黏液的腺细胞（图2-4）。单层柱状上皮分布于胃肠道、胆囊和子宫腔面，具有吸收、保护、分泌等功能。

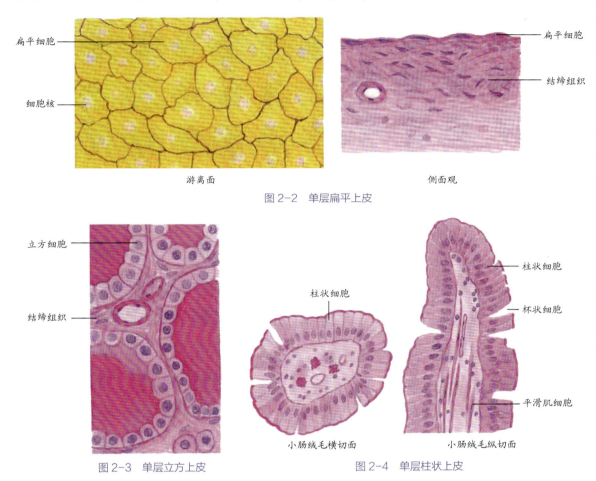

图2-2　单层扁平上皮

图2-3　单层立方上皮　　　　　图2-4　单层柱状上皮

4. 假复层纤毛柱状上皮（pseudostratified ciliated columnar epithelium）　由柱状细胞、杯状细胞、梭形细胞和锥体形细胞组成。柱状细胞最多，表面有大量纤毛。假复层纤毛柱状上皮各细胞的基底面都附着于基膜上，但高矮不同，使得细胞核的位置也高低不齐，故从上皮的垂直切面上看，很像由几层细胞组成，而实际上只有一层（图2-5）。这种上皮主要分布于呼吸道黏膜，具有保护和分泌功能。

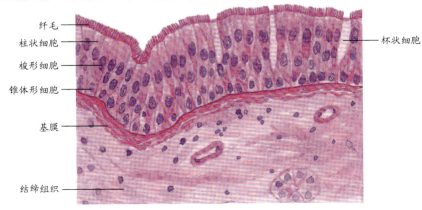

图2-5　假复层纤毛柱状上皮

5.复层扁平上皮（stratified squamous epithelium）　又称复层鳞状上皮，由多层细胞构成。它的浅部是几层扁平形细胞；中间部分是几层多边形细胞；基底部是单层立方形细胞，该层细胞较幼稚，具有旺盛的分裂能力，新形成的细胞逐渐向浅层推移，以补充表层衰老脱落的细胞。上皮基底部与深部的结缔组织连接面凹凸不平，扩大了两者的接触面积，从而保证了上皮组织的营养供应。对于复层扁平上皮，在最表层形成角化层的，称为角化的复层扁平上皮（keratinized stratified squamous epithelium），分布于皮肤；在表层不形成角化层的，则称为未角化的复层扁平上皮（nonkeratinized stratified squamous epithelium），主要分布于口腔、食管、肛门、阴道等腔面。复层扁平上皮具有很强的机械性保护功能（图2-6）。

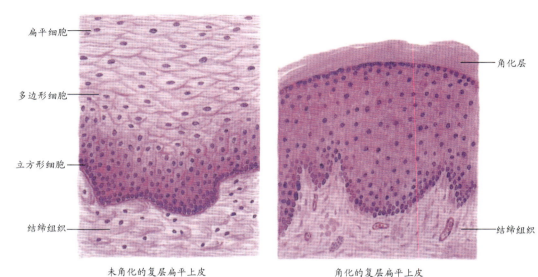

未角化的复层扁平上皮　　　　　　　　　角化的复层扁平上皮

图2-6　复层扁平上皮

6.变移上皮（transitional epithelium）　又称移行上皮，主要分布于输尿管、膀胱等处的腔面，由多层细胞组成。变移上皮细胞的层数和形态能随器官容积的变化而发生相应的改变，当器官收缩时，上皮细胞层数增多，体积变大；当器官扩张时，上皮细胞变扁、层次减少。变移上皮具有保护功能（图2-7）。

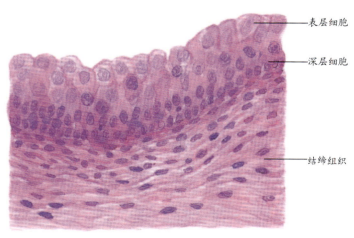

图2-7　变移上皮

二、腺上皮和腺

腺上皮（glandular epithelium）是机体主要行使分泌功能的上皮。以腺上皮为主要成分构成的器官称为腺（gland）。

（一）腺的分类

根据腺分泌物排出的方式不同，腺可分为内分泌腺和外分泌腺两类。内分泌腺没有导管，又称无管腺，其分泌物称为激素，经毛细血管、淋巴管进入血液循环，如甲状腺、肾上腺、垂体等。外分泌腺具有导管，又称有管腺，分泌物经导管排出，如唾液腺、汗腺等。

（二）外分泌腺的分类和结构

根据腺细胞的数量，外分泌腺可分为单细胞腺和多细胞腺。

1.单细胞腺　杯状细胞是人体唯一的单细胞腺。

2.多细胞腺　一般由分泌部和导管两部分构成。

（1）导管：管壁由上皮组织围成，主要起运输分泌物的作用。

（2）分泌部：又称腺泡，由腺上皮细胞围成，其内腔称为腺腔，与腺导管相连，具有分泌功能。分泌部分泌的物质有两种：一种是浆液，呈水样，较稀薄，含有多种酶；另一种是黏液，较黏稠，具有润滑和保护作用。

另外，外分泌腺根据分泌物的性质，可分为浆液腺、黏液腺和混合腺；根据腺泡的形态，可分为管状腺、泡状腺和管泡状腺（图2-8）。

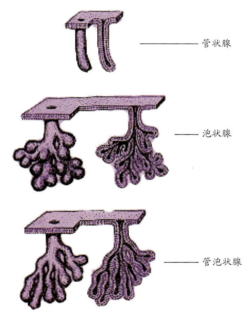

管状腺

泡状腺

管泡状腺

图2-8　外分泌腺的形态

三、特殊上皮

特殊上皮（special epithelium）是具有特殊功能的上皮，包括能感受特定刺激的感觉上皮，如与视觉、嗅觉、味觉及听觉等有关的上皮细胞；产生生殖细胞的生殖上皮，如精曲小管上皮。

四、上皮组织的特殊结构

1.上皮细胞的游离面

（1）微绒毛（microvillus）：上皮细胞的细胞膜和细胞质向细胞表面伸出的细小指状突起，在电镜下才能辨认。光镜下，密集排列的微绒毛可形成纹状缘（小肠）或刷状缘（肾小管）。微绒毛的功能是增加细胞的表面积，有利于细胞对物质的消化和吸收。

（2）纤毛（cilium）：也是细胞膜与细胞质向表面伸出形成的指状突起，但比微绒毛粗、长，内有微管。纤毛能向一定的方向节律性摆动，从而排出黏附在细胞表面的分泌物或异物（图2-5）。

　　2.上皮细胞的侧面

　　上皮细胞排列紧密，形成细胞连接（cell junction）。常见的细胞连接有以下四种（图2-9）：

　　（1）紧密连接（tight junction）：位于上皮细胞顶部的周围，除有连接作用外，更为重要的是封闭细胞间隙，阻止细胞外的大分子物质经细胞间隙进入组织内。

　　（2）中间连接（intermediate junction）：位于紧密连接的深部，除有黏着作用外，还有传递细胞间收缩力的作用。

　　（3）桥粒（desmosome）：位于上皮细胞间，是一种牢固的细胞连接。

　　（4）缝隙连接（gap junction）：位于桥粒的深部，具有使细胞之间进行物质交换和传递冲动的功能。

　　上述细胞连接，不但存在于上皮细胞间，也可见于其他组织细胞间。当有两种或两种以上的细胞连接排列在一起时，称为连接复合体（junctional complex）。

　　3.上皮细胞的基底面

　　（1）基膜（basement membrane）：位于上皮细胞与深部的结缔组织之间，是一种半透膜，有利于上皮细胞与结缔组织之间进行物质交换，还具有支持和连接作用。

　　（2）质膜内褶（plasma membrane infolding）：上皮细胞基底面细胞膜折向胞质所形成，与邻近胞质中的线粒体一起形成光镜下的基底纵纹。质膜内褶能增加细胞基底部的表面积，增强细胞对物质和水的转运（图2-10）。

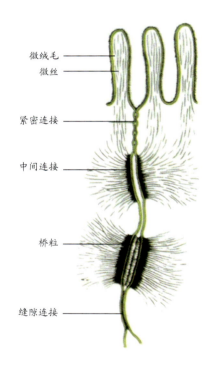

图 2-9　单层柱状上皮细胞间的连接

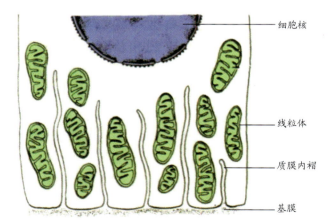

图 2-10　上皮细胞基底面

第二节 结缔组织

📋 预习任务

    1. 说出结缔组织的结构特点。

    2. 简述疏松结缔组织的组成和各成分的功能。

    3. 描述各种血细胞的形态、结构、功能和正常值。

    结缔组织（connective tissue）由少量细胞和大量细胞间质构成，细胞间质含有基质和纤维。结缔组织分布广泛，存在于细胞之间、组织之间、器官之间及器官内，它包括固有结缔组织、软骨组织、骨组织和血液。一般所说的结缔组织是指固有结缔组织。结缔组织主要有支持、连接、充填、营养、保护、修复和防御等功能。

    结缔组织与上皮组织相比，有下列特点：①细胞数量少，但种类多，细胞分散而无极性；②间质多，由基质和纤维组成；③不直接与外界环境接触，属于机体的内环境；④起源于胚胎时期的间充质。

    间充质由星形的间充质细胞和均质状的基质构成。间充质细胞是一种分化程度很低的干细胞，能分化成多种细胞。

一、固有结缔组织

    固有结缔组织（connective tissue proper）根据其结构和功能不同分为疏松结缔组织、致密结缔组织、脂肪组织和网状组织。

（一）疏松结缔组织

    疏松结缔组织（loose connective tissue）又称蜂窝组织，其结构特点是基质多、纤维少、结构疏松。该组织具有支持、连接、充填、营养、防御和修复等功能（图2-11）。

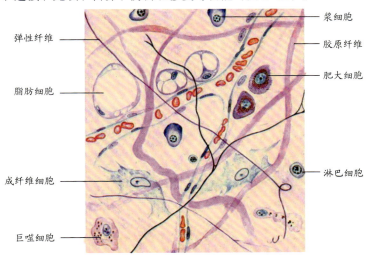

图2-11 疏松结缔组织铺片

1. 细胞间质

（1）基质：一种均质状胶态物质，它的主要化学成分是蛋白多糖和水分。蛋白多糖是以透明质酸分子为骨架，结合许多蛋白分子和多糖分子构成的多分子微孔结构，称为分子筛。小于孔径的物质如O_2、CO_2及营养物质可以通过，使血液与细胞之间进行物质交换；大于孔径的大分子物质如细菌则不能通过，可限制细菌向周围扩散。溶血性链球菌、癌细胞能产生透明质酸酶，分解透明质酸，从而破坏分子筛的屏障作用，引起感染和肿瘤浸润扩散。

组织液（tissue fluid）：从毛细血管动脉端渗出的部分液体进入基质而形成。细胞通过组织液获得营养和氧气，并向其中排出代谢产物和CO_2。组织液通过毛细血管静脉端或毛细淋巴管返回到血液中。组织液的不断更新，有利于血液与组织细胞进行物质交换，成为细胞赖以生存的内环境。当病变引起组织液水分过度损失或积留时，导致组织脱水或水肿。

（2）纤维：

①胶原纤维（collagenous fiber）：新鲜时呈乳白色，故又称白纤维，是结缔组织中数量最多的纤维，HE染色呈波浪状，粉红色，较粗，分支互相交织，电镜下可见，由更细的胶原原纤维构成，具有明暗相间的周期性横纹。胶原纤维韧性大、抗拉力强，但弹性较差。

②弹性纤维（elastic fiber）：新鲜时呈黄色，故又称黄纤维，数量比胶原纤维少，HE染色呈红色，较细，分支交织成网。弹性纤维主要由弹性蛋白组成，富有弹性，但韧性差。

③网状纤维（reticular fiber）：HE染色不易着色，银染法可染成黑色，故又称嗜银纤维，纤细而分支较多，并交织成网状。网状纤维主要由胶原蛋白构成，主要分布在造血组织、淋巴组织和基膜。

2. 细胞

（1）成纤维细胞（fibroblast）：疏松结缔组织中数量最多的细胞。光镜下，细胞胞体较大，呈扁平状或梭形，多突起，胞质弱嗜碱性，胞核为椭圆形，染色淡，核仁清晰。电镜下，胞浆内含有丰富的粗面内质网、游离核糖体和发达的高尔基复合体（图2-12）。成纤维细胞具有合成纤维、基质的功能，与创伤的愈合有密切关系。成纤维细胞在合成胶原纤维过程中需要维生素C，若维生素C缺乏则影响胶原纤维的合成。成纤维细胞还具有分裂增殖能力，在人体发育及创伤修复期间表现尤为明显。当成纤维细胞功能处于相对静止状态时，称为纤维细胞（fibrocyte）。纤维细胞体积小，扁平，少突起，呈长梭形，核小着色深。在一定条件下，如手术及创伤时，纤维细胞可再转化为成纤维细胞，加速胶原纤维与基质的合成，促进伤口愈合。

（2）巨噬细胞（macrophage）：又称组织细胞，广泛分布于疏松结缔组织内。光镜下，细胞呈圆形、椭圆形或不规则形，有短而粗的突起，称为伪足，胞质丰富，嗜酸性，核小而圆，染色深（图2-11）。

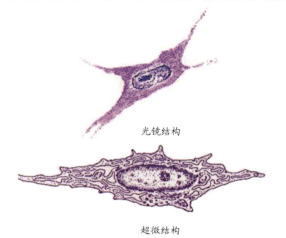

光镜结构

超微结构

图2-12 成纤维细胞光镜结构与超微结构

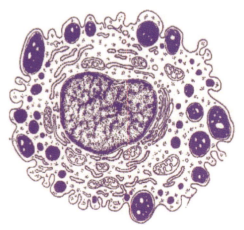

图2-13 巨噬细胞超微结构模式图

电镜下，胞质内有大量溶酶体、吞饮小泡和吞噬体、微丝和微管（图2-13）。巨噬细胞是血液中的单核细胞穿出血管进入结缔组织后形成的。巨噬细胞的主要功能是变形运动、吞噬异物及衰老死亡的细胞、参与免疫应答。

（3）肥大细胞（mast cell）：常成群分布于小血管周围，在机体与外界接触的部位，如皮肤、消化道和呼吸道的结缔组织中多见。细胞体积较大，多呈圆形，胞核较小，位于细胞的中央，胞质内充满粗大的异染性颗粒，颗粒易溶于水。电镜下颗粒为膜包颗粒，内含肝素、组织胺、白三烯和嗜酸性粒细胞趋化因子（图2-14）。肥大细胞的主要功能是参与过敏反应。当肥大细胞受到能引起过敏反应的抗原（称过敏原）刺激以后，释放颗粒内容物，这种现象称为脱颗粒现象。肥大细胞释放的肝素有抗凝血作用。组织胺、白三烯能使毛细血管和微静脉的通透性增加，血液中的液体渗出，导致局部组织水肿，形成荨麻疹；也可使呼吸道黏膜水肿、细支气管平滑肌痉挛，造成通气不畅、呼吸困难，发生哮喘；还可使小动脉扩张，导致血压下降，引起休克。嗜酸性粒细胞趋化因子能吸引血液中的嗜酸性粒细胞向病变部位聚集，从而减轻过敏反应。

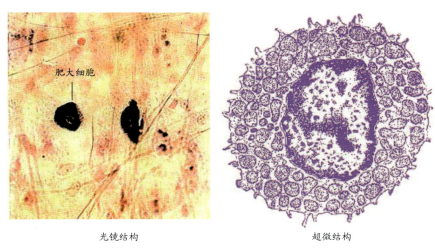

光镜结构　　　　　　　　　　　　　超微结构

图 2-14　肥大细胞的光镜结构与超微结构

（4）浆细胞（plasma cell）：在一般结缔组织内很少见，而在体内经常接触病原菌或异体蛋白的部位，如消化道、呼吸道的固有层及慢性炎症部位较多。光镜下细胞呈圆形或卵圆形，细胞质嗜碱性，胞核圆形，常偏于细胞的一侧，染色质粗大成块，呈车轮状排列。在靠近胞核一侧有浅染色区域。电镜下胞质内含有丰富的粗面内质网和高尔基复合体（图2-15）。浆细胞由B淋巴细胞分化而来，其功能是合成和分泌免疫球蛋白（immunoglobulin）［或称抗体（antibody）］，参与体液免疫。一种浆细胞只能产生一种抗体。

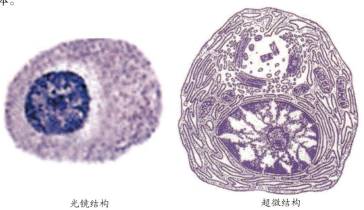

光镜结构　　　　　　　　　　　　　超微结构

图 2-15　浆细胞光镜结构与超微结构模式图

（5）脂肪细胞（fat cell）：单个或成群存在，胞体较大，呈圆形或卵圆形，胞质内含有脂肪滴，胞质及细胞核被脂滴挤到细胞的一侧，细胞核呈扁圆形，HE 染色切片上，脂滴被溶解成空泡状（图2-11）。脂肪细胞的功能是合成和贮存脂肪。

（6）未分化的间充质细胞（undifferentiated mesenchyme cell）：一种分化程度很低的干细胞，具有一定的增殖分化能力，HE 染色标本上很难与成纤维细胞区别。未分化的间充质细胞一般分布在毛细血管周围，在炎症及创伤修复时可增殖分化为结缔组织细胞（如成纤维细胞、脂肪细胞）和血管壁的平滑肌、内皮细胞。

（7）白细胞（见血液）。

（二）致密结缔组织

致密结缔组织（dense connective tissue）的特点是细胞和基质少而纤维多，纤维主要是胶原纤维和弹性纤维，排列致密，细胞主要是成纤维细胞。根据纤维排列规则与否，致密结缔组织可分为规则致密结缔组织和不规则致密结缔组织。规则致密结缔组织主要构成肌腱和腱膜，其特点是纤维平行排列，纤维间可见成行排列的成纤维细胞（腱细胞）（图2-16）；不规则致密结缔组织主要构成肌、韧带、真皮及许多器官的被膜，其特点是纤维方向不一，彼此交织成板状结构（图2-17）。

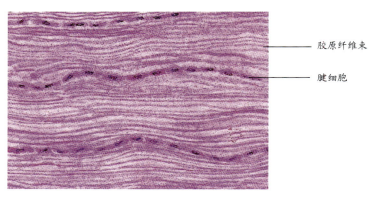

胶原纤维束

腱细胞

图 2-16　规则致密结缔组织

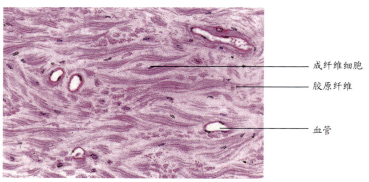

成纤维细胞

胶原纤维

血管

图 2-17　不规则致密结缔组织

（三）脂肪组织

脂肪组织（adipose tissue）主要由大量脂肪细胞组成，疏松结缔组织将聚集成群的脂肪细胞分隔成许多脂肪小叶（图2-18）。脂肪组织主要分布于浅筋膜、肠系膜等处，具有贮存脂肪、缓冲压力、保持体温、参与脂肪代谢等功能。

（四）网状组织

网状组织（reticular tissue）主要由网状细胞、网状纤维和基质构成。网状细胞呈星形，其突起彼此连接成网。网状组织主要分布于造血器官、淋巴组织、淋巴器官等处，参与构成这些器官的支架（图2-19）。

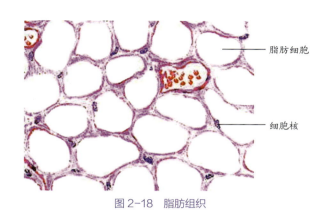

图 2-18　脂肪组织

脂肪细胞

细胞核

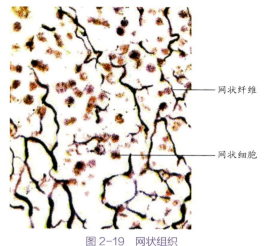

图 2-19　网状组织

网状纤维

网状细胞

二、软骨组织与软骨

（一）软骨组织的一般结构

软骨组织（cartilage tissue）由软骨细胞和细胞间质构成。

1.软骨细胞（chondrocyte）　一般位于软骨基质的小腔中，小腔称为软骨陷窝。位于软骨周边的软骨细胞较幼稚，体积小，中央部的细胞成熟，较大。

2.细胞间质　包括基质和纤维。基质主要由软骨黏多糖和水分组成，呈半固体凝胶状。纤维包埋在基质中。软骨基质内无血管，软骨组织的营养来自软骨膜和周围组织。

（二）软骨的构造及分类

软骨（cartilage）由软骨组织和软骨膜构成。软骨膜是包绕在软骨表面的致密结缔组织膜，富含细胞、血管、神经，对软骨的生长和营养具有重要作用。

根据软骨基质内的纤维成分不同，可将软骨分为透明软骨、弹性软骨和纤维软骨三种。

1.透明软骨（hyaline cartilage）　含少量胶原原纤维，该纤维和基质折光性一致，故 HE 染色标本上看不见纤维（图 2-20）。鼻软骨、喉软骨、气管软骨、支气管软骨、肋软骨以及大部分关节软骨都属于透明软骨。

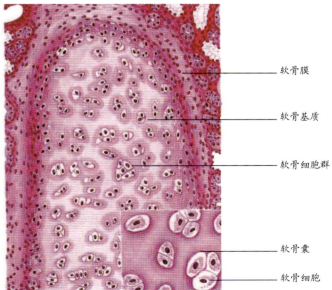

软骨膜

软骨基质

软骨细胞群

软骨囊

软骨细胞

图 2-20　透明软骨

2.纤维软骨（fibrous cartilage）　含大量的胶原纤维束，胶原纤维束交叉或成行排列。纤维软骨分布于椎间盘、耻骨联合等处（图2-21）。

3.弹性软骨（elastic cartilage）　含大量弹性纤维，并相互交织成网（图2-21）。弹性软骨分布于耳郭、会厌等处。

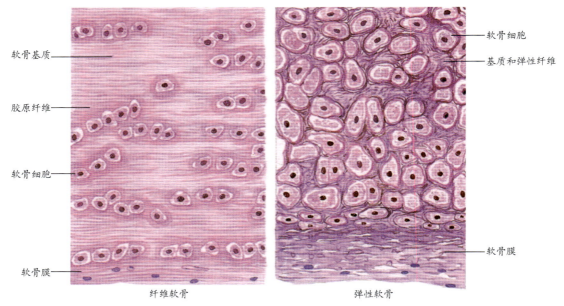

图2-21　纤维软骨和弹性软骨

三、骨组织与骨

骨组织（osseous tissue）由坚硬的细胞间质和骨细胞构成。骨组织、骨膜、骨髓及血管、神经等共同构成骨。

（一）骨组织的结构

1.细胞间质　又称骨质（bone matrix），由有机物和无机物组成。有机物主要为大量的胶原纤维和少量凝胶状的基质；无机物主要为钙盐。骨质呈板层状排列，形成骨板（bone lamella）。骨板内或骨板之间有许多小腔，称为骨陷窝。骨陷窝周围有许多放射状排列的细小管道，称为骨小管，相邻的骨陷窝通过骨小管互相通连。

2.骨细胞（osteocyte）　呈扁椭圆形，多突起。骨细胞的胞体位于骨陷窝内，突起位于骨小管内，相邻的骨细胞突起互相连接（图2-22）。

（二）长骨的结构

长骨（图2-23）由骨密质、骨松质、骨膜、血管、神经等构成。

1.骨密质（compact bone）　主要分布于长骨骨干。骨密质由规则排列的骨板及分布于骨板内、骨板间的骨细胞组成。骨板有以下四种：

（1）外环骨板：位于骨干周围，约有十几层，呈环形排列。

（2）内环骨板：位于骨髓腔周围，为几层排列不规则的骨板。

（3）骨单位（osteon）：又称哈弗系统（Haversian system），位于内、外环骨板之间，由10～20层呈同心圆排列的圆筒状骨板构成，中央有一条中央管（central canal），中央管与横向穿行于骨内的穿通管（perforating canal）相通，两种管道内均有血管和神经等。骨单位是长骨中起支撑作用的主要结构形式。

（4）间骨板：主要分布于骨单位之间，呈不规则排列。

2.骨松质（spongy bone）　分布于长骨的骨骺内，由许多片状或针状的骨小梁交织而成，骨小梁

长骨的结构

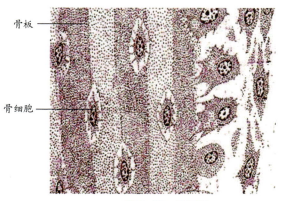

骨板

骨细胞

图 2-22　骨细胞

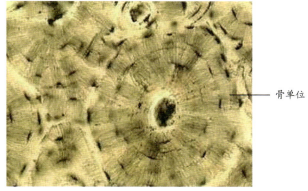

骨单位

图 2-23　长骨磨片（横切面）

由平行排列的骨板和骨细胞构成。

3.骨膜　由致密结缔组织构成，覆盖在骨外表面的称为骨外膜；分布在骨髓腔面、骨小梁及中央管表面的称为骨内膜。贴近骨质表面的骨膜内层含骨原细胞，它可以分裂分化为具有造骨功能的成骨细胞。骨膜对骨具有营养、生长、修复等功能，故临床上处理骨折时，应尽可能保存骨膜以利于骨的修复。

四、血液

血液（blood）是一种流动于心血管内的特殊结缔组织，由血浆（plasma）和血细胞（blood cell）构成。健康成年人的血液总量约 5 L，占体重的 7% 左右。

（一）血浆

血浆相当于结缔组织的细胞间质，是淡黄色的液体，约占血液容积的 55%，其中水分约占 90%，其余为血浆蛋白（白蛋白、球蛋白、纤维蛋白）、酶、激素、糖、脂类、维生素、无机盐及代谢产物等。血液从血管流出后，溶解状态的纤维蛋白原就转变成不溶解的纤维蛋白，血液就凝固成血块，并析出淡黄色的透明液体血清（serum）。

（二）血细胞

血细胞约占血液容积的 45%，包括红细胞、白细胞和血小板（图 2-24）。光学显微镜下观察血细胞形态结构，通常采用瑞特（Wright）染色法或吉姆萨（Giemsa）染色法的血涂片标本。在正常生理状况下，血细胞有一定的形态结构，并有相对稳定的数量（图 2-25）。血细胞形态、数量、比例和血红蛋白含量的检查称为血象。患病时，血象常有显著变化，故血象对了解机体状况和诊断疾病非常重要。

1.红细胞（red blood cell，RBC）　成熟的红细胞无细胞核及细胞器，呈双凹圆盘状，周边厚，中央薄，直径约 7.5 μm，平均寿命 120 天。胞质内含有大量血红蛋白（hemoglobin, Hb），具有结合与运输 O_2 和 CO_2 的功能。血红蛋白的正常值是：男性 120 ~ 150 g/L；女性 110 ~ 130 g/L。一般认为，红细胞数少于 3.0×10^{12}/ L，血红蛋白低于 100 g/L，则为贫血。

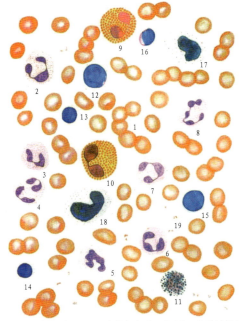

1—红细胞；2-8—中性粒细胞；9-10—嗜酸性粒细胞；11—嗜碱性粒细胞；12-16—淋巴细胞；17-18—单核细胞；19—血小板

图 2-24　各种血细胞

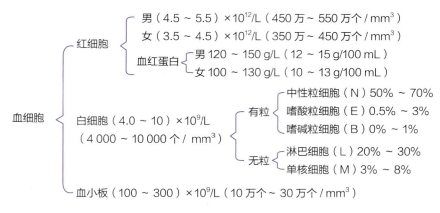

图 2-25 各类血细胞的正常值

🖱 知识拓展

贫 血

贫血是指血液中红细胞的数量或红细胞中血红蛋白的含量不足。贫血的临床表现为面色苍白，伴有头昏、乏力、心悸、气急等症状。造成贫血的原因有多种：缺铁、出血、溶血、造血功能障碍等。对于贫血患者，一般需查明原因，纠正贫血，同时应避免过度劳累，保证睡眠时间。

红细胞的细胞膜上有血型抗原 A 和（或）血型抗原 B，构成人类的 ABO 血型抗原系统，在临床输血中具有重要意义。人类血液中有抗异型血的天然抗体，如 A 型血的人具有抗血型抗原 B 的抗体。若配错血型，则输血后可导致抗原抗体结合，引起红细胞破裂，血红蛋白溢出，这种现象称为溶血。血浆渗透压降低或蛇毒、溶血性细菌也能引起溶血。

在外周血中还有少量尚未完全成熟的红细胞，即网织红细胞（reticulocyte），占成人血中红细胞总数的 0.5% ~ 1.5%，新生儿血可达到 3% ~ 6%。经特殊染色可见其胞浆内有颗粒或细网状结构，这是残留的核糖体。网织红细胞在血流中经过 1 ~ 3 天后完全成熟，核糖体消失。骨髓造血功能发生障碍的病人，网织红细胞计数降低。

2. 白细胞（white blood cell，WBC） 细胞呈球形，体积比红细胞大，有细胞核。白细胞能以变形运动穿过毛细血管进入结缔组织，具有防御和免疫功能。根据胞浆中有无特殊颗粒，可将白细胞分为无粒白细胞和有粒白细胞。无粒白细胞包括淋巴细胞和单核细胞；有粒白细胞又根据颗粒染色特点分为中性粒细胞、嗜酸性粒细胞、嗜碱性粒细胞。

（1）淋巴细胞（lymphocyte）：呈圆形或椭圆形，大小不等，直径 6 ~ 16 μm。细胞核圆形，占细胞的大部，一侧常常有凹痕，细胞核染色质致密，染成深蓝色。胞浆少，染成天蓝色，含少量嗜天青颗粒，这种颗粒是一种溶酶体［图 2-26（a）］。根据淋巴细胞的发生部位、细胞膜表面标记、寿命和功能的不同，淋巴细胞至少可分为 T 细胞、B 细胞、K 细胞、NK 细胞四类。外周血中 T 细胞数量最多，约占 75%，主要参与细胞免疫。

（2）单核细胞（monocyte）：血细胞中体积最大的细胞，直径 14 ~ 20 μm。细胞呈圆形或椭圆形，核形态多样，染色浅。胞浆较多，染成浅蓝色，含散在的嗜天青颗粒［图 2-26（b）］。单核细胞在血液中停留 1 ~ 5 天后穿过血管壁进入结缔组织，即分化成巨噬细胞。单核细胞具有吞噬能力，参与免疫应答。

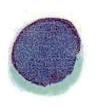
光镜结构

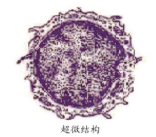
超微结构

（a）淋巴细胞

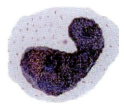
光镜结构

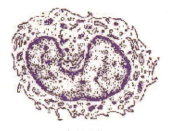
超微结构

（b）单核细胞

图2-26 淋巴细胞和单核细胞

（3）中性粒细胞（neutrophil）：白细胞中最多的一种。细胞呈球形，直径10～12μm。核呈杆状或分叶状，一般分2～5叶，以分3叶者多见，叶之间有细丝相连。核分叶数多少与细胞在血流中停留的时间长短有关，核分叶越多表明细胞越老化。当机体受细菌严重感染时，大量中性粒细胞从骨髓进入血液，杆状核的细胞增多，称为核左移；4～5叶核的细胞增多，称为核右移，表明骨髓的造血功能有障碍。胞浆内含有许多细小的、分布均匀的淡紫红色颗粒。电镜下，颗粒为数量较少的嗜天青颗粒及数量较多的特殊颗粒两种。嗜天青颗粒为溶酶体。特殊颗粒内含有碱性磷酸酶、吞噬素和溶菌酶等。中性粒细胞具有活跃的变形运动和吞噬能力，在机体内起着重要的防御作用。中性粒细胞吞噬细菌后变性坏死成为脓细胞（图2-27）。

（4）嗜酸性粒细胞（eosinophil）：细胞呈球形，直径12～14μm。胞核多为2叶，呈"八"字形，胞浆内颗粒粗大，分布均匀，染成橘红色。颗粒中含有过氧化物酶、酸性磷酸酶及组胺酶等。嗜酸性粒细胞能吞噬抗原抗体复合物，灭活组织胺，减轻过敏反应。当机体患过敏性疾病及某些寄生虫感染时，嗜酸性粒细胞增多（图2-28）。

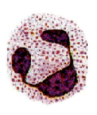
光镜结构

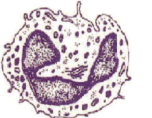
超微结构

图2-27 中性粒细胞

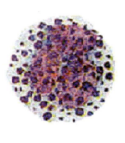
光镜结构

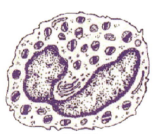
超微结构

图2-28 嗜酸性粒细胞

中性粒细胞

（5）嗜碱性粒细胞（basophil）：白细胞中数量最少的细胞。细胞呈球形，直径10～12μm。胞核呈S形或不规则状，胞浆中含有嗜碱性颗粒，大小不等，分布不均，染色后呈紫蓝色。颗粒内含有肝素、组织胺和白三烯等。肝素具有抗凝血作用，组织胺和白三烯参与机体过敏反应（图2-29）。

3. 血小板（blood platelet）　呈双面微凸的扁盘状，由骨髓中巨核细胞的胞质脱落而成。血小板体积小，直径2～4μm，无细胞核，但

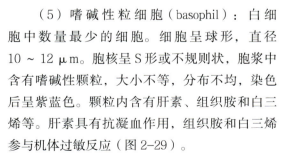
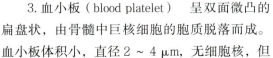
光镜结构

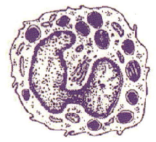
超微结构

图2-29 嗜碱性粒细胞

有细胞器。血涂片上，血小板形态不规则，多成群分布于血细胞中。血小板周边部染成浅蓝色，为透明区，中央部可见紫红色颗粒，为颗粒区。血小板在止血、凝血过程中起重要作用。血小板寿命为7～14天。当血小板减少到$100×10^9$/L以下时，会引起皮下出血，临床上称为血小板减少性紫癜。

第三节　肌组织

预习任务

分别说出三种肌组织的光镜和电镜结构。

肌组织（musclar tissue）主要由具有收缩功能的肌细胞构成，肌细胞之间有少量结缔组织。肌细胞呈细长纤维状，因此又称肌纤维，肌纤维具有收缩功能。肌纤维的细胞膜称为肌膜，细胞质称为肌浆，肌浆内滑面内质网称为肌浆网。肌组织根据结构、功能、分布不同分为骨骼肌、心肌和平滑肌三种。

一、骨骼肌

骨骼肌分布于头部、躯干和四肢，通过肌腱附着于骨骼上。骨骼肌的活动受意识支配，是随意肌。肌纤维纵切面在光镜下显示明暗相间的横纹，又称横纹肌。

（一）骨骼肌纤维的一般结构

骨骼肌纤维呈细长的圆柱状，长度可超过10 cm。细胞核呈椭圆形，数量多个甚至几百个，位于细胞的周边，靠近肌膜。肌浆内含有许多与肌纤维长轴平行排列的肌原纤维（myofibril）。每条肌原纤维上有许多相间排列的明带和暗带，在同一肌纤维中，所有肌原纤维的明带和暗带整齐地排列在同一平面上，因而每条肌纤维显示出明暗相间的横纹（图2-30）

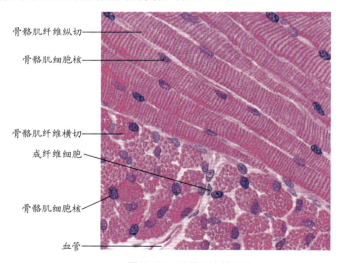

骨骼肌纤维纵切——
骨骼肌细胞核——
骨骼肌纤维横切——
成纤维细胞——
骨骼肌细胞核——
血管——

图2-30　骨骼肌光镜结构

肌节

肌原纤维的暗带着色深，称为A带；其中间部有一浅染的窄带，称为H带；H带的中央有一条较深的M线。肌原纤维明带着色浅，称为I带，其中部有一条较深的细线，称为Z线，相邻两个Z线之间的一段肌原纤维称为肌节（sarcomere），每个肌节包括1/2 I带、一个A带和1/2 I带，长2～2.5 μm。肌节是肌原纤维结构和功能的基本单位（图2-31）。

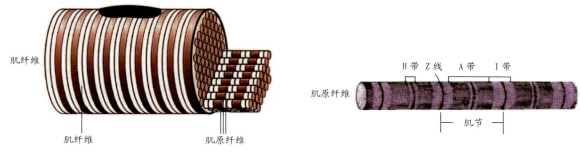

图 2-31 骨骼肌肌原纤维逐级放大模式图

（二）骨骼肌纤维的超微结构

1.肌原纤维 在电镜下可见每条肌原纤维由许多细而密的粗、细肌丝平行排列而成。粗肌丝由肌球蛋白构成，位于 A 带，它的中点固定于 M 线，两端游离；细肌丝主要由肌动蛋白构成，它起自 Z 线，位于 I 带并伸向 A 带。当肌纤维收缩时，细肌丝向 M 线方向滑动，这时 I 带和 H 带同步变窄，肌节缩短（图 2-32）。

2.横小管（transverse tubule） 肌膜向细胞内凹陷形成的横行小管，位于 A 带与 I 带交界处，并围绕于每条肌原纤维的周围。横小管可将肌膜的兴奋迅速传到细胞内，引发一条肌纤维内各肌节同步收缩（图 2-33）。

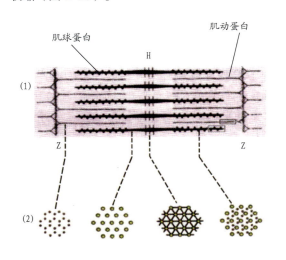

图 2-32 骨骼肌肌原纤维示意图

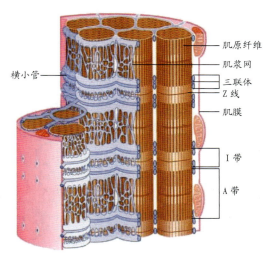

图 2-33 骨骼肌纤维超微结构立体模式图

3.肌浆网（sarcoplasmic reticulum） 为肌浆内的滑面内质网，它沿肌原纤维长轴纵行排列并包绕在肌原纤维周围，形成网管状系统。肌浆网位于横小管之间，靠近横小管两侧的部分横向贯通形成膨大的结构，称为终池（terminal cisterna）。终池内含有大量的钙离子，故又称为钙池。两侧终池及中间的横小管合称三联体（triad）。肌浆网的膜上有钙泵和钙通道。肌浆网的功能是贮存钙离子和调节肌浆内钙离子的浓度（图 2-33）。

4.线粒体 数量多，分布于肌膜下及肌原纤维之间，线粒体产生 ATP，为肌纤维收缩提供能量。

二、心肌

心肌分布于心壁处，主要由心肌纤维构成。心肌收缩不受意识支配，是不随意肌。心肌纤维的结构特点是：

①心肌纤维呈短圆柱状，有分支，并相互吻合成网，一般有一个椭圆形的细胞核，位于肌纤维的中央。心肌纤维也有横纹，但不如骨骼肌纤维的明显（图 2-34）。

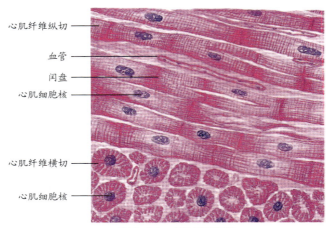

心肌纤维纵切
血管
闰盘
心肌细胞核
心肌纤维横切
心肌细胞核

图 2-34　心肌光镜结构

②相邻心肌纤维连接处呈着色较深的横行粗线，称闰盘（intercalated disk）。在电镜下，闰盘处有中间连接、桥粒和缝隙连接（图 2-35）。

③肌原纤维不如骨骼肌纤维明显。

④心肌纤维的横小管位于 Z 线水平。

⑤肌浆网不发达，常在一侧形成终池，与横小管紧贴形成二联体（图 2-36）。

此外，心房肌纤维除有收缩功能外，还有内分泌功能，分泌心房利钠尿多肽，具有排钠、利尿和扩张血管等作用。

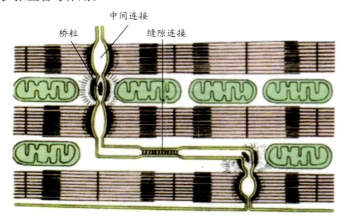

中间连接
桥粒
缝隙连接

图 2-35　闰盘超微结构模式图

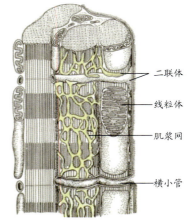

二联体
线粒体
肌浆网
横小管

图 2-36　心肌纤维超微结构模式图

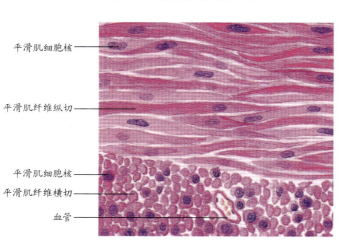

平滑肌细胞核
平滑肌纤维纵切
平滑肌细胞核
平滑肌纤维横切
血管

图 2-37　平滑肌光镜结构

三、平滑肌

平滑肌主要分布于内脏、血管等处，它的收缩也不受意识支配，是不随意肌。

平滑肌纤维呈长梭形，无横纹，细胞核卵圆形，单个，位于细胞中央（图2-37）。平滑肌纤维平行成束或成层排列，相邻肌纤维互相嵌合。电镜下平滑肌纤维也有粗、细肌丝，但不形成肌原纤维；肌膜也内陷形成小凹，但不形成横小管。

第四节　神经组织

　　神经组织（nerve tissue）主要由神经细胞和神经胶质细胞组成。神经细胞又称神经元（neuron），它能接受刺激和传导兴奋，是神经系统结构和功能的基本单位。神经胶质细胞（neuroglial cell）对神经元起支持、营养、保护和绝缘等作用。

一、神经元

（一）神经元的形态结构

　　神经元形态多样，但一般可分为胞体和突起两部分。胞体的结构有细胞膜、细胞质和细胞核；突起分轴突和树突两种。图 2-38 所示是运动神经元模式图。

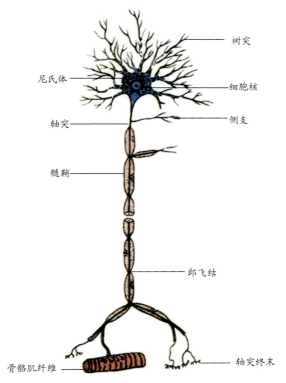

树突

尼氏体

细胞核

轴突

侧支

髓鞘

郎飞结

骨骼肌纤维

轴突终末

图 2-38　运动神经元模式图

1. 胞体

神经元的胞体形态不一，有圆形、星形、梭形及锥体形等。胞体大小差异很大，直径 4 ~ 120 μm 不等。

（1）细胞膜：可兴奋膜，具有接受刺激、传导兴奋的作用。

（2）细胞质：除含有一般细胞器外，还含有嗜染质和神经原纤维这两种神经元所特有的细胞器。①嗜染质又称尼氏体，呈小块状或颗粒状，HE 染色呈紫蓝色，电镜下嗜染质由发达的粗面内质网及游离核糖体构成，它能合成蛋白质、酶和神经递质。②神经原纤维（neurofibril）呈细丝状，在银染切片中被染成黑色，相互交织成网，并伸入轴突和树突内，电镜下神经原纤维由神经丝和微管构成，具有支持神经元、参与细胞内物质运输等功能（图 2-39）。

（3）细胞核：神经元的胞核大而圆，着色浅，核仁明显。

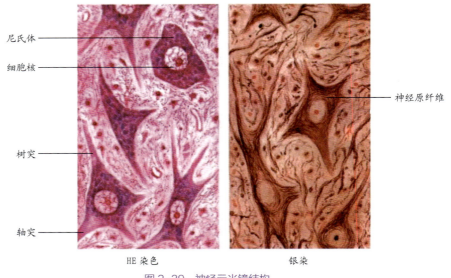

尼氏体
细胞核
树突
轴突
神经原纤维
HE 染色　　　　　　　　　银染

图 2-39　神经元光镜结构

2. 突起

（1）轴突（axon）：每个神经元只有一根轴突，它细长均匀。轴突一般有侧支及树枝状终末分支。轴突起始部膨大，称为轴丘。轴突和轴丘内无嗜染质。轴突的主要功能是将神经冲动传离细胞体。

（2）树突（dendrite）：有多个，较短，分支呈树枝状，其表面一般有很多短小突起，称为树突棘。树突棘是形成突触的主要部位。树突的功能主要是接受神经冲动，并将冲动传给胞体。

（二）神经元的分类

1. 按神经元突起数量分　①假单极神经元（pseudounipolar neuron）：从细胞体只发出一个突起，离胞体不远处该突起再分出两个分支，一支进入中枢神经系统，为中枢突，一支分布到周围组织和器官中，为周围突。②双极神经元（bipolar neuron）：从胞体发出两个突起，一个称轴突，一个称树突。③多极神经元（multipolar neuron）：胞体发出一个轴突和多个树突（图 2-40）。

2. 按神经元功能和传导方向分　①感觉神经元（sensory neuron）：传入神经元，一般为假单极神经元。胞体分布在脑神经节、脊神经节内，能感受各种刺激。②运动神经元（motor neuron）：传出神经元，为多极神经元。这种神经元支配肌肉的运动和腺细胞的分泌活动，如脊髓前角细胞。③中间神经元（interneuron）：又称联络神经元，多为多极神经元，约占神经元总数的 99%，分布在感觉神经元和运动神经元之间，起联络作用（图 2-41）。

3. 按神经元释放的神经递质的性质分　①胆碱能神经元：释放乙酰胆碱。②肽能神经元：释放甘氨酸、谷氨酸等。③肾上腺素能神经元：释放单胺类物质，如去甲肾上腺素、5-羟色胺和多巴胺。

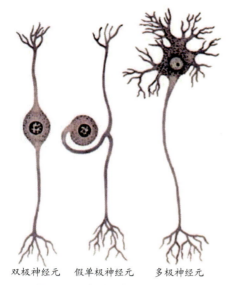

图 2-40　各种形态的神经元

双极神经元　假单极神经元　多极神经元

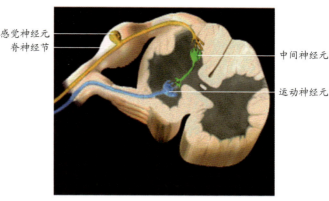

图 2-41　几种不同功能的神经元

感觉神经元
脊神经节
中间神经元
运动神经元

二、神经胶质细胞

神经胶质细胞也是一种有突起的细胞，散布于神经元胞体或突起周围，在神经组织中起支持、营养、保护、绝缘等作用。

（一）中枢神经系统的神经胶质细胞

中枢神经系统的神经胶质细胞分为星形胶质细胞、少突胶质细胞、小胶质细胞和室管膜细胞四种。星形胶质细胞参与构成血 – 脑屏障；少突胶质细胞参与构成中枢神经纤维；小胶质细胞具有吞噬作用（图 2-42）。

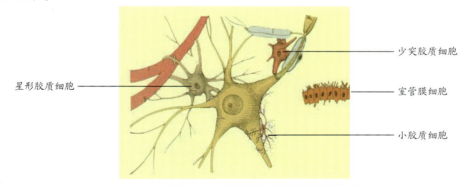

星形胶质细胞
少突胶质细胞
室管膜细胞
小胶质细胞

图 2-42　中枢神经系统的神经胶质细胞

（二）周围神经系统的神经胶质细胞

周围神经系统的神经胶质细胞包括神经膜细胞（施万细胞）和神经节胶质细胞（卫星细胞）。神经膜细胞参与构成周围神经纤维；神经节胶质细胞参与构成神经节。

三、神经纤维

神经纤维（nerve fiber）由轴突或感觉神经元的长突起（统称轴索）及包在外表的神经胶质细胞（神经膜细胞或少突胶质细胞）构成。神经纤维分有髓神经纤维和无髓神经纤维两种。

（一）有髓神经纤维

周围神经系统中的有髓神经纤维，由轴索以及包绕在周围的髓鞘和神经膜构成（图 2-43）。电镜下观察，可见髓鞘呈明暗相间的同心圆板层结构，它是由神经膜细胞无核部分的胞膜反复包绕轴索形成的；神经膜是由神经膜细胞的胞浆、胞核及部分胞膜包绕在髓鞘外形成的，髓鞘和神经膜呈节段性排布，段与段之间的狭窄处称为神经纤维节（又称郎飞结），该处轴膜无髓鞘和神经膜包绕。相邻神经纤维节之间的一段神经纤维称为节间段（图 2-44）。

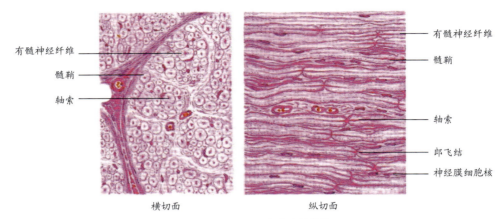

图 2-43　有髓神经纤维光镜结构

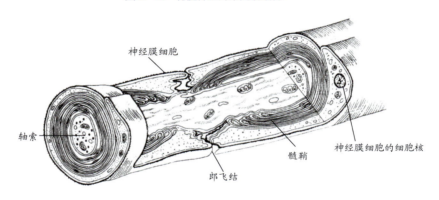

图 2-44　周围神经系统有髓神经纤维超微结构模式图

在中枢神经系统内，有髓神经纤维的髓鞘由少突胶质细胞的末端反复包绕形成，无神经膜（图 2-45）。

（二）无髓神经纤维

周围神经系统的无髓神经纤维由轴索及包在外面的神经膜细胞构成，仅有神经膜而无髓鞘（图 2-46）；中枢神经系的无髓神经纤维不仅无髓鞘，也无神经膜。

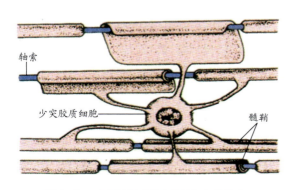

图 2-45　中枢神经系统有髓神经纤维模式图

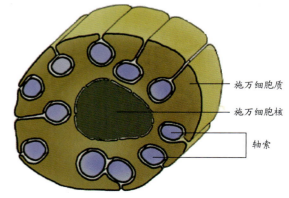

图 2-46　周围神经系统无髓神经纤维模式图

四、神经末梢

周围神经纤维的末端终止于其他组织或器官内形成一定的结构,称为神经末梢(nerve ending)(图2-47)。神经末梢按功能不同分为感觉神经末梢和运动神经末梢两种。

(一)感觉神经末梢

感觉神经末梢是感觉神经纤维的终末部。感觉神经末梢与其他结构共同组成感受器,它能接受刺激,并将刺激转变为神经冲动。感觉神经末梢依其形态和分布可分为游离神经末梢和有被囊神经末梢两类:

1.游离神经末梢(free nerve ending)呈树枝状,多分布于上皮组织,主要感受温度觉和痛觉。

2.有被囊神经末梢(encapsulated nerve ending)该末梢均有结缔组织包绕。例如:①触觉小体:为椭圆形小体,分布于真皮的乳头层,感受触觉。②环层小体:呈球形或椭圆形,分布于真皮深层等处,感受压觉和振动觉。③肌梭和腱梭:呈梭形,感受本体感觉。

图2-45所示为各种感觉神经末梢。

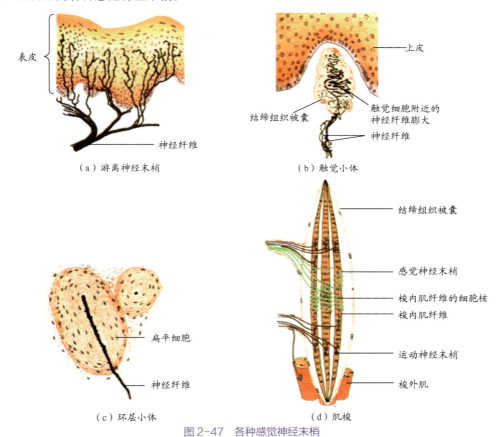

(a)游离神经末梢　　　(b)触觉小体

(c)环层小体　　　(d)肌梭

图2-47　各种感觉神经末梢

(二)运动神经末梢

运动神经末梢是运动神经纤维的终末部。它分布于肌组织和腺内,可引起肌的收缩和腺体分泌。运动神经末梢与邻近组织共同形成效应器。运动神经末梢分为躯体运动神经末梢和内脏运动神经末梢,属突触结构。

五、突触

神经元与神经元之间、神经元与非神经元之间的接触点称为突触(synapse)。只有通过突触,神经冲动才能在神经元之间传递。突触分电突触和化学突触两类。电突触结构为缝隙连接,通过电流传递信息。化学突触是一种最常见的连接方式,这种突触是以神经递质为媒介进行信息传递。光镜下观

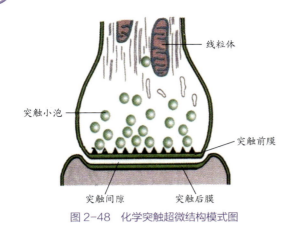

线粒体

突触小泡

突触前膜

突触间隙　　突触后膜

图 2-48　化学突触超微结构模式图

察可见轴突末梢膨大呈纽扣状或球状，紧贴于另一个神经元胞体或树突表面。电镜下观察可见，化学突触由突触前成分、突触间隙和突触后成分三部分构成。突触前成分是轴突末端膨大处，表面为特化增厚的突触前膜，前膜内轴质中含有线粒体和大量突触小泡，小泡内含神经递质；突触间隙为突触前膜和突触后膜之间的窄隙；突触后成分主要是另一个神经元胞体或树突细胞膜特化增厚形成的突触后膜，膜上有特异性受体，一种受体只能结合一种神经递质（图 2-48）。

当神经冲动沿轴膜传到突触前膜时，突触小泡紧贴突触前膜，以出胞方式释放神经递质到突触间隙内，神经递质迅速与突触后膜的特异性受体结合，从而使受体分子的构型发生变化，改变突触后膜对离子的通透性，使后一个神经元产生神经冲动并进行传导。

知识拓展

神经元的再生

　　神经元的再生主要是指神经纤维损伤后的再生。当神经纤维损伤变性后，若其营养中心所在的胞体依然完好无损，则可由受损纤维近侧端发出新芽至原来的靶器官，从而恢复其功能。若胞体受损变性，则神经元不能再生。研究还发现，周围神经系统损伤后可以再生，而中枢神经系统损伤后一般不能再生。但如果中枢神经在损伤后给予一定条件，有可能再生，如移植周围神经到中枢神经损伤区可促进中枢神经纤维的生长。近年来，神经干细胞移植的研究为中枢神经损伤后的细胞治疗提供了广阔的前景。

小 结

　　上皮组织的特点为细胞排列紧密，细胞间质少，细胞有极性，无血管，神经末梢多。上皮组织可分为被覆上皮、腺上皮和特殊上皮。上皮组织主要具有保护、吸收、分泌和排泄等功能。被覆上皮根据构成上皮的细胞层数，分为单层上皮和复层上皮。在单层上皮中，又可根据细胞的形态分为单层扁平上皮、单层立方上皮、单层柱状上皮和假复层纤毛柱状上皮四种；在复层上皮中，又可根据其细胞的形状分为复层扁平上皮和变移上皮两种。腺上皮是一种具有分泌功能且构成腺体的上皮。以腺上皮为主要成分构成的器官称为腺，根据有无导管可分为内分泌腺和外分泌腺。上皮组织的特殊结构在上皮细胞的游离面、侧面和基底面上有若干具有重要生理功能的特殊结构，如游离面上的微绒毛、纤毛，侧面上的紧密连接、中间连接、桥粒和缝隙连接，基底面上的基膜、质膜内褶等。

　　结缔组织包括凝胶状的固有结缔组织、固态的骨、软骨和液态的血液。结缔组织的特点是由少量细胞和大量细胞间质构成；无极性，不与外界接触；分布广泛。结缔组织具有连接、支持、营养和保护等功能。固有结缔组织可分为疏松结缔组织、致密结缔组织、脂肪组织和网状组织。

　　疏松结缔组织的构成包括细胞、纤维和基质。细胞又包括成纤维细胞、巨噬细胞、浆细胞、肥大细胞、脂肪细胞、未分化的间充质细胞。纤维成分包括胶原纤维、弹性纤维和网状纤维。基质成分与结构：

蛋白多糖和纤维粘连蛋白，形成分子筛，可限制细菌扩散。组织液是毛细血管渗出的液体，形成微环境。

软骨是由软骨组织及周围的软骨膜构成。软骨组织则由软骨间质和软骨细胞构成。根据软骨基质所含纤维不同，可将软骨分为透明软骨、纤维软骨和弹性软骨三种。骨组织由大量钙化的细胞间质和骨细胞构成。钙化的细胞间质称为骨质，骨质以骨板的形式存在。骨组织、骨膜、骨髓及血管、神经等共同构成骨。

血液由血细胞和血浆组成。血液凝固后析出淡黄色透明液体，称为血清。血象是指血细胞形态、数量、比例与血红蛋白等的检测结果。血细胞包括红细胞、白细胞和血小板。红细胞呈双面凹的圆盘状，血涂片中显示中央染色较浅，周边较深。成熟红细胞无细胞核，也无细胞器。细胞质内主要成分是血红蛋白，有结合与运输 O_2 和 CO_2 的功能。白细胞为无色有核的球形细胞，比红细胞大，能变形运动，具防御和免疫功能。白细胞根据胞质有无特殊颗粒，可分为有粒白细胞和无粒白细胞两类。有粒白细胞根据其特殊颗粒的嗜色性，分为中性粒细胞、嗜酸性粒细胞和嗜碱性粒细胞。无粒白细胞可分为单核细胞和淋巴细胞。血小板呈双面凸的扁盘状，无细胞核，体积小，血小板参与止血和凝血过程。

肌组织分为三类：骨骼肌、心肌和平滑肌。骨骼肌肌纤维呈细长圆柱状，有多个甚至数百个细胞核，位于肌纤维的周边，肌质丰富，有横纹；肌纤维的肌质内含许多与细胞长轴平行排列的肌原纤维，肌原纤维结构和功能的基本单位是肌节，肌节是相邻两个 Z 线之间的一段肌原纤维，每个肌节包括1/2 I 带、一个 A 带和1/2 I 带；肌纤维内有位于 A 带与 I 带交界处的横小管和三联体。心肌纤维呈短柱状，有分支并互相吻合成网，其连接处称为闰盘；细胞核呈卵圆形位于肌纤维中央，可见双核并偶见多核；肌质内有不完整的肌原纤维，有横纹，也有位于 Z 线处的横小管和二联体。平滑肌纤维呈梭形，无横纹，一个细胞核，位于肌纤维中央。

神经组织由神经元和神经胶质细胞组成，神经元是神经组织的结构和功能单位，具有感受刺激、整合信息和传导信息的功能。神经元是一种多突起细胞，它包括胞体和突起两部分，胞体是神经元的营养和代谢中心。胞质具有强嗜碱性的尼氏体和细丝状的神经原纤维。突起分为轴突和树突两种。轴突只有一根，细长，其主要功能是将神经冲动传离细胞体。树突有一至多个，短，分支多，并有许多树突棘，其功能主要是接受神经冲动，并将冲动传给胞体。神经元按突起多少分多极、双极、假单极神经元三种；按功能分运动、感觉、中间神经元三种。神经胶质细胞对神经元有支持、营养、保护和绝缘等作用。神经纤维由神经元的长突起和包绕其外的神经胶质细胞构成，分为有髓神经纤维和无髓神经纤维两种。神经末梢是周围神经纤维的终末部分，按功能分为感觉神经末梢和运动神经末梢，分别参与形成感受器和效应器。突触是一种位于神经元与神经元之间，或神经元与非神经元之间特化的细胞连接方式，是神经元传导信息的重要结构。突触根据传递信息的方式，可分为化学突触与电突触两类。化学突触是一种常见的连接方式，由突触前成分、突触间隙和突触后成分三部分组成。

 思考题

一、名词解释

组织 内皮 间皮 纤毛 肌节 闰盘 尼氏体 神经纤维 突触

二、简答题

1. 试述被覆上皮的分类及各类的结构特点。
2. 试述疏松结缔组织的组成及各组成的结构和功能特点。
3. 骨组织有何结构特点？密质骨有哪些骨板形式？

4. 患者，女，20 岁，因"头昏、乏力 4 月"来当地医院就诊，血常规及血红蛋白检查值为：红细胞 $2.8 \times 10^{12}/L$，血红蛋白 85 g/L。你能从化验单上得出什么结论，为什么？

5. 试比较三种肌纤维的主要光镜、电镜结构特点。

6. 试述神经元的形态结构及功能。

7. 详述突触的分类、结构及功能。

三、单项选择题

1. 上皮组织的结构特点（　　）。

    A. 细胞少   B. 细胞间质多

    C. 有游离面与基底面   D. 有丰富的血管

2. 单层柱状上皮分布在（　　）。

    A. 口腔腔面   B. 食管内表面

    C. 气管内表面   D. 小肠内表面

3. 与创伤愈合有密切关系的细胞是（　　）。

    A. 成纤维细胞   B. 吞噬细胞

    C. 肥大细胞   D. 浆细胞

4. 人体患过敏性疾病及某些寄生虫病时，增多的白细胞是（　　）。

    A. 中性粒细胞   B. 嗜酸性粒细胞

    C. 嗜碱性粒细胞   D. 单核细胞

5. 血清和血浆的本质区别在于其不含（　　）。

    A. 球蛋白   B. 白蛋白

    C. 纤维蛋白原   D. 激素

6. 透明软骨分布于（　　）。

    A. 耻骨联合   B. 气管

    C. 耳郭   D. 关节盘

7. 肌节是指（　　）。

    A. 两个 Z 膜之间的一段肌原纤维   B. 两个 1/2A 带和一个完整的 I 带

    C. 两个相邻 Z 膜之间的一段肌原纤维   D. 两个相邻 M 膜之间的一段肌原纤维

8. 心肌纤维结构特点是（　　）。

    A. 细胞呈柱状，核位于中央，有闰盘

    B. 细胞呈柱状，核圆形，有闰盘，有横纹

    C. 细胞呈柱状，有明显横纹

    D. 细胞呈短柱状，核椭圆形，有闰盘，横小管较粗

9. 神经元中的嗜染质是（　　）。

    A. 粗面内质网和滑面内质网   B. 粗面内质网和游离核糖体

    C. 粗面内质网和线粒体   D. 滑面内质网和线粒体

10. 具有吞噬功能的神经胶质细胞是（　　）。

    A. 星形胶质细胞   B. 少突胶质细胞

    C. 小胶质细胞   D. 室管膜细胞

【参考答案】CDABC BCDBC

（景玉萍）

第三章

运 动 系 统

 病例导学

陈某，男，64岁，3年前出现双膝疼痛，伴有肿胀感，行走困难，晚上疼痛更加明显。X线检查提示双膝关节退行性变，诊断为关节炎。

？ 请思考

1. 关节的基本结构有哪些？
2. 关节可做哪些运动？

运动系统（locomotor system）由骨、骨连结和骨骼肌组成。全身的骨借骨连结构成一个支架，称为骨骼。骨骼肌附着于骨骼的表面并跨过关节。骨骼肌收缩，牵拉骨改变位置而产生运动。在运动过程中，骨是运动的杠杆，骨连结是运动的枢纽，骨骼肌是运动的动力。

骨或肌的某些部分，常在人体的表面形成看得见或摸得着的隆起或凹陷，称为骨性或肌性标志，临床上常将它们作为确定深部器官的位置、大小、范围；判定血管、神经的走向；选取手术切口的部位及穿刺定位的依据。

第一节　概述

🖋 **预习任务**

　　1. 说出运动系统的组成。

　　2. 说出成人骨总的数量，以及躯干骨、颅骨、上肢骨、下肢骨分别有多少块。

　　3. 简述骨的形态、分类、构造。

　　4. 说出关节的基本构造。

　　5. 简述骨的化学成分和物理特性。

　　6. 简述骨的发生和生长方式。

一、骨

　　每一块骨都是一个活的器官，它不但能生长发育，而且具有修复、再生和改建的能力。

　　成人一般有骨 206 块，约占体重的 20%，其中躯干骨 51 块、颅骨 29 块、上肢骨 64 块、下肢骨 62 块（图 3-1）。

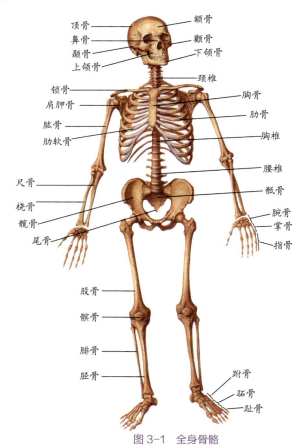

图 3-1　全身骨骼

全身骨骼彩色

（一）骨的形态、分类

根据骨的形态，一般将骨分为长骨、短骨、扁骨和不规则骨四种。

1. 长骨（long bone）　呈长管状，其中部细长，称为骨干或骨体，两端膨大称为骺，骺端有光滑的关节面。长骨多位于四肢，如肱骨、股骨等。

2. 短骨（short bone）　短小，近似立方形，如腕骨和跗骨等。

3. 扁骨（flat bone）　扁薄呈板状，如颅盖骨和肋骨等。

4. 不规则骨（irregular bone）　形状不规则，如椎骨和颞骨等。有的不规则骨内部具有含气的空腔称为含气骨，其内的腔多称为窦（sinus）。

此外，在经常与骨发生摩擦的某些肌腱中，有一些结节状的小骨，称为籽骨。籽骨使肌腱较灵活地滑动于骨面，从而减小摩擦，并改变骨骼肌牵引的方向，如髌骨（人体内最大的籽骨）。

（二）骨的构造

骨主要由骨质、骨膜和骨髓三部分构成（图 3-2）。

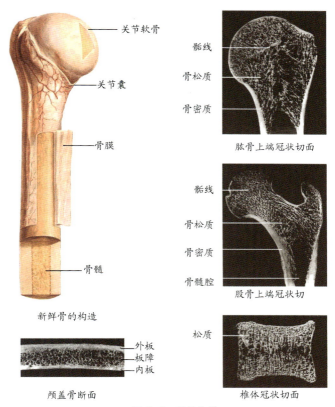

图 3-2　骨的构造

1. 骨质（bony substance）　即骨组织，分骨密质和骨松质两类。骨密质致密而坚硬，耐压性强，由紧密排列成层的骨板构成，分布于骨的表面。骨松质位于骨的内部，由互相交织的骨小梁构成，结构疏松，呈海绵状。

长骨的骨密质在骨干形成厚的骨管壁，其中的管腔称为骨髓腔。在长骨的骺、短骨和不规则骨的表面均有一薄层骨密质。扁骨的内、外两面各有一层骨密质，分别称为内板和外板，两板之间夹有骨松质，其中颅盖骨内的骨松质称为板障（diploe）。

2. 骨膜（periosteum）　一种薄而致密的结缔组织膜，被覆在除关节面以外的骨表面，骨髓腔的内面和骨松质的腔隙内衬有骨内膜。骨膜含有丰富的血管、神经、淋巴管和成骨细胞等，它对骨的营养、生长和修复有重要作用。

3.骨髓（bone marrow）　填充于骨髓腔和骨松质间隙内，可分为红骨髓和黄骨髓两种。红骨髓有造血功能，6岁以前，骨髓都是红骨髓，自6岁起，骨髓腔内的红骨髓逐渐被脂肪组织代替，成为黄骨髓，失去造血功能，但当大失血时，它仍然可以转化为红骨髓恢复造血功能。临床上常在髂骨和胸骨处作穿刺，抽取骨髓进行检查，帮助诊断血液疾病。

知识拓展

造血干细胞

造血干细胞是能自我更新、有较强分化发育和再生能力、可以产生各种类型血细胞的始祖细胞。造血干细胞来源于红骨髓，可以经血流迁移到外周血液循环中，不会因献血和捐献造血干细胞而损坏造血功能。

（三）骨的化学成分和物理特性

骨由有机物和无机物构成，有机物主要是骨胶原纤维和黏蛋白多糖，使骨具韧性和弹性；无机物为无机盐类，如磷酸钙和碳酸钙等，使骨具有硬度和脆性。骨的化学成分与物理特性随人的成长而不断地发生变化。幼儿的骨质所含的有机物和无机物约各占一半，故弹性较大，硬度小，不易发生骨折，但易弯曲变形。成年人的骨中有机物与无机物之比约为3∶7，这样的比例使骨具有一定的弹性和较大硬度。老年人的骨中有机物与无机物之比约为2∶8，故骨的脆性较大，容易骨折。

（四）骨的发生与生长

骨起源于中胚层的间充质。在胚胎8周左右，间充质先形成膜状，为膜性阶段，以后有的骨在膜的基础上骨化，称为膜化骨，如颅顶骨和面颅骨等；有的则发育成软骨，然后再骨化，称为软骨化骨，如颅底骨、躯干骨和四肢骨等。

二、骨连结

骨与骨之间的连结装置称骨连结。根据其构造形式，骨连结分为直接连结和间接连结两种形式。

（一）直接连结

直接连结是指骨与骨之间无间隙的连结，其间不活动或仅有少许活动。如颅骨的缝连结、椎体之间的椎间盘、各骶椎间的结合等。

（二）间接连结

间接连结又称关节（joint or articulation），构成关节的相对骨面互相分离，具有一定的间隙，借结缔组织囊相连结，囊内有少量滑液，一般具有较大的活动性。关节是人体骨连结的主要形式。

1.关节的基本结构　包括关节面、关节囊和关节腔，是每个关节必有的结构（图3-3）。

（1）关节面（articular surface）：两骨互相接触的面，多为一凹一凸，即关节窝和关节头，其表面覆盖一层关节软骨，具有减少运动摩擦、减缓冲击的作用。

（2）关节囊（articular capsule）：由结缔组织构成的囊，附着于关节面周缘及附近的骨面上，密闭关节腔。

关节囊分内、外两层，外层为纤维层，由致密结缔组织构成，厚而坚韧。内层为滑膜层，为薄层结缔组织膜，光滑而柔润，紧贴纤维层内面，附着于关节软骨周缘。在关节腔内所有的结构中，除关节软骨、关节内软骨外，均被滑膜层所包被。滑膜层富有血管，能分泌滑液，以减少摩擦，滑液还有营养关节软骨的作用。

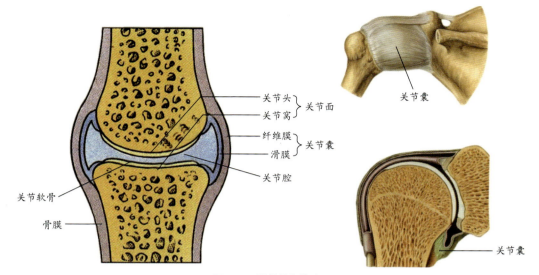

图 3-3　关节结构模式图

（3）关节腔（articular cavity）：关节囊滑膜层与关节软骨共同围成的密闭间隙，内有少量滑液。关节腔内为负压，对维持关节的稳定性有一定作用。

关节除具备上述基本结构外，还具有韧带、关节盘、关节唇等辅助结构，以增加关节的灵活性或稳固性。

韧带（ligament）：连于相邻两骨之间的致密结缔组织束或膜。韧带分囊外韧带和囊内韧带两种。

关节盘（articular disc）：位于两关节面之间的纤维软骨板。

关节唇（articular labrum）：附着于关节窝周缘的纤维软骨环，有加深关节窝并增大关节面的作用，从而增加关节的稳固性，如髋臼唇等。

2.关节的运动　在肌肉的作用下，关节围绕一定的轴做运动。根据关节运动轴的方位，关节运动有以下四种基本形式：

（1）屈和伸：围绕冠状轴进行的运动。组成关节的两骨互相靠近的运动称为屈（flexion），反之称为伸（extension）。

（2）内收和外展：围绕矢状轴进行的运动。骨向正中矢状面靠拢的运动称为内收（adduction），反之称为外展（abduction）。

（3）旋内和旋外：围绕垂直轴进行的运动。骨的前面向内侧旋转的运动称为旋内，反之称为旋外。在前臂则称为旋前和旋后，手背转向前方为旋前，反之为旋后。

（4）环转：骨的近端在原位转动，而远端做圆周运动的运动。凡是具有额状和矢状两个运动轴的关节都可环转（circumduction）。

第二节　躯干骨及其连结

预习任务

1. 简述躯干骨的组成。
2. 说说椎骨的一般形态及各部椎骨的主要特征。
3. 简述椎骨间的主要连结。
4. 说出脊柱的生理弯曲、意义及其运动。
5. 简述胸骨的结构特点以及胸廓的形态。

一、躯干骨

躯干骨包括椎骨、肋骨和胸骨。

（一）椎骨

椎骨（vertebra）在幼年期有 32～33 块，分别为颈椎 7 块、胸椎 12 块、腰椎 5 块、骶椎 5 块及尾椎 3～4 块。成年后，5 块骶椎和 3～4 块尾椎分别融合成 1 块骶骨和 1 块尾骨。

1. 椎骨的一般形态　椎骨分为前方呈短圆柱形的椎体和后方呈板状的椎弓两部分，两者围成椎孔（图 3-4）。当全部椎骨互相连结时，椎孔连成椎管，容纳脊髓。椎弓与椎体相连的部分较狭窄，称为椎弓根，其上、下缘各有切迹，上方较浅的称为椎上切迹；下方较深的称为椎下切迹。两个相邻椎骨的椎下、上切迹围成的孔称为椎间孔，有脊神经及血管通过。椎弓的后部较宽、薄，呈板状，称为椎弓板。自椎弓发出 7 个突起，向后方伸出的称为棘突，向两侧伸出的称为横突，向上、下方各伸出的一对突起，分别称为上关节突和下关节突，每个关节突均有关节面，与相邻椎骨的关节突构成关节。

椎骨的一般结构

胸椎

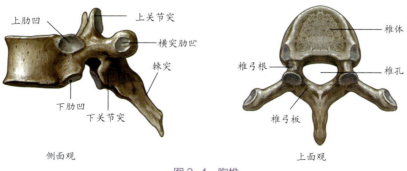

图 3-4　胸椎

2. 各部椎骨的主要特征

（1）颈椎（cervical vertebra）：椎体小，呈横椭圆形，椎孔大，呈三角形，棘突短而分叉，横突的根部有横突孔，有椎动脉和椎静脉通过。第 6 颈椎横突的前结节较大，称为颈动脉结节，颈总动脉经其前面上行，当头部受伤出血时，可压颈总动脉到该结节，进行暂时止血。椎体上面两侧缘有向上的唇状突起，称为椎体钩，如该处过度增生致使椎间孔狭窄而挤压脊神经，可产生颈椎病的症状（图 3-5）。

第1颈椎又称寰椎，呈环状，无椎体和棘突，环内有一关节凹，称为齿突凹［图3-5（a）］。

第2颈椎又称枢椎，椎体上有一向上的突起，称为齿突，与寰椎的齿突凹相关节［图3-5（b）］。

第7颈椎又称隆椎，棘突较长且水平后伸，末端不分叉，在体表可摸到，是计数椎骨序数的标志［图3-5（c）］。

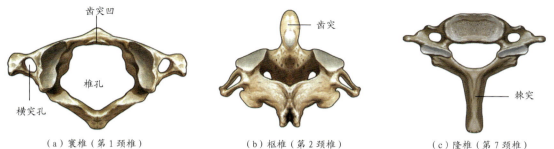

颈椎、胸椎、腰椎

（a）寰椎（第1颈椎）　　　　　（b）枢椎（第2颈椎）　　　　　（c）隆椎（第7颈椎）

图3-5　颈椎

（2）胸椎（thoracic vertebra）：椎体呈心形，其侧面后部的上、下缘，各有一半圆形浅凹，是与肋骨相连的关节面，分别称为上肋凹和下肋凹。椎孔小，呈圆形。横突末端也有与肋骨相关节的关节面，称为横突肋凹。棘突较长，伸向后下方，呈叠瓦状排列（图3-4）。

（3）腰椎（lumbar vertebrae）：椎体最大，呈肾形，椎孔呈三角形。关节突的关节面几乎呈矢状位。棘突宽、短，水平后伸，棘突间隙较大（图3-6）。

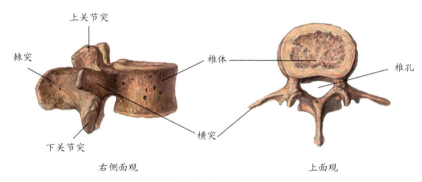

右侧面观　　　　　　　　　　上面观

图3-6　腰椎

（4）骶骨（sacrum）：由5块骶椎融合而成，略呈倒三角形，骶骨分一底、一尖、两面和两侧。底朝上，接第5腰椎，其前缘中部向前突出，称为岬。尖向下，与尾骨相连。骶骨前面光滑凹陷，有四对骶前孔。骶骨的后面粗糙隆凸，沿正中线的隆起称为骶正中嵴，此嵴的两侧有四对骶后孔。骶骨两侧的上部各有一个与髋骨相关节的关节面，称为耳状面，耳状面后方骨面粗糙不平，称为骶粗隆。骶骨内有纵行贯穿的骶管，上口与椎管相接，下口不规则，称为骶管裂孔，裂孔的两侧有突出的骶角，骶管麻醉常以骶角作为标志（图3-7）。

（5）尾骨（coccyx）：由3～4块退化的尾椎融合而成（图3-7）。

（二）肋

肋（rib）由肋骨和肋软骨组成，共12对。上七对肋骨前端借软骨与胸骨相连。第8～10对肋骨前端借软骨依次接上位的肋软骨，构成肋弓，第11、12对肋前端游离于腹壁肌层中。典型的肋骨为细长弓状的扁骨，肋骨的后端稍膨大，称为肋头，与胸椎上、下肋凹相关节。肋头外侧稍细称肋颈，肋体居中，一般分为上、下两缘和内、外两面。颈与体部交界处后外侧有突出的肋结节，有关节面与胸椎横突肋凹相关节。后部弯曲度明显部分称为肋角。内面近下缘有一浅沟，称为肋沟，肋间血管和神经沿此沟走行（图3-8）。第1肋骨宽而短，其上中部有一结节，称为前斜角肌结节，为前斜角肌附着之处，其前、后各有一浅沟，分别有锁骨下静脉及锁骨下动脉跨过。

（三）胸骨

胸骨（sternum）位于胸前壁正中的皮下，由上向下分为胸骨柄、胸骨体和剑突三部分。柄与体相接处稍向前突，称为胸骨角，其两侧接第2对肋软骨，临床上以此作为计数肋骨序数的标志。柄与体两侧自上而下有与第1～7肋软骨相接的肋切迹。剑突扁薄而狭窄，末端游离，为一重要的骨性标志（图3-9）。

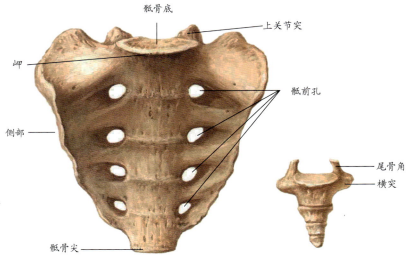

图3-7 骶骨和尾骨（前面观）

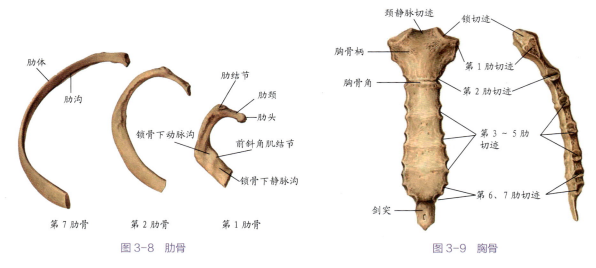

图3-8 肋骨

图3-9 胸骨

二、躯干骨的连结

（一）脊柱的连结

1.椎骨间的连结　各椎骨之间借椎间盘（图3-10）、韧带和关节相连。

（1）椎间盘（intervertebral disc）：连结相邻两个椎体的纤维软骨盘，由内、外两部构成。外部为纤维环，由多层纤维软骨环按同心圆排列组成，坚韧而富有弹性；内部为髓核（nucleus

图3-10 椎间盘

pulposus），是柔软而富有弹性的胶状物质。椎间盘除连结椎体外，还可承受压力，缓冲震荡以保护脑和脊髓。

椎间盘脱出症

椎间盘的薄厚不同，胸部较薄，腰部最厚。由于腰部椎间盘承受的压力大，活动也较多，当做剧烈活动或突然弯腰时容易损伤纤维环，致使髓核向后外侧脱出，突入椎管或椎间孔，压迫脊髓或脊神经，引起腰、腿痛等，临床上将其称为椎间盘脱出症。

（2）韧带（图3-11）：有长、短两类。长韧带是前纵韧带、后纵韧带和棘上韧带。前、后纵韧带分别位于椎体和椎间盘的前面和后面，有限制脊柱过度后伸和前屈的作用。棘上韧带附着在棘突末端。短韧带有黄韧带和棘间韧带。黄韧带连于相邻两椎弓之间，棘间韧带连于两相邻的棘突之间。

（3）关节：相邻椎骨上、下关节突的关节面构成关节突关节。寰椎与枢椎构成寰枢关节。寰椎与枕骨髁构成寰枕关节。

2.脊柱的整体观及其运动　脊柱（vertebral column）由颈椎、胸椎、腰椎、骶骨和尾骨及其之间的连结装置共同构成。脊柱形成躯干的中轴，并参与构成胸腔、腹腔和盆腔的后壁。脊柱内的椎管容纳脊髓，其侧面有椎间孔，为脊神经和血管出入椎管的通道（图3-12）。

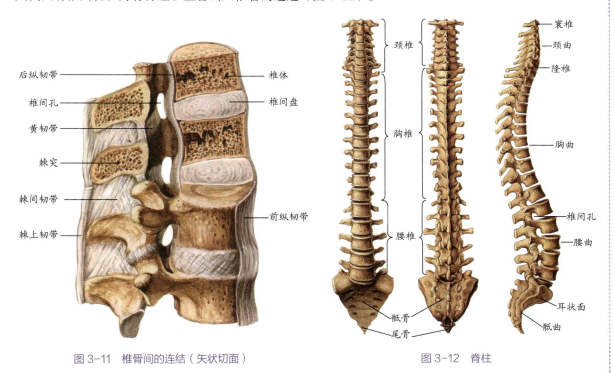

脊柱

图3-11　椎骨间的连结（矢状切面）　　　　图3-12　脊柱

前面观：脊柱的椎体自上而下逐渐增大，自骶骨耳状面又逐渐缩小。椎体大小的变化，与脊柱承受重力的变化关系密切。

后面观：棘突在后正中线上排成一条纵嵴。各部椎骨棘突的倾斜度各不相同，颈椎与腰椎棘突水平向后伸，而胸椎棘突斜向后下方，呈叠瓦状且排列紧密。

侧面观：脊柱有四个生理性弯曲，即颈曲、胸曲、腰曲和骶曲，其中颈曲和腰曲凸向前，胸曲和骶曲凸向后。这些弯曲增大了脊柱的弹性，能维持人体的重心稳定和减轻震荡，对脑、脊髓和脏器具有保护作用。

脊柱的运动：脊柱可作广泛的运动，即屈、伸、侧屈、旋转和环转。尽管相邻两椎骨之间的运动幅度很有限，但就整个脊柱来说其运动范围较大。

（二）胸廓的连结

胸廓由12块胸椎、12对肋、1块胸骨构成。构成胸廓的主要关节有肋椎关节和胸肋关节。

1.肋椎关节（costovertebral joint）　肋椎关节包括肋头关节和肋横突关节（图3-13）。

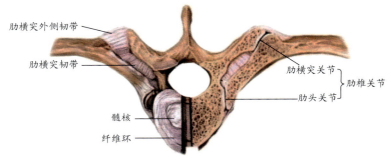

图3-13　肋椎关节

2.胸肋关节（sternocostal joint）　胸肋关节是指由第2~7对肋软骨和胸骨侧缘相应的肋切迹构成的关节（图3-14）。

3.胸廓的整体观及其运动　成人胸廓呈扁圆锥形，前后径小于横径。胸廓有上、下两口，胸廓上口由后上向前下倾斜。胸廓下口比胸廓上口大，但其边缘不整齐。两侧肋弓之间的夹角称为胸骨下角。相邻二肋之间的间隙称为肋间隙。胸廓的形状和大小与性别、年龄、职业、生活条件和健康状况等因素有关（图3-15）。

胸廓除具有支持和保护胸、腹腔脏器的功能之外，主要参与呼吸运动。

胸廓

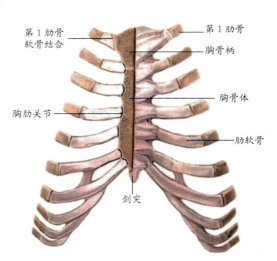

图3-14　胸肋关节

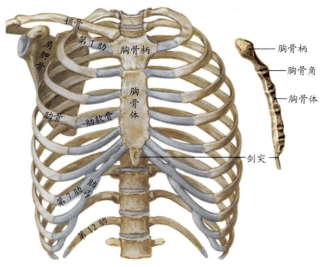

图3-15　胸廓

第三节　四肢骨及其连结

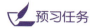
预习任务

1. 简述上、下肢骨的主要形态特征。
2. 简述上、下肢主要关节的组成、特点及其运动。
3. 简述骨盆的组成和性别差异。

上肢骨的连结以灵活为主，下肢骨的连结以坚实、稳固为主。

一、上肢骨及其连结

（一）上肢骨

上肢骨包括肩胛骨、锁骨、肱骨、尺骨、桡骨和手骨。

1.肩胛骨（scapula）　肩胛骨贴于胸廓后外侧，为三角形的扁骨，分两面、三缘和三角。前面微凹陷，为肩胛下窝。后面有斜向外上高起的骨嵴，称为肩胛冈，肩胛冈把后面分成上、下两个窝，分别称为冈上窝和冈下窝，肩胛冈外侧端向前外侧伸展的一扁平突起，称为肩峰，是重要的骨性标志。上缘的外侧端有一呈曲指状的突起，称为喙突，其内侧有肩胛切迹。内侧缘较薄朝向脊柱，外侧缘较厚朝向腋窝。上角与第2肋相对。下角与第7肋同高，为临床计数肋骨序数的重要标志。外侧角粗大，有梨形微凹陷的关节面，称为关节盂（图3-16）。

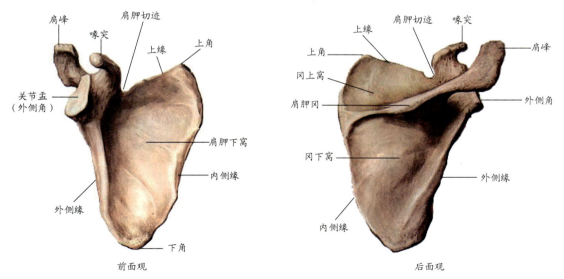

前面观　　　　　　　　　　　　　　后面观

图 3-16　肩胛骨（右侧）

肩胛骨

肩胛骨

2.锁骨（clavicle） 位于颈部和胸部之间，全长于皮下均可触及，是重要的骨性标志。锁骨呈"～"形，分两面、两端和一体。上面光滑，下面粗糙。内侧端粗大，与胸骨柄相关节，称为胸骨端；外侧端扁平，与肩胛骨的肩峰相关节，称为肩峰端。锁骨的内侧 2/3 凸向前，外侧 1/3 凸向后；锁骨是唯一与躯干骨构成关节的上肢骨（图 3-17）。

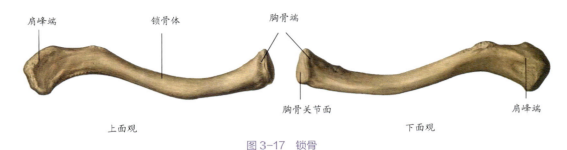

图 3-17　锁骨

3.肱骨（humerus） 肱骨位于上臂，是典型的长骨，可分为两端和一体（图 3-18）。

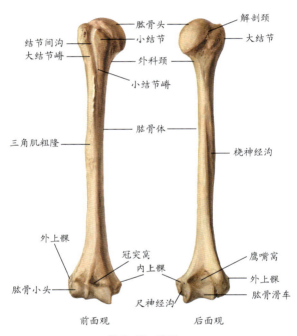

图 3-18　肱骨

肱骨上端有半球形的关节面朝向上内侧，称为肱骨头，与肩胛骨的关节盂相关节。头的周缘有环状浅沟称为解剖颈。上端外侧的突起，为大结节，前面较小的突起是小结节；两结节向下延伸的骨嵴分别称为大结节嵴和小结节嵴；大小结节嵴之间的纵沟，称为结节间沟，肱二头肌长头腱由此通过。肱骨上端与体相接处稍细，称为外科颈，此处较易发生骨折。

肱骨下端前后略扁，左右较宽并略卷曲向前，夹端有两个关节面，内侧呈滑车状，称为肱骨滑车；外侧呈半球形，称为肱骨小头。在滑车的后上方有一深窝，称为鹰嘴窝，而前上方的浅窝为冠突窝。在下端的两侧各有一突起，分别称为内上髁和外上髁。内上髁后方的浅沟，称为尺神经沟，尺神经沿此沟浅行于皮下，易损伤。内、外上髁均为重要的骨性标志。

肱骨体外侧面中部有隆起的粗糙面，称为三角肌粗隆，为三角肌附着处。肱骨体后面的中部有一条由内上斜向外下的浅沟，称为桡神经沟，桡神经沿此沟经过，因而肱骨中段骨折时，容易损伤桡神经。

4.尺骨（ulna） 尺骨位于前臂内侧，分两端和一体。上端粗大，下端细小，体为三棱柱状（图 3-19）。尺骨上端有两个朝前的突起，上方较大的称为鹰嘴，下方较小的称为冠突，两者之间凹陷的关节面称为滑车切迹，与肱骨滑车相关节。冠突的后外侧有凹陷关节面称为桡切迹，与桡骨相关节。冠突前下的粗糙隆起称为尺骨粗隆。尺骨下端为圆形的尺骨头，其后内侧有向下的突起，称为尺骨茎突，为一骨性标志。

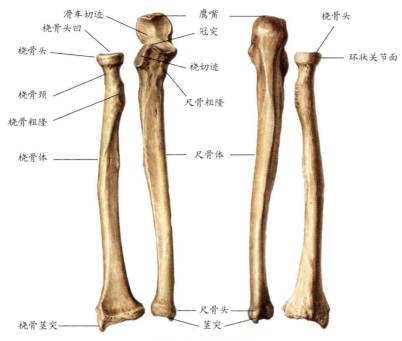

图 3-19　尺骨和桡骨

5.桡骨（radius）　位于前臂外侧，分两端和一体。上端细小，下端粗大，体为三棱柱状（图 3-19）。

上端有圆柱形的桡骨头，头上面有关节凹与肱骨小头相关节。头的周缘为环状关节面，和尺骨桡切迹相关节。头下方为缩细的桡骨颈，其前内侧有粗糙的突起称为桡骨粗隆，为肱二头肌腱附着处。

桡骨下端外侧向下的突起，称为桡骨茎突。内侧面有凹形关节面称为尺切迹，与尺骨头相关节。其下面有腕关节面与近侧列腕骨构成桡腕关节。桡骨下端突然变宽厚，骨质疏松，是力学上的薄弱点，受外力冲击时，较易发生骨折。

6.手骨　由 8 块腕骨、5 根掌骨和 14 根指骨组成（图 3-20）。

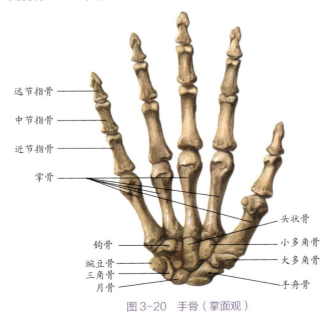

图 3-20　手骨（掌面观）

二、下肢骨及其连结

（一）下肢骨

下肢骨包括髋骨、股骨、髌骨、胫骨、腓骨和足骨。

1.髋骨（hip bone）　髋骨由三块骨融合而成，它的上份是髂骨，前下份是耻骨，后下份是坐骨。16岁之前，三骨借软骨相连，约到16岁之后，软骨全部骨化，三骨的体融合处为一大而深的窝，称为髋臼。髋臼内有一半月形的关节面，与股骨头相关节，髋臼边缘缺损处称为髋臼切迹（图3-25）。

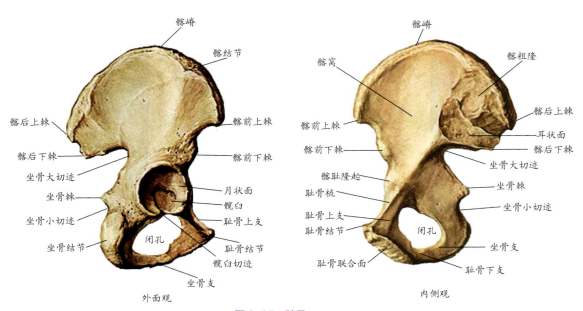

图 3-25　髋骨

髋骨

（1）髂骨（ilium）：分髂骨体和髂骨翼两部分。髂骨体构成髋臼的上部，髂骨翼位于体的上方，其上缘较厚，称为髂嵴，两侧髂嵴最高点平对第4腰椎棘突，是腰椎穿刺时确定穿刺部位的标志。髂嵴的前后突起，分别称为髂前上棘和髂后上棘，它们的下方各有一突起，分别称为髂前下棘和髂后下棘。髂嵴的前、中1/3处向外侧的突出称为髂结节，常作为骨髓穿刺的部位。髂骨翼的内面平滑稍凹，称为髂窝，其下界为弓状线，其后上方为耳状面，与骶骨构成骶髂关节。耳状面后方粗糙的隆起，称为髂粗隆，为韧带附着处。

（2）坐骨（ischium）：可分坐骨体和坐骨支。坐骨体组成髋臼的后下部。体的后缘有一三角形突起，称为坐骨棘，坐骨棘的上、下分别是坐骨大切迹和坐骨小切迹。由体向后下方伸出一肥厚而粗糙的坐骨结节，由结节向前内上方延续为坐骨支。

（3）耻骨（pubis）：可分为耻骨体、耻骨上支和耻骨下支。耻骨体构成髋臼的前下部。耻骨体与髂骨愈合处，骨面稍隆起，称为髂耻隆起。由此向前内伸出耻骨上支，再以锐角转折向后下，为耻骨下支，在转折处的内侧有耻骨联合面。耻骨上支上面有一条锐嵴称为耻骨梳，向前终于耻骨结节。自结节向内侧延伸到耻骨联合面上缘有一嵴，称为耻骨嵴。耻骨与坐骨共同围成闭孔。

2.股骨（femur）　位于大腿，是人体最粗、最长的长骨，约占人体身高的1/4，可分为两端和一体（图3-26）。

股骨上端伸向内上，末端呈球形，称为股骨头。其中部稍下为一小凹，称为股骨头凹。头外下方较细部分，称为股骨颈。颈与体交界处的外侧有粗糙的隆起，称为大转子，是下肢重要的骨性标志。内后侧的突起是小转子，两者在前面以转子间线相连，在后面以转子间嵴相连。

下端左、右膨大并向后弯曲，形成内侧髁和外侧髁，两髁之间的深窝为髁间窝，两髁的关节面在前方合成一个与髌骨相关节的部分，称为髌面。两髁侧面的上方有粗糙的隆起，分别称为内上髁和外上髁，是下肢的骨性标志。

股骨体后方有纵行的骨嵴，称为粗线；向上外延续为粗糙的突起，称为臀肌粗隆。

3.髌骨（patella） 位于膝关节的前方，包藏于股四头肌腱中，参与膝关节构成（图 3-27）。

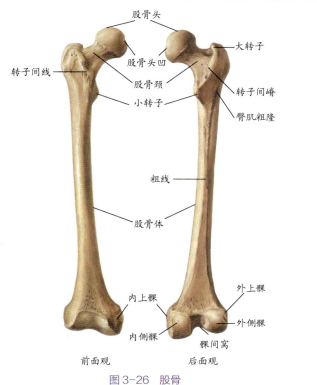

图 3-26 股骨

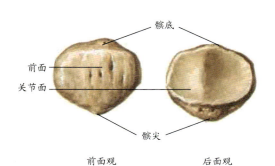

图 3-27 髌骨

股骨

4.胫骨（tibia） 位于小腿内侧，与腓骨共同组成小腿骨（图 3-28）。

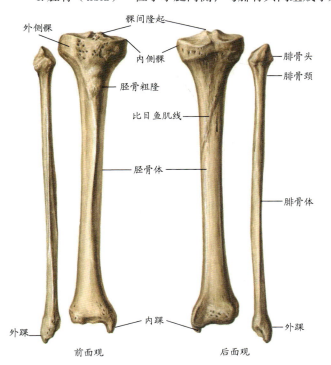

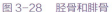

图 3-28 胫骨和腓骨

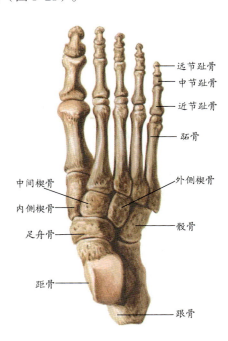

图 3-29 足骨（上面观）

胫骨

胫骨分两端和一体。胫骨上端膨大，向内侧和外侧突出的部分称为内侧髁和外侧髁，每髁上面有微凹的关节面，与股骨相关节，两髁之间有向上的隆起，称为髁间隆起。上端与体相连处的前面有一粗糙的隆起，称为胫骨粗隆。外侧髁的后下面有腓关节面。

胫骨下端稍膨大，下面有关节面，内侧向内下有一突起称为内踝，是重要的体表标志。下端外侧有腓切迹，与腓骨相连。

胫骨体为三棱柱状。

5.腓骨（fibula）　位于小腿外侧偏后方，分两端和一体。上端稍膨大，称为腓骨头，是下肢的重要骨性标志，它与胫骨相关节，不参与膝关节，故不负重。下端膨大呈三角形，称为外踝，也是下肢的骨性标志。

胫骨、腓骨下端均参与踝关节的构成。

6.足骨　包括7块跗骨、5根跖骨和14根趾骨（图3-29）。

（1）跗骨（tarsal bone）：近侧列有距骨和其下方的跟骨。远侧列由内侧向外侧依次为内侧、中间、外侧楔骨和骰骨，在距骨和三块楔骨之间有一块舟骨。距骨与小腿骨下端构成距小腿关节。

（2）跖骨（metatarsal bone）：由内向外依次为第1～5跖骨，每块跖骨可分底、体、头三部。

（3）趾骨（phalange of toe）：除跗趾两节外，其余四趾都为三节趾骨，分别为近节趾骨、中节趾骨和远节趾骨，每节趾骨分底、体、头三部分。

（二）下肢骨的连结

1.骶髂关节（sacroiliac joint）　由骶骨和髂骨的耳状面连结而成，几乎不能运动。在骶髂关节的后下方，有两条骨盆的固有韧带：从骶骨和尾骨外侧缘连至坐骨结节的称为骶结节韧带；从骶、尾骨外缘连至坐骨棘的称为骶棘韧带。以上两韧带与坐骨大、小切迹分别围成坐骨大孔和坐骨小孔，有血管、神经通过（图3-30）。此外，髋骨的闭孔也被纤维组织的闭孔膜封闭，仅上部留有供血管、神经穿过的闭膜管。

骨盆的韧带

骨盆的径线

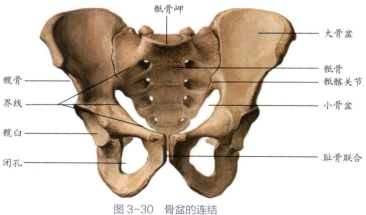

图3-30　骨盆的连结

2.耻骨联合（pubic symphysis）　由两侧耻骨联合面借纤维软骨构成的耻骨间盘连结而成，孕妇在分娩时耻骨联合可轻度分离，以利胎儿娩出。

3.骨盆（pelvis）　由骶骨、尾骨和左右髋骨以及其间的骨连结构成，具有承托、保护盆腔脏器和传导重力的作用（图3-31）。

骨盆由界线分为大骨盆和小骨盆。界线是由骶骨岬经两侧的弓状线、耻骨梳、耻骨结节至耻骨联合上缘连成的环形线。界线以上为大骨盆，以下为小骨盆。小骨盆有上、下两口，上口由界线围成，下口高低不平，略呈菱形，由尾骨尖、骶结节韧带、坐骨结节、坐骨支、耻骨下支和耻骨联合下缘共同围成。两侧的坐骨支、耻骨下支和耻骨联合下缘所成的夹角称为耻骨下角。骨盆上、下口之间的腔称为骨盆腔。

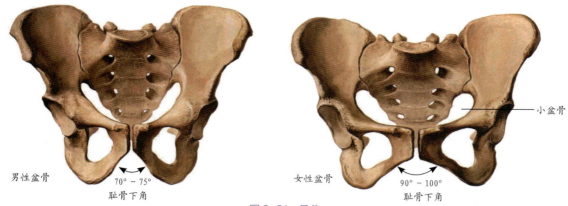

男性盆骨　70°~75°　耻骨下角

女性盆骨　90°~100°　耻骨下角　小盆骨

图 3-31　骨盆

从青春期开始，骨盆出现性别差异（图 3-31）。女性骨盆的形态特点与妊娠和分娩功能有密切关系。两性骨盆主要差别见表 3-1。

表 3-1　骨盆的性别差异

比较项	男性	女性
骨盆形状	窄而长	宽而短
小骨盆上口	心形	椭圆形
小骨盆下口	较狭小	较宽大
骨盆腔	高而窄，呈漏斗形	短而宽，呈圆桶形
骶骨	狭长，曲度大	宽短，曲度小
骶骨岬	前突明显	前突不明显
耻骨下角	70°~75°	90°~100°

4. 髋关节（hip joint）　由髋臼和股骨头构成（图 3-32）。

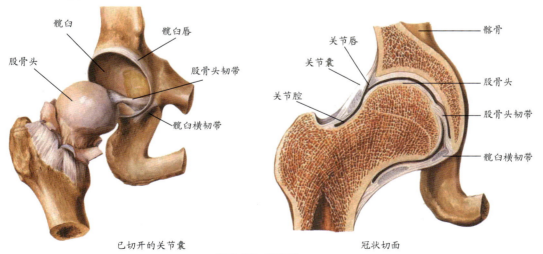

髋臼　髋臼唇　股骨头韧带　股骨头　髋臼横韧带

髂骨　关节唇　关节囊　关节腔　股骨头　股骨头韧带　髋臼横韧带

已切开的关节囊　　冠状切面

图 3-32　髋关节

髋关节的特点：髋臼的周缘有肥厚的髋臼唇，以增加髋臼的深度，使股骨头几乎全部纳入髋臼内，增加关节的稳固性。髋臼切迹处有髋臼横韧带架其上，股骨头韧带由此起始，止于股骨头凹，其内有营养血管入股骨头。关节囊紧张而坚韧，上端附着于髋臼周缘，下端附着于股骨颈，股骨颈前面全包在关节囊内，股骨颈后面的外1/3却露在囊外，所以临床上的股骨颈骨折，可分囊内骨折和囊外骨折，关节囊壁有韧带加强，其中以前面的髂股韧带最为强厚，该韧带向上附着于髂前下棘，向下呈扇形展开附着于转子间线，可防止髋关节过度后伸，对维持人体直立姿势起重要作用，关节囊后下方较薄弱，所以股骨头容易向下方脱位。

髋关节可做屈、伸、内收、外展、旋内、旋外和环转运动。

5.膝关节（knee joint） 由股骨下端、胫骨上端以及髌骨构成（图3-33）。

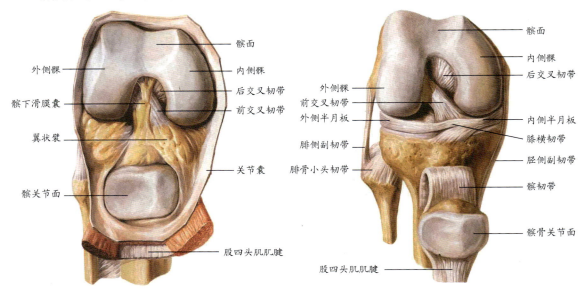

图3-33 膝关节（半屈位）

膝关节是人体最大、结构最为复杂的关节。其关节囊宽阔而松弛，囊的前壁自上而下有股四头肌腱、髌骨和髌韧带加强，两侧分别有胫侧副韧带和腓侧副韧带加强。在膝关节囊内（图3-34），有前、后交叉韧带连在股骨与胫骨之间，前、后交叉韧带十分强韧，牢固地将股骨、胫骨连在一起，并防止胫骨向前、后移位。

膝关节囊内有两个纤维软骨板，称为半月板。内侧半月板较大，呈"C"字形；外侧半月板较小，近"O"形，半月板周缘厚而内缘薄，下面平、上面凹。半月板不仅增加了关节窝的深度，有利于关节的稳固，还可缓冲压力，吸收震荡，增加关节的灵活性。

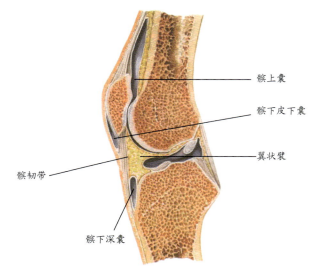

图3-34 膝关节的囊内结构

🖱 知识拓展

半月板损伤

　　由于半月板可随膝关节运动而移位，因此在急剧强力运动时可造成损伤。如踢足球时，急剧伸小腿并做强力旋转时，已移位的半月板尚未及时前移，即被上、下关节面挤压，造成半月板挤伤或破裂。

　　膝关节主要做屈、伸运动，当膝关节处于半屈位时，还可做轻度的旋内和旋外运动。

　　6.小腿骨的连结　包括上端由胫骨的腓关节面和腓骨头构成的胫腓关节，小腿骨间膜和下端胫、腓骨之间的胫腓韧带联合。

　　7.足骨连结　包括距小腿关节、跗骨间关节、跗跖关节、跖趾关节以及足趾间关节（图3-35）。其中的距小腿关节（talocrural joint）（又名踝关节）由胫、腓骨下端和距骨滑车构成。关节囊前后松弛，两侧有韧带加强。由于外侧韧带较薄弱，所以当足猛然过度内翻时，易发生扭伤（图3-35）。

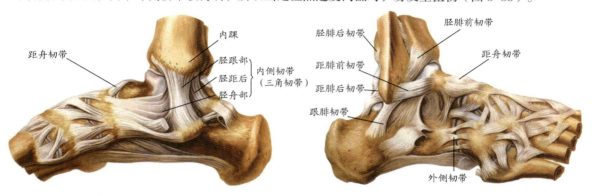

图3-35　足骨连结

　　距小腿关节为单轴关节，能做屈、伸运动，其中脚尖向上为伸位，亦称背屈；反之，脚尖向下为屈位，亦称跖屈。此外在踝关节跖屈时，还可做轻度的侧方运动。

🖱 知识拓展

足弓

　　由跗骨、跖骨以及足底的韧带和肌腱共同组成一个凸向上方的弓形，称为足弓（arch of foot），见图3-36。足弓可分为纵弓和横弓两部分。足弓可使重力从踝关节经距骨向前、后分散到跖骨头和跟骨，从而保证人体直立时足底呈三角架着地支撑的稳定性，且具有弹性，可缓冲行走跳跃时的震荡，同时还可保护足底血管、神经免受压迫。足弓的维持，除靠各骨间的连结和足底的韧带、肌肉外，还靠从小腿到足底的长肌腱的张力。当这些结构先天发育不良或受到损伤时，足弓便会塌陷，而形成扁平足。

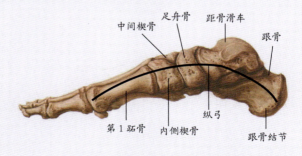

图3-36　足弓

第四节　颅骨及其连结

 预习任务

1. 简述颅骨主要孔裂的名称、位置，以及通过的结构。
2. 说出颞下颌关节的组成、特点及运动。
3. 简述颅前面观和侧面观的主要结构。
4. 简述新生儿颅的特点及出生后的变化。

一、颅骨

颅（skull）由 23 块颅骨构成（颞骨内的三对听小骨未计入）。除下颌骨和舌骨外，其余部分连成一个整体。颅可分为脑颅和面颅两部分（图 3-37）。

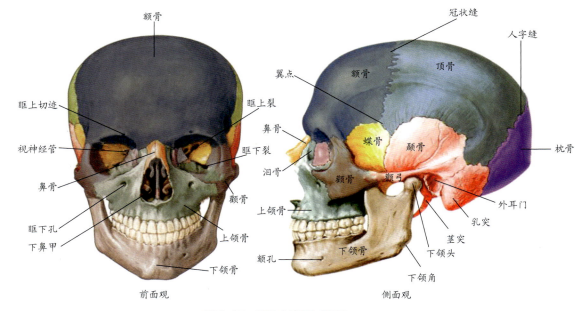

图 3-37　颅骨（前面和侧面）

（一）脑颅骨

脑颅骨共 8 块，其中单一的有额骨、筛骨、蝶骨和枕骨，成对的有颞骨和顶骨。脑颅骨主要构成颅腔，颅腔的顶部从前往后由额骨、顶骨和枕骨构成；颅腔的底由前方的额骨和筛骨、中部的蝶骨和颞骨以及后方的枕骨构成。

脑颅骨中，颞骨、筛骨和蝶骨的形态较为复杂。

1. 颞骨（temporal bone）（图 3-38）　位于颅两侧，成对，形状不规则，以外耳门为中心分鳞部、鼓部、岩部和乳突部四部分。鳞部为位于外耳门前上方的鳞状骨片，其外侧面有伸向前的颧突。鼓部

颅骨彩色整体

为围在外耳道前下壁的卷曲骨片。自颞骨内侧面向前内方伸出的三棱锥形骨突为岩部（锥体），岩部内包藏位听觉感受器。乳突部位于外耳门后方，其向后下方的突起称为乳突。

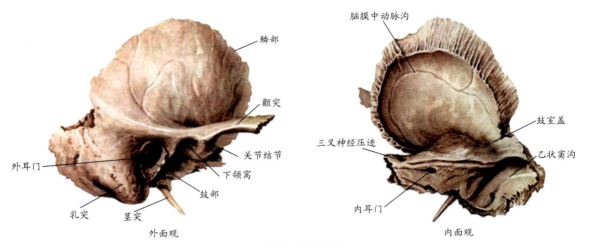

图 3-38 颞骨

2. 蝶骨（sphenoid bone）（图 3-39）　位于颅底中央，形如展翅的蝴蝶，分蝶骨体、大翼、小翼和翼突 4 部。蝶骨体居中央，体内有一对空腔，称为蝶窦。体上面呈马鞍形，称为蝶鞍。从体的前上方发出一对三角形小翼，向两侧伸出一对宽大的大翼。在体与大翼结合处向下伸出一对翼突，每侧翼突由内侧板和外侧板构成，两板前缘相连。

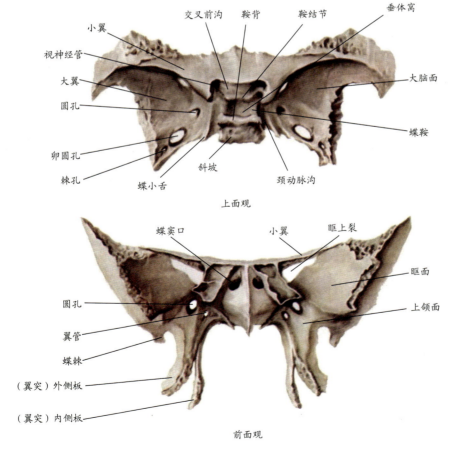

图 3-39 蝶骨

颞骨

蝶骨

3.筛骨（ethmoid bone）（图 3-40） 位于颅底前部，两眶之间。在额状切面上呈"巾"字形，由筛板、垂直板和两侧的筛骨迷路组成。筛板呈水平位，分隔颅腔与鼻腔，板上有许多筛孔。垂直板居正中矢状位，构成鼻中隔的上部。筛骨迷路位于垂直板的两侧，迷路由很薄的骨片围成，内含许多蜂窝状的含气小腔，称为筛窦。迷路内侧壁有两个卷曲的骨片，称为上鼻甲和中鼻甲。迷路外侧壁参与构成眶的内侧壁。

筛骨

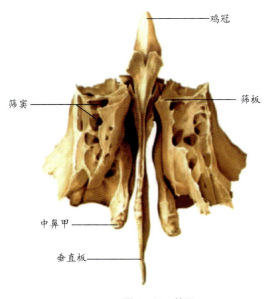

图 3-40 筛骨

（二）面颅骨

面颅骨共 15 块，成对的有上颌骨、腭骨、颧骨、鼻骨、泪骨和下鼻甲；不成对的有犁骨、下颌骨和舌骨。面颅骨围成骨性眶、鼻腔和口腔（图 3-37）。

1.下颌骨（mandible） 呈马蹄铁形，分一体两支。下颌体为弓状，有上、下两缘及内、外两面。下缘称为下颌底，上缘称为牙槽弓，有容纳下牙根的牙槽。外面中央有颏隆凸，其两旁正对第 2 前磨牙处有颏孔。体后面的正中有颏棘，其后下部有一三角形的浅窝，称为下颌下腺凹。下颌支是自体的后方向上突出的方形骨板，其后缘与下颌底相交处为下颌角。下颌角外面有咬肌粗隆，内面有翼肌粗隆。下颌支内面中央有下颌孔，向下通入下颌管，开口于颏孔。支的上缘有两个突起，前方尖锐的称为冠突，后方粗钝的称为髁突，两突之间的凹陷称为下颌切迹。髁突上端的膨大为下颌头，与颞骨下颌窝相关节，头下方缩细处为下颌颈（图 3-41）。

下颌骨

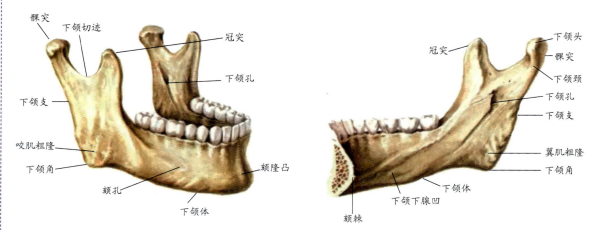

图 3-41 下颌骨

2. 舌骨（hyoid bone）　位于下颌骨的下后方，为蹄铁形的小骨（图 3-42）。

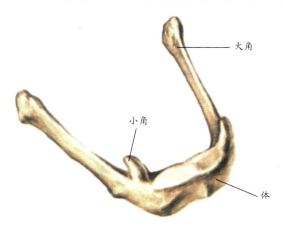

大角

小角

体

图 3-42　舌骨

（三）颅的整体观

1. 颅顶面观　颅顶又称颅盖。额骨与顶骨之间有冠状缝。左、右两顶骨之间有矢状缝。顶骨与枕骨之间有人字缝。

2. 颅的侧面观（图 3-37）　颅侧面中部有外耳门，向内通外耳道，自外耳门向前有一弓状骨梁，称为颧弓。颧弓上方的凹陷称为颞窝。窝内额骨、顶骨、颞骨和蝶骨相交于翼点，此处常构成 H 形的缝，为一薄弱区域。中医的"太阳穴"位于此处。颞窝的下方（以颧弓为界）为颞下窝，窝内容纳咀嚼肌和血管神经等。窝内有三角形的裂隙，其深部称为翼腭窝，此窝可通鼻腔、眶、口腔和颅腔。

3. 颅的前面观　颅的前面主要有容纳视器的眶和构成鼻的骨性鼻腔。

（1）眶：一对四棱锥形的腔，分一尖、一底和四壁。尖朝向后内，有视神经管与颅中窝相通。底向前开放，称为眶口，其上、下缘分别称为眶上缘和眶下缘。在眶上缘的内、中 1/3 交界处有眶上切迹（或眶上孔）。眶下缘中点的下方约 1 cm 处有眶下孔。四壁：上壁与颅前窝相邻，其前外侧部有泪腺窝容纳泪腺；内侧壁最薄，与筛窦和鼻腔相邻，其前下有一长圆形的窝，称为泪囊窝，此窝向下经鼻泪管通鼻腔；下壁是上颌骨体的上面，可见眶下沟，此沟向前经眶下管开口于眶下孔，此壁下方为上颌窦；外侧壁为最厚的壁。眶上、外壁交界处的后份有眶上裂，通颅中窝；下、外壁交界处后份有眶下裂，通翼腭窝和颞下窝（图 3-43）。

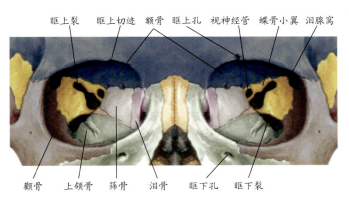

眶上裂　眶上切迹　额骨　眶上孔　视神经管　蝶骨小翼　泪腺窝

颧骨　上颌骨　筛骨　泪骨　眶下孔　眶下裂

图 3-43　眶

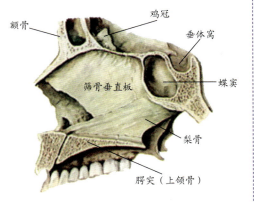

额骨　鸡冠

垂体窝

筛骨垂直板

蝶窦

犁骨

腭突（上颌骨）

图 3-44　骨性鼻中隔

眶

（2）骨性鼻腔：位于面颅中央，前方的开口称为梨状孔，后方为成对的鼻后孔。鼻腔的正中有一矢状位的垂直骨板，分隔鼻腔为左右两半，称为骨性鼻中隔（图3-44），由筛骨的垂直板和犁骨构成。鼻腔顶主要由筛板构成，与颅前窝相邻。底即口腔的顶，由骨腭分隔。鼻腔的外侧壁较为复杂，自上而下有三个向下卷曲的骨片，即上鼻甲、中鼻甲和下鼻甲。每一鼻甲的下方形成一鼻道，称为上、中、下鼻道。

在鼻腔周围的颅骨内，与鼻腔相通的含气空腔，总称为鼻旁窦。鼻旁窦包括额窦、筛窦、蝶窦和上颌窦。它们分别位于同名的颅骨内。额窦：在鼻腔的前上方，左右各一；筛窦：在鼻腔外侧壁的上部，由许多薄壁的泡状小房构成，按其位置可分为前、中、后三群，但各群之间无明显的界线；蝶窦：在鼻腔的后上方，由纵隔分为左、右两半；上颌窦：位于鼻腔的外侧，容积最大，其下壁伸入牙槽弓，故上颌牙的病变有时可波及上颌窦（图3-45、图3-46）。

颅骨
（示额窦、上颌窦、筛窦、蝶窦）

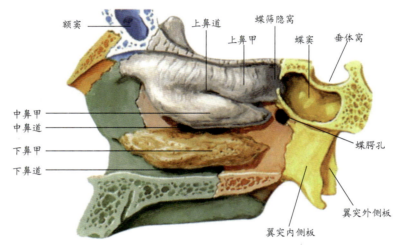

图 3-45 鼻腔外侧壁

骨性鼻腔

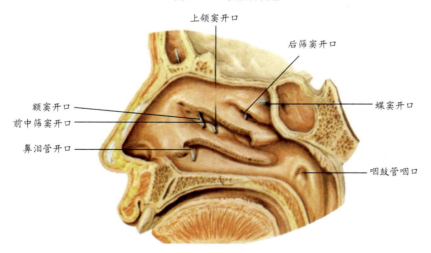

图 3-46 鼻旁窦

4. 颅底内面观　颅底内面高低不平，与脑底面的形态相适应，由前向后形成阶梯状的颅前窝、颅中窝和颅后窝，以颅后窝最低（图3-47）。

（1）颅前窝：位置最高，容纳大脑额叶，内有筛板和筛孔等结构。

（2）颅中窝：中间部分是蝶鞍，其中央凹陷为垂体窝，窝前方为前交叉沟，两侧为视神经管，通眶。蝶鞍两侧各有一颈动脉沟，沟后端有孔称为破裂孔，在孔上向后续于颈动脉管内口。两侧部低凹，由前内向后外依次有眶上裂、圆孔、卵圆孔和棘孔。

（3）颅后窝：位置最低，容纳小脑及脑干。中央部有枕骨大孔，为延髓和脊髓相接处。孔的前外缘有舌下神经管。孔的外侧有一形态不规则的大孔，即颈静脉孔，自颈静脉孔处向后延续为乙状窦沟和横窦沟。颞骨岩部后面的中央有内耳门通入内耳道。

5.颅底外面观（图3-48） 颅底外面的前部主要是牙槽弓和骨腭。骨腭由上颌骨的腭突与腭骨水平板构成，其前端有切牙孔，通入切牙管。近后缘两侧有腭大孔。后部的中央是枕骨大孔，孔前外侧为枕骨髁。髁的外侧有相互邻近的舌下神经管外口、颈静脉孔和颈动脉管外口。颈静脉孔的外侧有细长的茎突，其后外为乳突，茎突和乳突之间有茎乳孔，有面神经通过。乳突的前方有下颌窝，窝前为关节结节，向外延伸为颧弓。自关节结节向内，可见卵圆孔和棘孔。自枕骨大孔向后，可见枕骨外面中央的枕外隆凸。

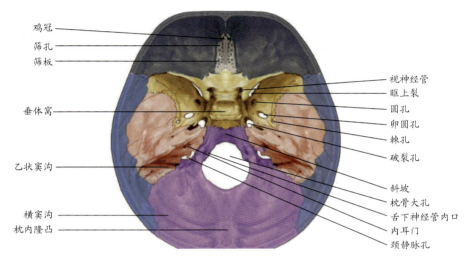

图3-47 颅底内面观

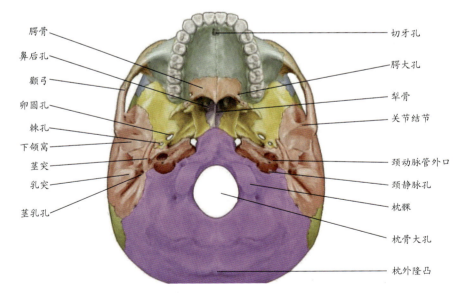

图3-48 颅底外面观

颅底内、外面观

（四）新生儿颅骨特征及出生后变化

新生儿颅骨的高度与身长相比，占比相对较大，约占1/4，而成年人颅骨占身长1/7。

新生儿颅骨未发育完全，骨与骨之间有一定的间隙，在颅顶多骨相接处仍保留一定面积的结缔组织膜，称为囟。最大的囟在矢状缝的前端，呈菱形，称为前囟（额囟）。矢状缝后端有三角形的后囟（枕囟）（图 3-49）。前囟在一岁半左右逐渐闭合，后囟则在出生后不久即闭合。临床上常把囟作为婴儿发育的标志和颅内压变化观测的窗口。

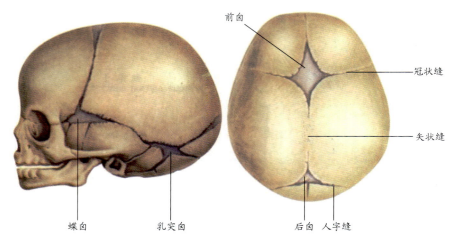

图 3-49 新生儿颅骨

二、颅骨的连结

各颅骨之间，大多数为直接连结，唯有下颌骨与颞骨之间形成关节，即颞下颌关节。

颞下颌关节（temporomandibular joint）亦称下颌关节，由下颌骨的下颌头与颞骨下颌窝以及关节结节构成。关节囊前部松弛而薄弱，后部较厚，外侧有韧带加强。关节囊内有关节盘，可使下颌骨做上提、下降、前进、后退以及侧方运动等各种动作。由于关节囊前方薄弱松弛，所以在张口过大时，下颌头向前可滑到关节结节的前方，造成下颌关节前脱位（图 3-50）。

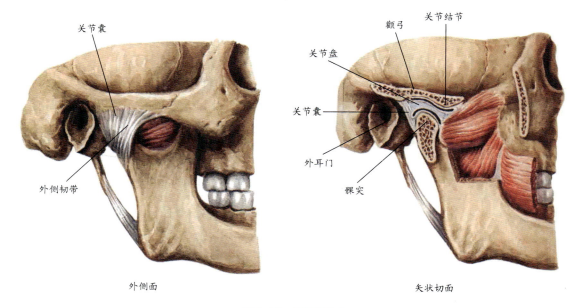

外侧面   矢状切面

图 3-50 颞下颌关节

第五节　肌学

预习任务

1. 说出骨骼肌起、止点的定义。
2. 说出全身主要肌的位置、形态、起止及作用。
3. 肌的辅助装置有哪些？其作用分别是什么？
4. 简述肌的配布原则。

一、概述

根据肌（muscle）的位置、结构和功能不同，可将其分为平滑肌、心肌和骨骼肌三类。运动系统所描述的肌均属骨骼肌，又称为随意肌。少数骨骼肌附着于皮肤，称为皮肌，如面部的表情肌等。

骨骼肌约600余块，占体重的40%，一块肌可视为一个器官。

（一）肌的形态和构造

肌的形态多种多样，按其外形大致可分为长肌、短肌、阔肌和轮匝肌四种（图3-51）。长肌多分布于四肢，收缩时能产生较大的运动幅度。短肌多见于躯干深层，收缩时运动幅度较小。阔肌宽扁呈片状，多分布于胸腹壁，除运动功能外，还有保护内脏的功能。轮匝肌呈环形，位于孔裂周围，收缩时使孔裂关闭。

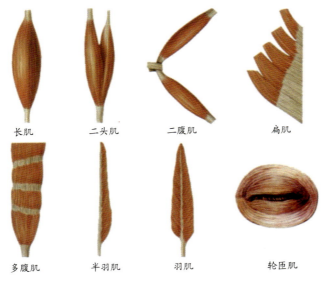

长肌	二头肌	二腹肌	扁肌
多腹肌	半羽肌	羽肌	轮匝肌

图3-51　肌的形态

骨骼肌由肌腹和肌腱两部分组成。肌腹是中间的肌性部分，主要由肌纤维构成，色红、柔软，具有一定的收缩和舒张功能。肌腱为两端的腱性部分，主要由平行的胶原纤维束形成，无收缩能力，但能抵抗很大的拉力。长肌的肌腱呈扁条状，亦称腱索。阔肌的肌腱呈薄片状，称为腱膜。

1.斜方肌（trapezius） 位于项、背部的浅层，一侧呈三角形，两侧合起来呈斜方形。斜方肌起自枕骨、项韧带和全部胸椎的棘突，上部肌纤维斜向外下，下部肌纤维斜向外上，中部横行，会聚止于锁骨的外侧1/3部分、肩峰和肩胛冈。斜方肌收缩时使肩胛骨向脊柱靠拢，上部肌束可上提肩胛骨，下部肌束则作用相反。肩胛骨固定不动时，斜方肌收缩可仰头。

2.背阔肌（latissimus dorsi） 为全身最大的阔肌，位于背下部和胸壁后外侧。背阔肌起自第6胸椎以下的全部棘突、骶正中嵴和髂嵴后份，肌束向外上集中，止于肱骨小结节嵴，收缩时使臂内收、旋内和后伸，如背手姿势。

3.竖脊肌（erector spinae） 又称骶棘肌，位于背部深层脊柱两侧的纵沟内，为两条强大的纵行肌柱。竖脊肌起自骶骨背面和髂嵴的后份，向上分出多条肌束分别止于椎骨、肋骨，上端达颞骨乳突。它收缩时使脊柱后伸和仰头，是维持人体直立的重要肌肉。

4.胸腰筋膜 包绕竖脊肌，形成该肌的鞘，分前（深）、后（浅）两层，后层在腰部显著增厚，并与背阔肌筋膜紧密结合。

（二）胸肌

胸肌一部分起自胸廓，止于上肢骨，称为胸上肢肌，收缩时使上肢运动；另一部分起、止均在胸廓上，称为胸固有肌（图3-55）。

1.胸上肢肌

（1）胸大肌（pectoralis major）：位于胸前壁的浅层，呈扇形，起自锁骨内侧半、胸骨和第1～6肋软骨，肌束向外侧集中，止于肱骨大结节嵴。收缩时使肩关节内收、旋内和前屈，如上肢固定时可上提躯干，还可提肋，助吸气。

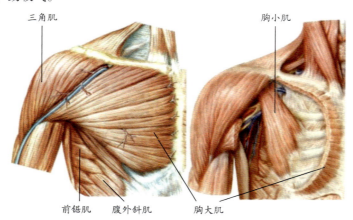

图3-55 胸上肢肌

（2）胸小肌（pectoralis minor，图3-55）：位于胸大肌深面，呈三角形，起自第3～5肋，止于肩胛骨喙突，可牵拉肩胛骨向前下方。

（3）前锯肌（serratus anterior，图3-55）：位于胸廓外侧壁，以数个肌齿起自第1～8（9）肋骨，肌束斜向后内上，止于肩胛骨内侧缘，收缩时可拉肩胛骨向前，下部肌束拉肩胛骨下角外旋，助臂上举；当肩胛骨固定时，可上提肋骨助吸气。

2.胸固有肌

（1）肋间外肌（intercostales externi）：位于肋间隙的浅层，起自上位肋骨下缘，肌纤维斜向前下，止于下位肋骨上缘。在肋软骨间隙处，移行为结缔组织膜，称为肋间外膜；收缩可上提肋，助吸气。

（2）肋间内肌（intercostales interni）：位于肋间外肌的深面，起自下位肋骨上缘，肌纤维方向与肋间外肌交叉，斜向前上方，止于上位肋骨下缘，后部肌纤维自肋角以后消失，被肋间内膜代替；收缩可降肋，助呼气。

（三）膈

膈（diaphragm）为分隔胸、腹腔的一块阔肌，向上膨隆呈穹窿状（图3-56）。其周围部分为肌性部，附于胸廓下口及其附近的骨面；中央部为腱膜，称为中心腱。

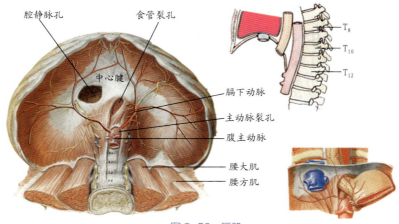

膈肌

膈肌的位置

图 3-56　膈肌

膈有三个裂孔：位于第12胸椎体前方左、右膈脚之间的主动脉裂孔，有主动脉和胸导管通过；位于主动脉裂孔左前方，约平第10胸椎的食管裂孔，通过食管和迷走神经；位于食管裂孔右前上方的中心腱上，约平第8胸椎的腔静脉孔，有下腔静脉通过。

膈是主要的呼吸肌，收缩时膈穹窿下降，胸腔容积扩大，以助吸气；舒张时膈穹窿上升恢复原位，胸腔容积减小，以助呼气。膈与腹肌同时收缩，能增加腹压，协助排便、呕吐及分娩等活动。

（四）腹肌

腹肌参与组成腹壁，上附着于胸廓，下附着于骨盆，可分为前外侧群和后群。前者包括腹外斜肌、腹内斜肌、腹横肌和腹直肌等（图3-57）；后者包括腰大肌和腰方肌。腹肌可增加腹压以协助排便、分娩、呕吐等，还可降肋助呼气，并能使脊柱前屈、侧屈和旋转。

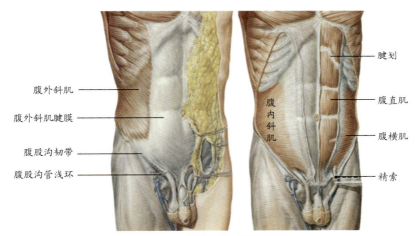

图 3-57　腹肌

1. 腹直肌（rectus abdominis）　位于腹前壁正中线的两旁，为上宽下窄的一对带状肌，居腹直肌鞘中，起自耻骨联合与耻骨嵴，向上止于剑突和第5～7肋软骨。肌纤维上有3～4条横行的腱性结构，称为腱划。

2. 腹外斜肌（obliquus externus abdominis）　位于腹前外侧壁的最浅层，起端呈锯齿状，起自下8位肋骨的外面，肌束斜向前下方，靠近腹直肌外缘移行为腱膜，参与构成腹直肌鞘的前层，终于腹前正中的白线。

腹外斜肌腱膜下缘增厚卷曲，连于髂前上棘和耻骨结节之间，构成腹股沟韧带（inguinal ligament）。在腹股沟韧带内侧端上方，腹外斜肌腱膜上有一个三角形裂口，为腹股沟管浅（皮下）环（superficial inguinal ring）（图 3-58）。

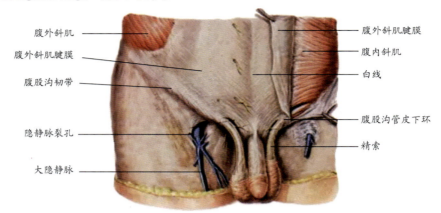

左侧标注（从上到下）：腹外斜肌、腹外斜肌腱膜、腹股沟韧带、隐静脉裂孔、大隐静脉

右侧标注（从上到下）：腹外斜肌腱膜、腹内斜肌、白线、腹股沟管皮下环、精索

图 3-58　腹外斜肌腱膜及其形成物

3.腹内斜肌（obliquus internus abdominis）　位于腹外斜肌深面，起自胸腰筋膜、髂嵴和腹股沟韧带外侧半，肌束呈扇形展开。肌束至腹直肌外侧移行为腱膜，并分为前后两层，包绕腹直肌，终于白线；下部肌束作凸向上的弓形，跨过男性的精索或女性的子宫圆韧带后，延为腱膜，与腹横肌腱膜会合形成腹股沟镰（inguinal falx）或称联合腱（conjoined tendon），止于耻骨梳。男性腹内斜肌最下部发出一些细散的肌束，向下包绕精索和睾丸，称为提睾肌（cremaster），收缩时可上提睾丸。

4.腹横肌（transversus abdominis）　是位于腹内斜肌深面的一阔肌，较薄弱，起自下位 6 个肋骨、胸腰筋膜、髂嵴和腹股沟韧带外侧 1/3，肌束横行向前延为腱膜，经腹直肌后面，参与组成腹直肌鞘的后层，终于白线。腹横肌最下部肌束亦作弓形跨过精索（或子宫圆韧带）与腹内斜肌会合共同构成腹股沟镰，并且也参与构成提睾肌。

5.腰方肌　位于腹后壁腰椎两侧，起自髂嵴，止于第 12 肋和第 1~4 腰椎横突，单侧收缩可使脊柱侧屈。

6.腹部的局部结构

（1）腹直肌鞘（sheath of rectus abdominis）：由腹前外侧壁三层阔肌的腱膜包裹腹直肌而成。鞘分前、后两层，前层由腹外斜肌腱膜与腹内斜肌腱膜的前层结合而成；后层由腹内斜肌腱膜的后层与腹横肌腱膜结合而成；但在脐下 4~5 cm 以下没有后层，因为三层阔肌的腱膜全部组成鞘的前层。此处后层的下缘游离，称为弓状线（半环线），此线以下腹直肌后面直接与腹横筋膜相贴（图 3-59）。

（2）白线（linea alba）：由两侧的腹直肌鞘纤维彼此交织而成，上方附于剑突，下方附于耻骨联合。白线上宽下窄，坚韧而少血管，有时作为腹部手术切口。

（3）腹股沟管（inguinal canal）：位于腹股沟韧带内侧半的上方，为腹前壁三层阔肌之间的一条斜行的裂隙，长 4~5 cm，男性的精索或女性的子宫圆韧带由此通过。

腹股沟管有两口、四壁：内口称为腹股沟管深环（腹环），位于腹股沟韧带中点上方约一横指处；外口为腹股沟管浅环（皮下环）；管的前壁主要是腹外斜肌腱膜；管的后壁为腹横筋膜和腹股沟镰；上壁为腹内肌和腹横肌的弓状下缘；下壁为腹股沟韧带。腹股沟管是腹壁的薄弱区，是腹股沟管斜疝的好发部位（图 3-60）。

7.腹部筋膜

（1）浅筋膜：腹上部为一层，腹下部分为浅、深两层。浅层厚，富含脂肪组织，称 Camper 筋膜；深层薄，为膜性层，称 Scarpa 筋膜。

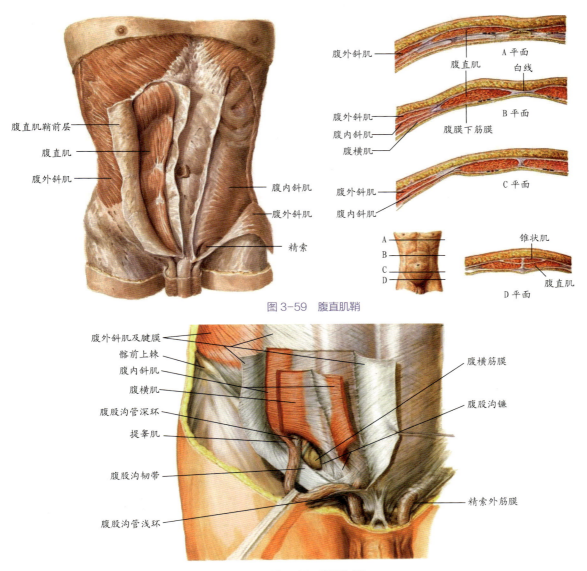

图 3-59 腹直肌鞘

图 3-60 腹股沟管

（2）深筋膜：可分为数层，分别覆盖在腹壁各肌的表面和深面。腹横肌内面有一层广阔的腹横筋膜，它与膈下筋膜、髂腰筋膜和盆筋膜相延续，这些筋膜构成腹壁的内层，统称为腹内筋膜。

（五）盆底肌

盆底肌位于小骨盆下口附近，数目较多，主要包括肛提肌、会阴深横肌和尿道括约肌等。

1. 肛提肌（levator ani muscle） 呈漏斗形，封闭小骨盆下口大部分，起自骨盆腔的前外侧面，肌束走向内后，止于直肠壁、阴道壁和尾骨尖。肛提肌有承托脏器，并协助肛门括约肌紧缩阴道、肛门的作用。

肛提肌及其上、下的筋膜共同构成盆膈，其中部有直肠通过（图 3-61）。

2. 会阴深横肌（deep transverse muscle of perineum） 位于盆膈前部的下方，肌束横行附于两侧的坐骨支。

3. 尿道括约肌（sphincter of urethra） 位于会阴深横肌的前部，环绕在尿道周围，在女性环绕尿道和阴道，亦称尿道阴道括约肌。

会阴深横肌和尿道括约肌及它们上、下的筋膜共同构成尿生殖膈，男性有尿道，女性有尿道和阴道通过。

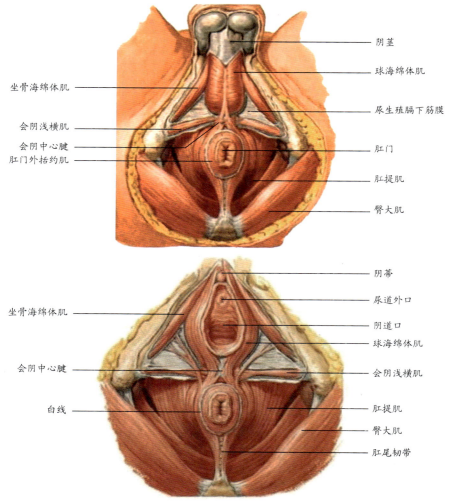

坐骨海绵体肌

会阴浅横肌
会阴中心腱
肛门外括约肌

阴茎
球海绵体肌
尿生殖膈下筋膜
肛门
肛提肌
臀大肌

坐骨海绵体肌

会阴中心腱

白线

阴蒂
尿道外口
阴道口
球海绵体肌
会阴浅横肌
肛提肌
臀大肌
肛尾韧带

图 3-61　盆底肌

三、头颈肌

头颈肌包括头肌和颈肌，分别位于头面部和颈部。

（一）头肌

头肌分为面肌（facial muscles）和咀嚼肌（muscles of mastication）两部分（图 3-62）。

1. 面肌　为扁薄的皮肌，位置表浅，大多起自颅骨，止于面部皮肤，主要分布在面部孔裂周围，有环形肌和辐射状肌两种，收缩时使孔裂闭合或开大，同时牵动皮肤，显示各种不同的表情。面肌主要有颅顶肌（枕额肌）、眼轮匝肌、口轮匝肌和颊肌等。其中颅顶肌阔而薄，左右各有一块枕额肌，肌腹分别位于额部和枕部皮下，称为额腹和枕腹，两肌腹由中间的帽状腱膜连结。额腹收缩提睑扬眉，形成额纹；枕腹收缩牵拉帽状腱膜。

2. 咀嚼肌　是运动颞下颌关节的肌肉，具有咀嚼运动功能，包括咬肌、颞肌、翼内肌和翼外肌。其中咬肌（masseter）起自颧弓，止于下颌支和下颌角的外面的咬肌粗隆。咬肌、颞肌和翼内肌均可上提下颌骨，使牙咬合；翼外肌两侧收缩，使下颌前伸；翼外肌单侧收缩，可使下颌骨向侧方运动；两侧翼内、外肌交替收缩，使下颌骨向左、右移动，做研磨动作。

（二）颈肌

颈肌分浅、深两群。

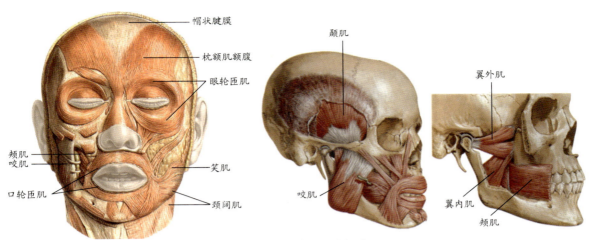

图 3-62 头肌（前面和侧面）

1. 浅群

（1）颈阔肌（图 3-63）：位于颈部浅筋膜中，为皮肌，收缩时紧张颈部皮肤和拉口角向下。

（2）胸锁乳突肌（sternocleidomastoid，图 3-63）：斜列于颈部两侧，起自胸骨柄和锁骨内侧端，止于颞骨乳突，一侧收缩使头偏向同侧，颜面转向对侧，两侧同时收缩使头后仰。

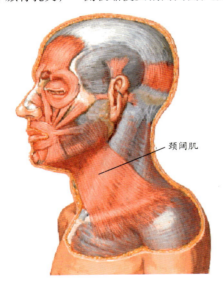

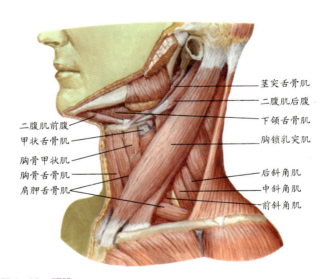

图 3-63 颈肌

2. 深群 深群主要有前斜角肌、中斜角肌和后斜角肌（图 3-64），均起自颈椎横突，前、中斜角肌止于第 1 肋，后斜角肌止于第 2 肋。前、中斜角肌与第 1 肋围成的三角形的间隙，称为斜角肌间隙，有锁骨下动脉和臂丛通过。

四、四肢肌

（一）上肢肌

上肢肌按部位分肩肌、臂肌、前臂肌和

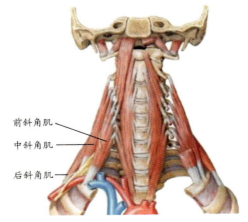

图 3-64 颈深肌群

（1）外侧群：位于手掌外侧，形成隆起的鱼际（thenar），有4块肌，分两层，分别是拇短展肌、拇短屈肌、拇指对掌肌和拇收肌。作用同名称。

（2）内侧群：位于手掌的内侧，也形成一个隆起叫小鱼际，有3块肌，分别是小指展肌、小指短屈肌和小指对掌肌。作用同名称。

（3）中间群：位于掌心，有11块肌，包括4块蚓状肌和7块骨间肌，后者又分3块骨间掌侧肌和4块骨间背侧肌。

5.上肢的局部结构

（1）腋窝（axillary cavity）：位于胸外侧壁与臂上部之间，是一个四棱锥形的腔隙。腋窝内有血管、神经和淋巴结等。

（2）肘窝（cubital fossa）：位于肘关节前方三角形浅窝，窝内有血管、神经和肱二头肌腱等（图3-65）。手掌面中间的深筋膜特别厚，呈三角形，与掌长肌相连，称为掌腱膜。

（二）下肢肌

下肢肌可按部位分为髋肌、大腿肌、小腿肌和足肌（图3-70）。

1.髋肌　配布于髋关节周围，起自骨盆，止于股骨，主要运动髋关节。髋肌分为前、后两群，前者包括髂腰肌和阔筋膜张肌；后者又称臀肌，包括臀大肌、臀中肌、臀小肌以及梨状肌等（图3-71）。

（1）髂腰肌（iliopsoas）：由腰大肌和髂肌结合而成。腰大肌起自腰椎体侧面。髂肌位于腰大肌外侧，起自髂窝，呈扇形向下与腰大肌合并，经腹股沟韧带深面，止于股骨小转子，主要使大腿前屈和旋外。下肢固定时，可使躯干和骨盆前屈（图3-71）。

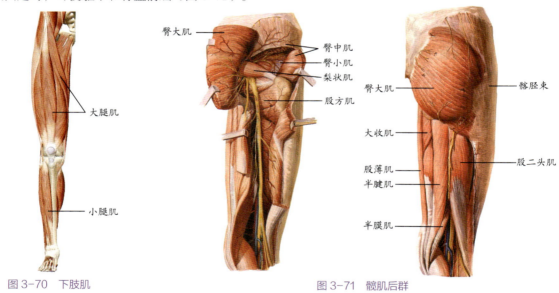

图3-70　下肢肌　　　　　　　　　　　图3-71　髋肌后群

（2）阔筋膜张肌（tensor fasciae latae）：位于大腿上部外侧，起自髂前上棘，向下被包于阔筋膜两层之间，移行为髂胫束，止于胫骨外侧髁。收缩时紧张阔筋膜并屈大腿（图3-71）。

（3）臀大肌（gluteus maximus）：位于臀部浅层，呈斜方形，大而肥厚，它与臀部的浅筋膜形成特有的臀部隆起。臀大肌起自骶骨背面和髂骨外面，向外下止于股骨的臀肌粗隆和髂胫束。收缩时使髋关节后伸和旋外，在人体直立时，可防止躯干前倾。该肌宽厚，与皮下组织形成臀部隆起，臀部外上1/4处为临床常用的肌肉注射部位。

（4）臀中肌（gluteus medius）和臀小肌（gluteus minimus）：均位于臀大肌的深面，起自髂骨翼外面，向下共同止于股骨大转子，使大腿外展、旋内和旋外。

（5）梨状肌（piriformis）：位于臀中肌内下方，起自骨盆内骶骨的前面，穿坐骨大孔出骨盆至臀部，止于股骨大转子，收缩时外旋髋关节。坐骨大孔被梨状肌分隔成梨状肌上孔和梨状肌下孔，孔内有血管、神经通过。

2.大腿肌　位于股骨周围，分前、后和内侧三群，共10块肌。

（1）前群：

①缝匠肌（sartorius）：人体最长的肌，呈扁带状；起自髂前上棘，斜向内下方，止于胫骨上端内侧面；收缩时，可屈大腿和小腿（图3-70）。

②股四头肌（quadriceps femoris）：人体中体积最大的肌，由四块肌结合而成，分别称为股直肌、股内侧肌、股外侧肌和股中间肌。它有四个头，除股直肌起于髂前下棘外，其他均起自股骨，四头合并向下移行为腱，包绕髌骨向下延为髌韧带，止于胫骨粗隆。收缩时伸膝关节，股直肌还可屈大腿（图3-70）。

（2）内侧群：位于大腿内侧上部，共有五块肌，分别是耻骨肌、长收肌、股薄肌、短收肌和大收肌。大收肌抵止腱与股骨之间有一裂孔，称为收肌腱裂孔，有下肢的大血管穿过。内收肌群的作用是使大腿内收及轻度旋外（图3-72）。

（3）后群：位于股骨的后方，包括股二头肌、半腱肌和半膜肌。其主要作用是伸髋关节，屈膝关节（图3-70、图3-71）。

①股二头肌（biceps femoris）：位于股后外侧，长头起自坐骨结节，短头起自股骨背面，两头会合后，以长腱止于腓骨头。

②半腱肌（semitendinosus）：位于股后内侧，肌腱细长，几乎占肌的一半，起于坐骨结节，止于胫骨上端的内侧。

③半膜肌（semimembranosus）：在半腱肌深面，以扁腱膜起自坐骨结节，此腱膜几乎占肌的一半，止于胫骨内侧髁的后面。

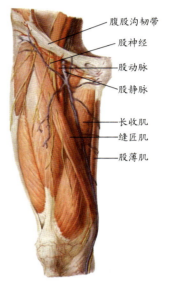

腹股沟韧带
股神经
股动脉
股静脉
长收肌
缝匠肌
股薄肌

图3-72　大腿前内侧群肌

股四头肌及
其起止点

股二头肌及
其起止点

 知识拓展

鹅足腱

鹅足腱是三块肌肉（缝匠肌、股薄肌和半腱肌）在胫骨上端内侧的共同止点，形似鹅足，所以称之为鹅足腱。通常鹅足腱损伤的症状是：膝关节内侧下方 3 ~ 5 cm 处疼痛（刺痛、压痛），运动后加重，休息后可减轻。当重复多次屈膝动作时，症状可能加重，当产生严重炎症反应时，休息时也可疼痛，或有局部肿胀。

3.小腿肌　位于胫、腓骨周围，分前、后和外侧三群，共计10块。

（1）前群：位于小腿的前面，有三块肌肉，由胫侧向腓侧依次为胫骨前肌、姆长伸肌和趾长伸肌。三块肌分别起自胫、腓骨上端和骨间膜，下端以长腱分别止于足内缘和趾背；作用为使足背屈和内翻，并能伸趾（图3-73）。

（2）外侧群：位于腓骨外侧，浅层为腓骨长肌、深层为腓骨短肌，二肌腱经外踝后方，腓骨短肌止于足外缘，腓骨长肌达足底斜行向内，止于足内缘。其作用使足外翻和足跖屈（图3-73）。

（3）后群：位于小腿后方，分浅层和深层。

①浅层肌：为小腿三头肌，很强大，包括腓肠肌和比目鱼肌。腓肠肌（gastrocnemius）以两个头分别起自股骨内、外侧髁后面。比目鱼肌（soleus）起自胫、腓骨上端的后面，二肌会合，向下移行为跟腱止于跟结节。其主要作用为足跖屈和屈膝关节，并维持直立姿势（图3-74）。

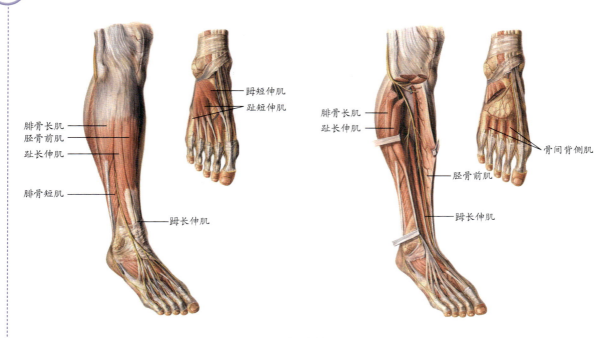

图 3-73　小腿前外侧群肌

②深层肌：共三块肌，由胫侧向腓侧依次为趾长屈肌、胫骨后肌和跛长屈肌，三肌均起自胫、腓骨后面和骨间膜，各以长腱绕过内踝后方至足底，止于足底内侧和各趾跖面。其作用为使足跖屈、内翻，并能屈趾和加强足弓（图 3-74）。

4.足肌　分布于足背和足底，可协助足趾运动并参与维持足弓。

5.下肢的局部结构

（1）股三角：位于大腿前上部，由腹股沟韧带、缝匠肌内侧缘和长收肌内侧缘围成的倒三角形区域，有股动脉、股静脉和股神经通过（图 3-70）。

（2）腘窝：位于膝关节后方，呈菱形，窝内有腘血管、胫神经等通过（图 3-74）。

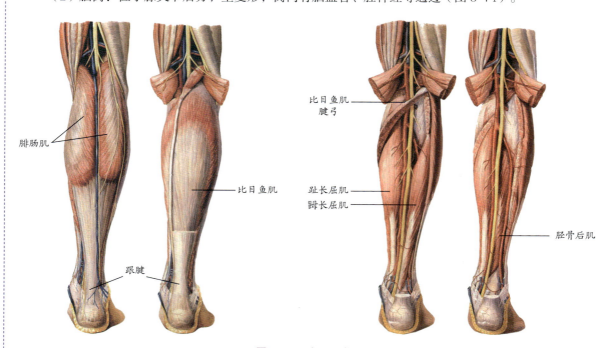

图 3-74　小腿后群肌

小 结

运动系统由骨、骨连结和骨骼肌组成。

成人骨有 206 块，包括颅骨、躯干骨和四肢骨。每块骨主要由骨膜、骨质、骨髓构成。骨具有支撑保护、生长发育、修复再生、造血等功能。

骨连结分为直接连结和间接连结。间接连结又称关节，具有较大的活动性，是人体骨连结的主要形式，均有关节面、关节囊、关节腔三种基本结构成分。关节辅助结构有韧带、关节盘、关节唇等。关节的运动根据运动轴方位不同，可分为屈、伸，内收、外展，旋转（旋内、旋外，旋前、旋后），环转。

骨骼肌，又称随意肌。一块肌可视为一个器官。少数骨骼肌附着于皮肤，称为皮肌。骨骼肌由肌腹和肌腱（腱索、腱膜）两部分组成。肌腹在中间，由肌纤维构成，具有的收缩和舒张功能。肌腱在两端，由胶原纤维束形成，无收缩能力，能抵抗很大的拉力。骨骼肌辅助结构包括筋膜（浅筋膜、深筋膜），滑膜囊、腱鞘。肌按其大小长短可分为长肌、短肌、阔肌和轮匝肌四种，按分布部位可分为头肌、颈肌、躯干肌和四肢肌。

 思考题

一、名词解释

胸骨角　鼻旁窦　关节　腹股沟管　翼点　斜角肌间隙　腹直肌鞘

二、问答题

1. 骨按形态分为哪几类？

2. 颈、胸、腰椎各有什么特点？

3. 归纳全身骨性标志。

4. 关节的基本结构有哪些？

5. 试述肩关节、肘关节、髋关节和膝关节的组成、结构特点及其运动。

6. 椎骨之间有哪些连结？

7. 简述膈的位置、形态、通过的结构及运动。

8. 参与呼吸运动的肌肉主要有哪些？

9. 股沟管的两口、四壁分别是什么？管内有什么通过（男性、女性）？

10. 临床上有皮内、皮下和肌肉注射药物之分，你知道它们分别将药物注射到人体的哪个层次吗？

三、单项选择题

1. 每块椎骨均具有（　　）。

　A. 横突　　　　　　　　　　　　　B. 横突孔

　C. 末端分叉的棘突　　　　　　　　D. 上、下关节突

2. 胸椎的特征（　　）。

　A. 有横突孔　　　　　　　　　　　B. 棘突分叉

　C. 椎体侧方有肋凹　　　　　　　　D. 没有明显的上、下关

3. 围成椎孔的是（　　）。

　A. 上、下相邻的椎间弓根　　　　　B. 椎弓根与椎弓板

C. 椎体与椎弓根　　　　　　　　　D. 椎体与椎弓

4. 肩胛下角平对（　　）。
   A. 第 5 肋　　　　　　　　　　　B. 第 6 肋
   C. 第 7 肋　　　　　　　　　　　D. 第 8 肋

5. 下列结构在体表摸不到的是（　　）。
   A. 大转子　　　　　　　　　　　B. 腓骨头
   C. 坐骨棘　　　　　　　　　　　D. 坐骨结节

6. 桡切迹位于（　　）上。
   A. 桡骨　　　　　　　　　　　　B. 尺骨
   C. 肱骨　　　　　　　　　　　　D. 股骨

7. 存在囊内韧带的关节是（　　）。
   A. 肩关节　　　　　　　　　　　B. 肘关节
   C. 胸锁关节　　　　　　　　　　D. 髋关节

8. 面肌是（　　）。
   A. 咬肌　　　　　　　　　　　　B. 颊肌
   C. 翼外肌　　　　　　　　　　　D. 颞肌

9. 关于缝匠肌描述错误的是（　　）。
   A. 为全身最长的肌　　　　　　　B. 起自髂前下棘
   C. 止于胫骨上端内侧面　　　　　D. 收缩时可屈髋屈膝

10. 伸膝关节的肌是（　　）。
    A. 缝匠肌　　　　　　　　　　　B. 股四头肌
    C. 大收肌　　　　　　　　　　　D. 股二头肌

【参考答案】ACDCC　BDBBB

延伸阅读

讲好解剖学家的故事，激励学生积极探索求真求实

维萨里是最早使用人的尸体进行解剖研究的医学家。在他所处的时代，宗教观念盛行，解剖人体是被禁止的。

为了研究人体结构，维萨里竟深夜偷取绞刑架上的尸体带回实验室进行解剖。

1543 年，维萨里发表了他的伟大著作《人体结构》。在书中，他指出了传统人体解剖学理论的诸多错误，如传统理论认为男人比女人少一根肋骨，而维萨里的解剖学研究证明男人与女人的肋骨数目是一样的。由于维萨里进行了被教会所禁止的人体解剖，并指出了传统理论的错误，触犯了教会的权威，因此，遭到了教会的迫害，最终献出了自己的生命。但人们不会忘记他为解剖学所作出的贡献，不会忘记他追求真理不惧牺牲生命的精神。

维萨里的故事中包含着一个哲学道理：实践出真知。维萨里的求真求实为我们青年学生树立了真实的榜样，激励我们去努力实践探索真理。

（朱健）

第四章

消化系统

 病例导学

患者，男，38岁，主诉：上腹部疼痛2个月，饭后加重，时而反酸，因饮酒后腹部剧痛入院。查体：体温38 ℃，脉搏100次/分，血压150/95 mmHg；腹部弥漫性压痛、反跳痛。行剖腹探查术，术中见胃小弯幽门部一溃疡穿孔，腹腔内见胃内容物，遂行胃大部切除术。

? 请思考

1. 胃的形态、分部及位置是怎样的？
2. 胃壁的微细结构特点是什么？
3. 胃溃疡好发部位是哪里？

消化系统（alimentary system）由消化管和消化腺两部分组成（图4-1）。

消化管（alimentary canal）是从口腔到肛门的一条粗细不等的管道，包括口腔、咽、食管、胃、小肠（十二指肠、空肠和回肠）和大肠（盲肠、阑尾、结肠、直肠和肛管）。临床上通常把从口腔到十二指肠的这部分消化管道称为上消化道；把空肠以下的部分称为下消化道。

消化腺（alimentary gland）有两种：大消化腺，如大涎腺、肝和胰；小消化腺，如分布于消化管壁内的唇腺、舌腺、胃腺、肠腺等。

消化系统的主要功能是消化食物、吸收营养、排出食物残渣。口腔和咽还参与了呼吸、说话等活动。

内脏大部分器官在胸、腹腔内的位置相对固定。为了便于描述内脏各器官的正常位置及其体表投影，供临床诊断应用，通常在胸、腹部体表确定若干标志线，并将腹部进行分区。

第一节　消化管

 预习任务

1. 消化管壁的一般结构特点是什么？
2. 口腔分哪几部，其主要结构有哪些？
3. 请说出咽的形态、位置及主要结构。
4. 请说出食管的位置、分部及三个狭窄的临床意义。
5. 请说出胃的形态、分部及位置，胃底腺的细胞种类及功能。
6. 请说出小肠的分部及小肠壁的结构特点。
7. 大肠分哪几部？请说出直肠的位置及主要结构。
8. 请说出阑尾根部的体表投影。

一、消化管壁的一般结构

除口腔与咽外，消化管壁的一般结构由内向外可依次分为黏膜、黏膜下层、肌层和外膜4层（图4-6）。

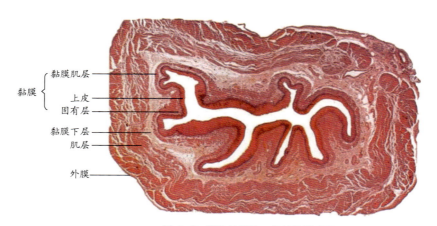

图4-6　消化管壁的一般结构模式图

（一）黏膜

黏膜（mucosa）位于消化管壁的最内层，由内向外分为上皮、固有层和黏膜肌层。

1. 上皮　衬于消化管腔面。口腔、咽、食管和肛门等为复层扁平上皮，以保护功能为主；胃和肠为单层柱状上皮，以消化和吸收功能为主。

2. 固有层　由结缔组织构成，内含有小腺体、血管、神经、淋巴管和淋巴组织。胃、肠固有层内富含腺体和淋巴组织。

3. 黏膜肌层　由1～2层平滑肌构成。该层平滑肌的收缩和舒张可以改变黏膜的形态，促进固有层内腺体分泌物的排出、血液和淋巴液的流动，有利于食物的消化和营养物质的吸收。

（二）黏膜下层

黏膜下层（submucosa）为疏松结缔组织，内含较大的血管、淋巴管和黏膜下神经丛。在食管和十二指肠等部位，黏膜下层内分别含有食管腺和十二指肠腺。在胃和小肠等部位，黏膜和黏膜下层共同向管腔内突起形成皱襞，扩大黏膜的表面积。

（三）肌层

肌层（muscularis）除口腔、咽、食管上 1/3 段和肛门外括约肌为骨骼肌外，其余均为平滑肌。平滑肌一般分为内环行和外纵行两层，其间有肌间神经丛，可调节肌层收缩。

（四）外膜

外膜（adventitia）为消化管壁最外层，分布于咽、食管、胃、大肠末段等处的为薄层结缔组织构成的纤维膜；分布于其余消化管处的为薄层结缔组织和间皮共同构成的浆膜，其表面光滑，有利于胃肠活动。

二、口腔

口腔（oral cavity）是消化管的起始部，前壁为上、下唇，两侧壁为颊，上壁为腭，下壁为口腔底。向前借口裂与外界相通，向后经咽峡通咽。口腔内有牙、舌等器官。以上、下牙弓为界，口腔可分为前外侧的口腔前庭和后内侧的固有口腔两部分。当上、下颌牙咬合时，口腔的前后两部分经第三磨牙后方相通，临床上某些患者牙关紧闭时，可经此急救插管、灌药。

（一）口唇和颊

口唇（oral lip）分上、下唇，两唇之间的间隙为口裂，左、右结合处为口角。上唇外侧面正中处的纵行浅沟称为人中，为人类特有，昏迷患者常在此处进行指压或针刺急救。上唇与颊交界处的弧形浅沟鼻唇沟是颊与唇的交界。上、下唇游离缘称为唇红，呈红色，是皮肤与黏膜的分界，当机体缺氧时呈绛紫色，临床上称为发绀。

颊（cheek）是口腔的两侧壁，构成颜面的一部分。

（二）腭

腭（palate）为口腔顶，分隔鼻腔与口腔，表面覆以黏膜。前 2/3 以骨腭为基础，称为硬腭（hard palate）；后 1/3 以肌和肌腱为主，称为软腭（soft palate）。软腭后部斜向后下部称为腭帆，其后缘游离，正中部有一向下的突起，称为腭垂（亦称悬雍垂）。自腭垂向两侧形成前后两对弓形的黏膜皱襞，

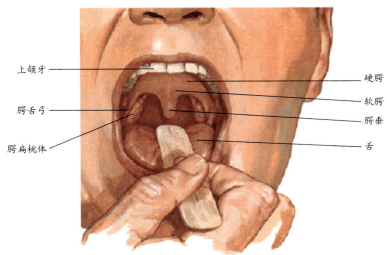

上颌牙　　硬腭

腭舌弓　　软腭

腭扁桃体　腭垂

　　　　　舌

图 4-7　口腔及咽峡

前方的一对称为腭舌弓，向两侧延至舌根；后方的一对称为腭咽弓，向下延至咽侧壁。腭舌弓和腭咽弓之间的凹陷称为扁桃体窝，容纳腭扁桃体。

咽峡（isthmus of fauces）由腭垂、腭帆游离缘、两侧腭舌弓及舌根共同围成，是口腔和咽的分界（图4-7）。

（三）牙

牙（teeth）是人体最坚硬的器官，镶嵌于上、下颌骨的牙槽内。牙的功能是咀嚼食物和辅助发音等。

1.牙的种类和牙式　人的一生中先后有两套牙发生，第一套称乳牙，共20颗（图4-8）；第二套称恒牙，共32颗（图4-9）。根据牙的形态和功能，乳牙分为切牙、尖牙和磨牙三类，恒牙分为切牙、尖牙、前磨牙和磨牙四类。

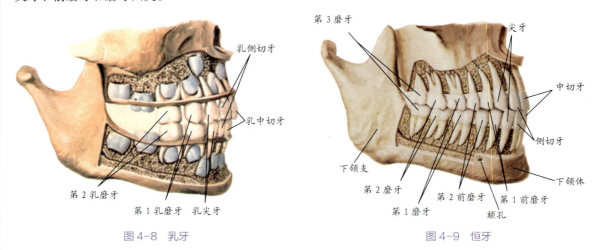

图4-8　乳牙　　　　　　　　　　　　　　　　　图4-9　恒牙

临床上为了记录牙的位置，以被检查者的方位为准，以"十"记号划分4区，标识上、下颌左、右侧的牙齿，并以古罗马数字Ⅰ—Ⅴ表示乳牙，用阿拉伯数字1—8表示恒牙，|5表示左上颌第2前磨牙。

2.牙的形态和构造　每颗牙在形态上均可分为牙冠、牙颈和牙根三部分（图4-10）。暴露于口腔内的称为牙冠，嵌于牙槽内的称为牙根，牙冠和牙根之间的部分称为牙颈。

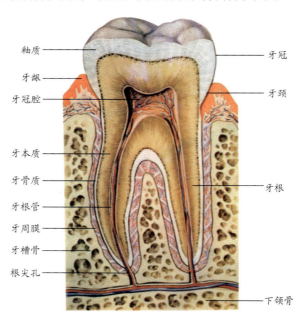

图4-10　牙的形态及构造（冠状切面）

牙由牙质、釉质、牙骨质和牙髓构成。牙质构成牙的主体，呈淡黄色。牙冠部牙质的外面覆有坚硬洁白的釉质，在牙颈和牙根部牙质外面包有牙骨质。牙内的空腔称为牙腔，腔内容纳牙髓。牙髓由结缔组织、血管和神经共同构成。牙髓发炎时常引起剧烈的疼痛。牙腔在牙根内的细管称为牙根管，尖端称为根尖孔，是神经和血管进入牙腔的部位。

牙周组织包括牙周膜、牙槽骨和牙龈三部分，对牙起保护、固定和支持作用。

（四）舌

舌（toungue）邻近口腔底，是肌性器官，表面覆以黏膜，具有感受味觉、协助咀嚼、吞咽食物、辅助发音等功能。

1.舌的形态　舌分舌尖、舌体、舌根三部（图4-11）。舌前2/3称为舌体，后1/3称为舌根，两者以"∧"界沟为界。舌体前端称为舌尖，舌有上、下两面，舌的上面称为舌背。

2.舌黏膜　舌黏膜呈淡红色，覆盖于舌的表面。舌背黏膜上有许多小突起，称为舌乳头。舌乳头按形态、功能分类可分为四种：

（1）丝状乳头：分布舌体上面，数量最多，体积最小，呈白色丝绒状，具有一般感觉功能。

（2）菌状乳头：散在于丝状乳头之间，数量少，体积较大，呈鲜红色。

（3）轮廓乳头：排列于界沟前方，7～11个，体积最大，其中央隆起，周围有环状沟。

（4）叶状乳头：人类已退化。

除丝状乳头外，其他舌乳头均含有味觉感受器，即味蕾，能感受味觉刺激。

在舌背根部黏膜分布的由淋巴组织构成的大小不等的丘状突起称为舌扁桃体。

舌下面正中线处有一连于口腔底的黏膜皱襞，称为舌系带。舌系带根部两侧的一对小圆形黏膜隆起，称为舌下阜。舌下阜向后外侧延续成的横行黏膜皱襞，称为舌下襞，其深面藏有舌下腺（图4-12）。

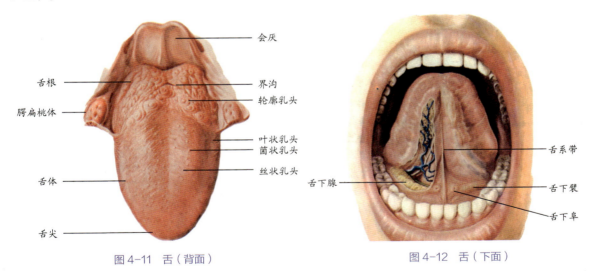

图4-11　舌（背面）　　　　　　图4-12　舌（下面）

3.舌肌　舌肌属骨骼肌，分为舌内肌和舌外肌（图4-13）。舌内肌起止点均在舌内，其肌纤维分纵行、横行和垂直三种，收缩时可改变舌的形态，使舌缩短、变窄或变薄。舌外肌起于舌外，止于舌内，共有4对，收缩时可改变舌的位置。在临床中具有较重要作用的为颏舌肌，它起自下颌骨体的颏棘，肌纤维呈扇形进入舌内，止于舌中线两侧。两侧颏舌肌同时收缩，伸舌；一侧收缩，使舌尖伸向对侧。如果一侧颏舌肌瘫痪，伸舌时健侧颏舌肌收缩，而患侧颏舌肌不能收缩，故使舌伸向患侧。

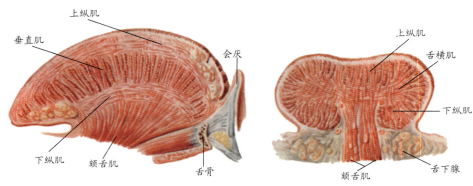

图 4-13 舌肌

知识拓展

舌下热窝

舌下热窝是舌系带两侧隆起，该处邻近黏膜内有舌下动脉和舌深静脉通过，是口腔中温度最高的部位。当发热尤其是高热时，血流速度加快，单位时间内流经口腔内与体温表水银柱接触的小血管、毛细血管的血液较多，使水银受热较快，故将体温计置于此测量体温，只需 3 分钟即可。

（五）涎腺

涎腺又称唾液腺，分泌唾液，有大、小两种。小涎腺数目多，如唇腺、颊腺、腭腺等，大涎腺有腮腺、下颌下腺、舌下腺 3 对（图 4-14）。

1. 腮腺　最大的一对，呈不规则的三角形，位于耳廓的前下方，上达颧弓，下至下颌角附近。腮腺管自腮腺前缘发出，沿颧弓下方一横指处，横过咬肌表面，至咬肌前缘急转向内，穿颊肌，开口于上颌第二磨牙平对的颊黏膜处（图 4-15）。

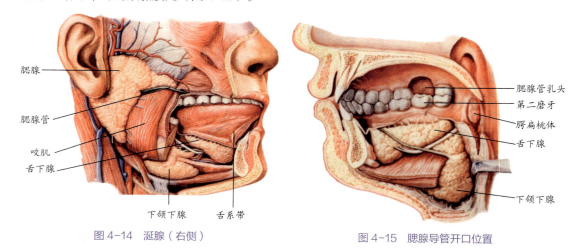

图 4-14　涎腺（右侧）　　　　图 4-15　腮腺导管开口位置

2. 下颌下腺　呈卵圆形，位于下颌骨体内面的下颌下腺窝内，开口于舌下阜。
3. 舌下腺　较小，位于舌下襞深面，开口于舌下阜和舌下襞。

三、咽

咽（pharynx）是一个上宽下窄、前后略扁的漏斗形肌性管道，长约 12 cm，是消化道与呼吸道共同的通道，位于第 1～6 颈椎的前方，上起颅底，下至第 6 颈椎椎体下缘平面移行为食管。咽的侧壁及后壁是完整的，前壁不完整，分别与鼻腔、口腔和喉腔相通。咽以软腭与会厌上缘为界，分为鼻咽、口咽和喉咽（图4-16）。

（一）鼻咽（nasopharynx）

鼻咽位于鼻腔的后方，颅底与软腭之间，向前经鼻后孔与鼻腔相通。在鼻腔两侧壁正对下鼻甲后方约1 cm处，各有一咽鼓管咽口，借咽鼓管与中耳鼓室相通。该口的前、上、后方有明显的弧形隆起，称为咽鼓管圆枕。咽鼓管圆枕的后上方有一纵行凹陷，称为咽隐窝，是鼻咽癌好发部位。

鼻咽顶壁的黏膜内有丰富的淋巴组织，称为咽扁桃体，幼儿时期较发达，后逐渐萎缩退化。

（二）口咽（oropharynx）

口咽位于口腔后方、软腭与会厌上缘平面之间，向前经咽峡与口腔相通。口咽外侧壁的前部，位于腭舌弓与腭咽弓之间的凹陷，称为扁桃体窝，容纳腭扁桃体（图4-16、图4-17）。腭扁桃体呈卵圆形，主要由淋巴组织构成，表面覆以黏膜，其内侧面朝向咽腔，黏膜内陷形成许多扁桃体小窝，食物残渣和脓液易在此滞留，细菌易在此繁殖。

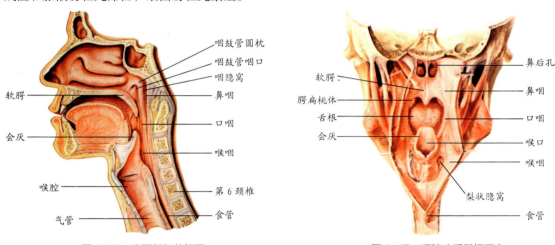

图4-16　头颈部矢状切面　　　　　　图4-17　咽腔（后壁切开）

咽扁桃体、腭扁桃体和舌扁桃体等共同构成咽淋巴环，是消化道和呼吸道的防御结构。

（三）喉咽（laryngopharynx）

喉咽位于喉腔的后方、会厌上缘与第6颈椎椎体下缘平面之间，向下与食管相续，向前经喉口通喉腔。在喉口两侧各有一隐窝，称为梨状隐窝，是异物易滞留部位（图4-17）。

四、食管

（一）食管的形态、位置和分部

食管（esophagus）是一前后略扁的肌性管道，长约25 cm，上端在第6颈椎椎体下缘平面与咽相续，下行穿膈肌的食管裂孔，下端在第11胸椎椎体左侧与胃的贲门相连。依其行程可分为颈部、胸部、腹部三部（图4-18），其中颈部长约5 cm，胸部长18～20 cm，腹部长1～2 cm。

（二）食管的狭窄

食管全长有三处生理狭窄：第一狭窄为食管的起始处，距中切牙约15 cm；第二狭窄为食管与左主支气管交叉处，距中切牙约25 cm；第三狭窄为食管穿过膈的食管裂孔处，距中切牙约40 cm。上述狭窄是食管异物易滞留部位，也是食管癌好发部位。临床上进行食管内插管时，要注意此三处狭窄。

（三）食管壁的微细结构

食管腔面有7～10条纵行黏膜皱襞，食物通过时，管腔扩大，皱襞展平而消失。食管壁微细结构

食管

及其特点如下（图4-19）：

1. 黏膜　上皮为复层扁平上皮，具有保护作用。

2. 黏膜下层　含有血管和食管腺。食管腺分泌黏液，润滑食管壁，使食物团易于下行。

3. 肌层　上段为骨骼肌，中段由骨骼肌和平滑肌构成，下段为平滑肌。

4. 外膜　较薄，为纤维膜。

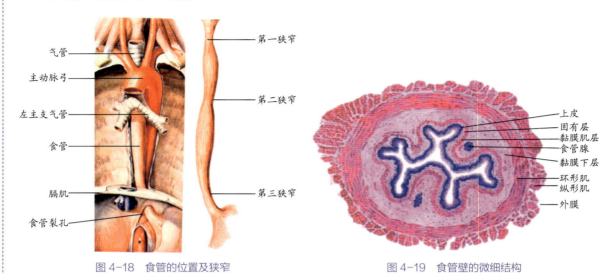

气管
主动脉弓
左主支气管
食管
膈肌
食管裂孔

第一狭窄
第二狭窄
第三狭窄

上皮
固有层
黏膜肌层
食管腺
黏膜下层
环形肌
纵形肌
外膜

图4-18　食管的位置及狭窄　　　　　图4-19　食管壁的微细结构

五、胃

胃（stomach）是消化管中最膨大的部分，上连食管，下续十二指肠。成人胃中等充盈时，容量约1 500 mL。胃的功能是容纳食物，分泌胃液，对食物进行初步消化，此外，还有内分泌功能。

（一）胃的形态和分部

胃有两口、两壁、两缘（图4-20）。两口：胃的入口，称为贲门（cardia），上接食管；胃的出口，称为幽门（pylorus），下续十二指肠。两壁：胃前壁和胃后壁。两缘：上缘凹短，朝向右上方，称为胃小弯，其最低点称为角切迹；下缘凸而长，朝向左下方，称为胃大弯。

胃分为4部，即贲门部、胃底、胃体和幽门部。位于贲门附近的部分，称贲门部；贲门左侧，高出贲门平面以上的部分，称为胃底；角切迹与幽门之间的部分，称为幽门部，其近胃大弯侧有一个不明显的浅沟，可将幽门部分为左侧扩大的幽门窦和右侧呈管状的幽门管两部分；其余部分，称胃体。临床上把幽门窦或包括幽门窦在内的幽门部称为"胃窦"。胃溃疡和胃癌多发生于幽门窦近胃小弯侧的胃壁。

（二）胃的位置及毗邻

胃位于腹腔内，其位置常因体型、体位和充盈程度不同而有所变化。通常，中等身材的人的胃在中等充盈时，大部分位于左季肋区，小部分位于腹上区。贲门位于第11胸椎椎体左侧，幽门位于第1腰椎椎体右侧。

胃前壁右侧与肝左叶相邻，左侧与膈相邻，并被左肋弓所遮盖；剑突下方，胃前壁之间与腹前壁相贴，此处是临床触诊的部位。胃后壁与左肾、左肾上腺、胰、横结肠等器官相邻。胃底与膈、脾相邻。

（三）胃壁的微细结构

胃壁由内而外分为黏膜、黏膜下层、肌层、外膜四层（图4-21）。

1.黏膜　活体胃黏膜柔软,血管丰富,呈红色,空虚或半充盈时形成许多皱襞,充盈时展平或消失(图4-22)。胃黏膜表面还有许多针状小窝,称为胃小凹,是上皮陷入固有层形成的,每个小凹底有胃腺的开口。

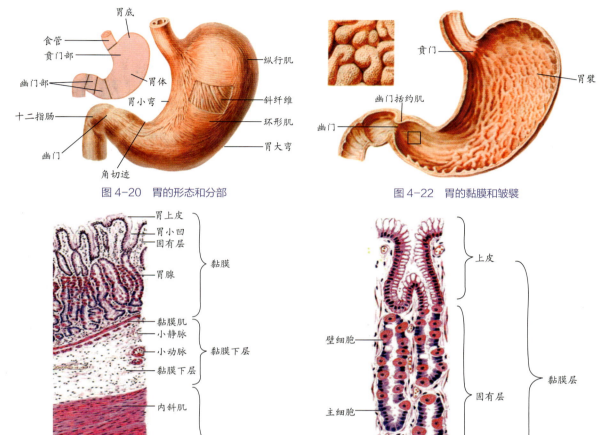

图 4-20　胃的形态和分部

图 4-22　胃的黏膜和皱襞

图 4-21　胃壁微细结构

图 4-23　胃底腺纵切

（1）上皮：单层柱状上皮。上皮细胞分泌黏液,黏附于胃黏膜表面,形成一层胃黏膜屏障,可润滑、降低胃液酸度、减弱胃蛋白酶活性,能防止胃酸及胃蛋白酶对胃黏膜的自身消化。

（2）固有层：内含许多管状腺,称为胃腺。根据分布位置和结构的不同,胃腺可分为胃底腺、贲门腺和幽门腺。

①胃底腺：分布于胃底及胃体,数量最多,功能最重要,是胃的主要腺体(图4-23)。胃底腺呈管状,分颈、底、体三部,管壁由壁细胞、主细胞、颈黏液细胞、内分泌细胞和未分化细胞构成,其中以前两种细胞为主。

壁细胞（parietal cell）又称盐酸细胞,分布在腺的颈部和体部较多,细胞体积大,多呈圆锥形,核圆位于中央,胞质嗜酸性（图4-23）。壁细胞能分泌盐酸和内因子。盐酸构成胃液的主要成分,可激活胃蛋白酶原,使之转变成胃蛋白酶,并有杀菌的作用。内因子能促进回肠吸收维生素 B_{12} 入血而供红细胞生成所需,如内因子缺乏,可导致恶性贫血。

主细胞（chief cell）又称胃酶细胞,数量最多,分布在腺的底部和体部较多,细胞呈柱状,核圆形,靠近基底部，胞质嗜碱性（图 4-23），顶部充满酶原颗粒。主细胞分泌胃蛋白酶原，经盐酸激活后成为有活性的胃蛋白酶，可消化食物中的蛋白质。

颈黏液细胞数量较少，分布于腺的颈部，常呈楔形夹在其他细胞之间。其核扁圆，位于基底部，胞质内充满黏原颗粒，分泌黏液，参与胃黏膜黏液层的形成。

内分泌细胞分布于胃肠的黏膜上皮及腺内，分泌组胺和生长抑素，主要作用于壁细胞而影响其功能。

未分化细胞分布于胃小凹深部及胃腺颈部，能分化成胃黏膜上皮细胞及胃腺其他细胞。

②贲门腺：分布于贲门部，为黏液性腺，主要分泌黏液。

③幽门腺：分布于幽门部，主要分泌黏液和胃泌素。

（3）黏膜肌层：由内环行、外纵行两薄层平滑肌组成。

2. 黏膜下层　为较致密的结缔组织，含较粗的血管、淋巴管和神经。

3. 肌层　较厚，由三层平滑肌构成，即内斜行、中环行、外纵行，其环形肌在贲门和幽门增厚，分别形成贲门括约肌和幽门括约肌。

4. 外膜　为浆膜。

六、小肠

小肠（small intestine）是消化管中最长的一段，成人长 5 ～ 7 m，是消化和吸收的主要部位，并具有内分泌功能。上端起于幽门，下续盲肠，分十二指肠、空肠和回肠三部。

（一）十二指肠

十二指肠（duodenum）长约 25 cm，介于胃和空肠之间，呈"C"形从右侧包绕胰头，分为上部、降部、水平部和升部四部（图 4-24）。

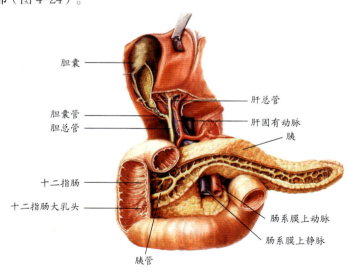

胆囊
胆囊管
胆总管
肝总管
肝固有动脉
胰
十二指肠
十二指肠大乳头
肠系膜上动脉
肠系膜上静脉
胰管

图 4-24　十二指肠和胰的前面观

1. 上部　起自胃的幽门，水平行向右后方，至肝门下方急转向下移行为降部，转折处称为十二指肠上曲。上部与胃幽门相连的长约 2.5 cm 的一段肠管，壁薄，腔大，黏膜光滑无环形皱襞，称为十二指肠球，是十二指肠溃疡的好发部位。

2. 降部　起自十二指肠上曲，沿右肾内侧缘垂直下行至第 3 腰椎水平，急转弯向左行，续接水平部，转折处称为十二指肠下曲。降部腔面黏膜形成发达的环形皱襞，其后内侧壁上有一纵行皱襞，下端的圆形隆起称为十二指肠大乳头，是胆总管和胰管的共同开口处，距中切牙 75 cm。

3. 水平部　又称下部，起自十二指肠下曲，向左横行至第 3 腰椎左侧续于升部。肠系膜上动脉和肠系膜上静脉紧贴其前面下行，后面与下腔静脉和腹主动脉相邻。

4.升部　最短，起自水平部末端，自第3腰椎体左侧斜向上达第2腰椎体左侧后急转向前下方，形成十二指肠空肠曲，移行为空肠。

十二指肠空肠曲被十二指肠悬肌连于右膈脚上。十二指肠悬肌和包绕于其表面的腹膜皱襞共同构成十二指肠悬韧带，将十二指肠固定于腹后壁，临床上称为 Treitz 韧带，是手术中确认空肠起始的重要标志。

（二）空肠和回肠

空肠（jejunum）和回肠（ileum）于腹腔内迂曲盘旋形成肠袢。空肠和回肠由小肠系膜连于腹后壁，其活动度较大。空肠上端起自十二指肠空肠曲，回肠末端接盲肠。空、回肠的形态结构不完全一致，但变化是逐渐发生的，故二者之间没有明显的界线，一般空肠约占空回肠全长近侧的2/5，约占回肠全长远侧的3/5，空肠位于左上腹部，颜色鲜红，管径较粗，肠壁较厚，血管较多，肠系膜内血管弓较少，黏膜环形皱襞高而密，有散在的孤立淋巴滤泡。回肠位于右下腹部，颜色较淡，管径较细，管壁较薄，血管较少，肠系膜内血管弓较多，环形皱襞疏而低，除有孤立淋巴滤泡外，还有集合淋巴滤泡（图4-25）。

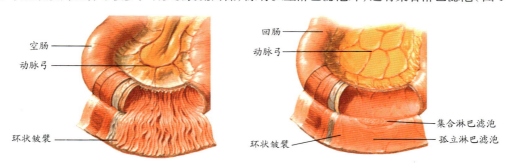

图 4-25　空肠和回肠的比较

知识拓展

Meckel 憩室

约2%的成人在回肠末端距回盲瓣0.3~1m的回肠壁上，可见一长2~5cm的囊状突起，称为Meckel憩室。Meckel憩室是胚胎期卵黄蒂的遗迹，此处易发炎或合并溃疡穿孔，因其位置靠近阑尾，故症状与阑尾炎相似，发炎时易误诊为阑尾炎。

（三）小肠的微细结构特点

小肠壁由黏膜、黏膜下层、肌层、外膜四层构成。小肠壁的结构特点主要体现在黏膜，管壁有环形皱襞，黏膜有绒毛，上皮细胞游离面有发达的微绒毛，三者使小肠的表面积扩大约600倍，达20㎡，有利于小肠吸收。小肠绒毛根部的上皮下陷至固有层，形成管状的肠腺，直接开口于肠腔。

1.皱襞　小肠各段除十二指肠起始处和回肠末端较光滑外，其余小肠腔面的皱襞多为环形或半环形皱襞。

2.绒毛　小肠黏膜表面有很多细小的指状突起，由上皮和固有层向肠腔突起而成，称为绒毛（图4-26），长0.5~1.5mm。

（1）上皮：为单层柱状上皮，由吸收细胞、杯状细胞和少量内分泌细胞组成。

①吸收细胞：又称柱状细胞，数量最多，约占小肠上皮细胞的90%，呈高柱状，核椭圆形，位于细胞基底部，细胞游离面有明显的纹状缘，它由规则、密集排列的微绒毛构成，可使细胞游离面的表面积扩大约30倍。

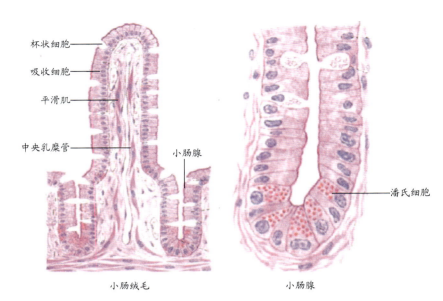

杯状细胞
吸收细胞
平滑肌
中央乳糜管
小肠腺
潘氏细胞

小肠绒毛　　　　　　　小肠腺

图 4-26　小肠绒毛与小肠腺

②杯状细胞：散在于吸收细胞之间，分泌黏液，有润滑和保护作用。从十二指肠至回肠末端，杯状细胞逐渐增多。

③内分泌细胞：分泌激素，可调节消化功能。

（2）固有层：绒毛中轴固有层内含有 1～2 条纵行的毛细淋巴管，称为中央乳糜管，可收集和转运脂肪。中央乳糜管周围有丰富的毛细血管，小肠上皮吸收的氨基酸和单糖等可经其入血。另外，中央乳糜管周围有散在的平滑肌纤维，平滑肌纤维的收缩，有利于血液和淋巴的运行。

3.肠腺　主要由柱状细胞、杯状细胞、内分泌细胞、潘氏细胞和未分化细胞构成（图 4-26）。柱状细胞分泌多种消化酶，杯状细胞分泌黏液。潘氏细胞位于肠腺底部，呈锥体形，细胞质内含有粗大嗜酸性颗粒，可分泌防御素和溶菌酶，杀灭肠道微生物。

十二指肠的黏膜下层有大量十二指肠腺，可分泌碱性黏液，有保护十二指肠黏膜免受酸性胃液侵蚀的作用。

4.小肠的淋巴组织　小肠固有层及黏膜下层中含有许多淋巴组织，具有防御功能，尤其在回肠中，若干淋巴小结聚集，形成丰富的集合淋巴滤泡。患肠寒时，细菌常侵入集合淋巴滤泡，引起局部溃疡，严重时可并发肠穿孔。

知识拓展

有趣的小肠

我们在想象中将小肠翻转，它便成为一棵空心的树，上面有一层层的"环形树枝"（皱襞），树枝上长满细小的枝条（绒毛），再进一步分枝就是吸收细胞游离面的微绒毛。通过这样的结构，小肠的吸收表面积可扩大约 600 倍，达到约 200 m²，多么神奇呀！

七、大肠

大肠（large intestine）是消化管的末端，全长约 1.5 m，在右髂窝内接回肠，止于肛门。依其位置和结构特点，大肠可分为盲肠、阑尾、结肠、直肠和肛管五部分。大肠的主要功能是吸收水分、无机盐和维生素，分泌黏液，使食物残渣形成粪便排至体外。

盲肠和结肠有三种特征性结构，即结肠带、结肠袋、肠脂垂（图4-27）。结肠带为肠壁纵行肌增厚而成，有三条，沿大肠的纵轴平行排列，三条结肠带均汇集于阑尾根部。结肠袋是由于结肠带较肠管短，肠管向外膨出而形成的囊状突起。肠脂垂是沿结肠带两侧分布的脂肪突起。三者是识别大肠与小肠的标志。

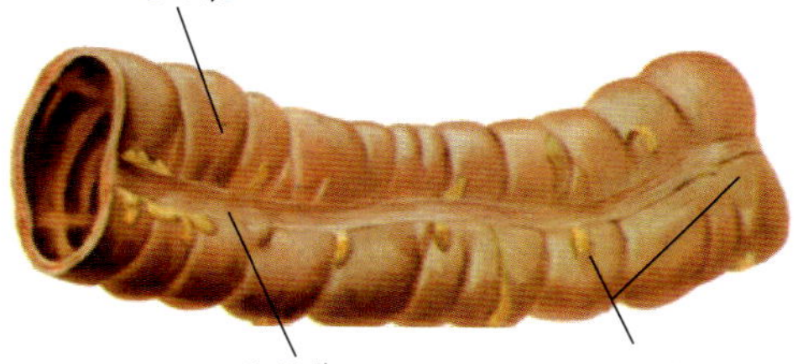

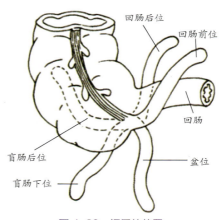

图4-27　结肠的特征结构

（一）盲肠

盲肠（caecum）是大肠的起始部，一般位于右髂窝内，长6～8cm。左接回肠，上续结肠。回肠末端开口于盲肠，开口处上、下方各有一半月形的黏膜皱襞，称为回盲瓣（图4-28）。回盲瓣既可防止小肠内容物过快进入盲肠，保证食物在小肠内充分消化吸收，也可防止盲肠内容物逆流到回肠。在回盲瓣下方约2cm处，有阑尾的开口。

（二）阑尾

1.形态与结构　阑尾（vermiform appendix）位于右髂窝内，为一蚓状盲管，长6～8cm，根部开口于盲肠下端后内侧壁（图4-28）。阑尾末端游离，位置较不固定，中国人以回肠下位和盲肠后位多见，其次是盆位（图4-29）。阑尾根部位置固定，为三条结肠带的汇集点，临床上做阑尾手术时，可沿结肠带向下寻找阑尾。

阑尾根部的体表投影，通常在脐与右髂前上棘连线的中、外1/3交点处，称为麦氏（Mc Burney）点。急性阑尾炎时，此处常有明显的按压痛、反跳痛，具有一定的临床诊断价值。

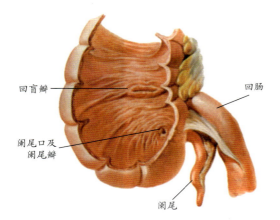

图4-28　盲肠与阑尾的前面观

图4-29　阑尾的位置

2.微细结构　阑尾管腔狭小而不规则，肠腺短而少，无绒毛，杯状细胞也减少。固有层内有丰富的弥散淋巴组织和淋巴小结，并可侵入黏膜下层而使黏膜肌层不完整。肌层很薄，外覆浆膜。

急性阑尾炎腹痛特征，多起始于脐周或上腹部，偶尔为阵发性，经数几小时至几十小时后转移并固定在右下腹，呈持续性。70%～80%的患者具有这种典型的转移性右下腹痛，也有患者会在疾病初起时就出现右下腹痛。

（三）结肠

1.结肠的位置与分部　结肠（colon）在右髂窝内续于盲肠，在第3骶椎平面连结盲肠，整体呈"M"形，包绕在空、回肠周围，可分为升结肠、横结肠、降结肠、乙状结肠四部。

①升结肠（ascending colon）：盲管的直接延续，沿右腹后壁上行，至肝右叶下方，转向左形成结肠右曲，又称肝曲。

②横结肠（transverse colon）：起自结肠右曲，向左横行，至脾下方转折向下形成结肠左曲，又称脾曲，下续降结肠。横结肠活动度较大，中部常下垂，形成弓形弯曲。

③降结肠（descending colon）：起自结肠左曲，在左腹外侧区沿左肾与腰大肌前下降至左髂嵴处移行为乙状结肠。

④乙状结肠（sigmoid colon）：在左髂窝内，呈"乙"字形弯曲转入盆腔，至第3骶椎平面移行为直肠。乙状结肠活动度较大，易扭转。

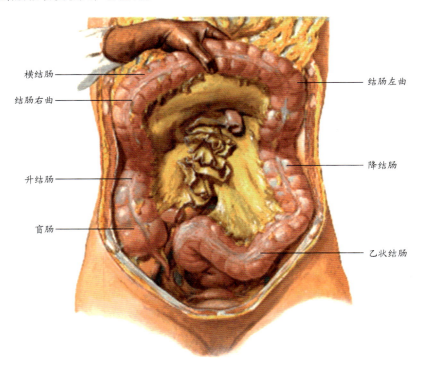

横结肠　　　结肠左曲
结肠右曲　　降结肠
升结肠
盲肠　　　　乙状结肠

图 4-30　结肠的分部

2.结肠的微细结构　结肠黏膜表面光滑，无绒毛，可见半月形皱襞。结肠黏膜上皮含较多杯状细胞，固有层内含大量大肠腺和较多淋巴组织。杯状细胞和大肠腺可分泌大量黏液，有保护黏膜、润滑粪便以利排出的作用。淋巴组织可参与局部免疫。肌层的纵行肌增厚形成三条结肠带。外膜多为浆膜。

（四）直肠

直肠（rectum）位于盆腔内，全长 10 ~ 14 cm，在第3骶椎前方接乙状结肠，沿骶、尾骨前面下行，穿盆膈移行为肛管。直肠并不直，在矢状面上有两个弯曲，即骶曲和会阴曲（图 4-31）。骶曲凸向后，是直肠上段沿骶、尾骨前面下降形成。会阴曲凸向前，是直肠末段绕过尾骨尖形成，距肛门3 ~ 5 cm。临床上进行直肠镜或乙状结肠镜检查时，应注意以上弯曲，避免损伤肠壁。

直肠下端肠腔膨大，称为直肠壶腹（ampulla of rectum）。直肠腔面有三个半月形皱襞（图 4-32），由黏膜和环形肌构成，具有阻挡粪便下移的作用。其中，中间的直肠横襞最大且恒定，位于直肠壶腹右侧壁上，距肛门约 7 cm，可作为直肠镜检时的定位标志。男性直肠的前方有膀胱、前列腺、精囊，女性直肠的前方有子宫及阴道。直肠指诊可触及这些器官。

（五）肛管

肛管（anal canal）长 3 ~ 4 cm，上端在盆膈续于直肠，末端终于肛门。

肛管上部内面（图 4-32）形成 6 ~ 10 条纵行的黏膜皱襞，称为肛柱（anal column），内有血管和纵行肌。各肛柱下端之间有半月形的黏膜皱襞，称为肛瓣（anal valve）。每一肛瓣与其相邻的肛柱下

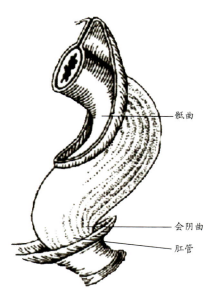

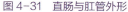
骶曲

会阴曲
肛管

图 4-31　直肠与肛管外形

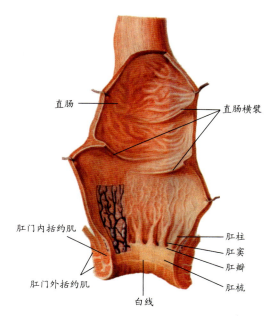
直肠
直肠横襞

肛门内括约肌
肛门外括约肌
白线
肛柱
肛窦
肛瓣
肛梳

图 4-32　直肠和肛管腔面的形态

端形成开口向上的小隐窝，称为肛窦（anal sinus），窦内易积存粪屑而诱发感染。

　　所有肛柱下端与肛瓣边缘共同连成一锯齿状的环形线，称为齿状线（dentate line）。齿状线是黏膜与皮肤的分界线：齿状线以上肛管内表面覆以黏膜，齿状线以下肛管内表面则覆以皮肤。此外，齿状线上、下肠管在动脉来源、静脉回流、淋巴引流和神经支配上都不相同，具有重要临床意义。齿状线下方有一宽约 1 cm 的光滑环形区域，称为肛梳，其下端有一不太明显的环形线，称为白线，活体指诊时可触得一环形浅沟，是肛门内、外括约肌的分界处，距肛门 1 ~ 1.5 cm。

　　肛管周围有肛门内、外括约肌环绕。肛门内括约肌属平滑肌，由肠壁环形肌增厚而成，有协助排便的作用，但无括约肛门的作用。肛门外括约肌是骨骼肌，围绕在肛门内括约肌周围，可分为皮下部、浅部和深部三部（图 4-32），浅部和深部可随意括约肛门，是控制排便的重要肌束，手术时应防止损伤此两部，以免造成大便失禁。

🖱 知识拓展

痔

　　齿状线以上的肛管黏膜下层和齿状线以上的肛管皮下含有丰富的静脉丛，静脉丛曲张向肛管腔内突起，称为痔。发生在齿状线以上的痔称为内痔，齿状线以下的痔称为外痔，跨越齿状线相连的痔称混合痔。由于神经分布的不同，所以内痔不疼，而外痔疼痛剧烈。

第二节　消化腺

📖 **预习任务**

1. 请简述肝的形态、位置及微细结构。
2. 请说出胆汁的产生及排出途径。
3. 请说出胰腺的位置、形态及各种细胞的组成和功能。

消化腺除分散于消化管壁内的小消化腺外，还有位于消化管壁之外的大消化腺，如三对大涎腺、胰腺和肝。

一、肝

肝是人体内最大的消化腺，我国成人肝的平均质量：男性为 1 300 g，女性为 1 220 g。肝具有分泌胆汁、储存糖原、参与代谢、解毒、防御功能，在胚胎时期还有造血功能。

（一）肝的形态

肝的血管极为丰富，故活体肝呈红褐色，质软而脆，易因暴力破裂出血。肝呈楔形，可分为上、下两面和前后两缘。

肝上面隆凸，贴于膈下，又称膈面（图4-33）。膈面的前部借矢状位的肝镰状韧带分成左、右两叶，左叶小而薄，右叶大而厚。膈面的后部没有被腹膜覆盖的区域称为裸区。

肝下面凹凸不平，与腹腔脏器相邻，又称脏面（图4-34）。脏面中部有一近似"H"形的沟，由左、右纵沟和横沟构成。横沟位于脏面中央，称为肝门，是肝管、肝门静脉、肝固有动脉、神经和淋巴管等出入之处。出入肝门的这些结构被结缔组织包绕，构成肝蒂。左纵沟较窄，其前部有肝圆韧带，是胎儿期脐静脉闭锁后的遗迹；后部有静脉韧带，是胎儿期静脉导管的遗迹。右纵沟较宽，其前部为一浅窝，称为胆囊窝，容纳胆囊；后部为腔静脉沟，有下腔静脉通过。在腔静脉沟的上端处，肝静脉

肝的形态

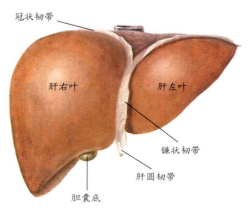

图4-33 肝的膈面

（图内标注：冠状韧带　肝右叶　肝左叶　镰状韧带　肝圆韧带　胆囊底）

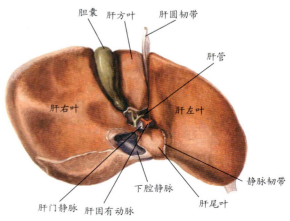

图4-34 肝的脏面

（图内标注：胆囊　肝方叶　肝圆韧带　肝管　肝右叶　肝左叶　肝门静脉　肝固有动脉　下腔静脉　肝尾叶　静脉韧带）

出肝后立即注入下腔静脉，故临床上常称此处为第二肝门。肝的脏面借"H"形沟分为四叶：左纵沟以左为左叶，右纵沟以右为右叶，两纵沟之间，肝门前方称方叶，后方称尾叶。

肝前缘，又称下缘，是肝的膈面与脏面的分界线，薄而锐利。肝后缘厚且钝圆，朝向脊柱。

（二）肝的位置与毗邻

肝位于腹腔内，大部分位于右季肋区和腹上区，小部分位于左季肋区。肝上界与膈穹隆一致，在右锁骨中线平第5肋，前正中线平胸骨体下端，左锁骨中线平第5肋间隙。肝下界与右肋弓一致，在腹上区可达剑突下约3cm。故成人在体检时，右肋弓下缘触及不到肝。但7岁以下的儿童，肝的下界可超过右肋弓下缘，但不会超过2cm。肝随呼吸上下移动，平静呼吸时肝可上下移动2～3cm。

肝的上面为膈，左叶上方隔着膈邻心包和心脏，右叶上方隔着膈邻右肺和右胸膜腔。肝的脏面，左叶邻胃前壁，后上方邻食管的腹部；右叶前面邻结肠右曲，中部邻接十二指肠，后部与右肾及右肾上腺相邻；方叶下接胃幽门。

（三）肝的微细结构

肝表面覆以致密结缔组织被膜，在肝门处结缔组织随肝管、血管和神经的分支深入肝实质内，把肝实质分成50万～100万个肝小叶。肝小叶之间各种管道密集的部位为门管区。

1.肝小叶（hepatic lobule） 是肝的基本结构和功能单位，呈多面棱柱体，高约2mm，宽约1mm。人的肝小叶之间结缔组织较少，故小叶分界不清，常连成一片。每个肝小叶中央有一条贯穿全长的中央静脉，肝板、肝血窦、窦周隙和胆小管以中央静脉为中轴呈放射状排列，共同构成肝小叶的复杂立体结构（图4-35、图4-36）。

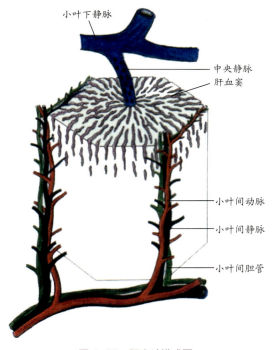

小叶下静脉
中央静脉
肝血窦
小叶间动脉
小叶间静脉
小叶间胆管

图4-35 肝小叶模式图

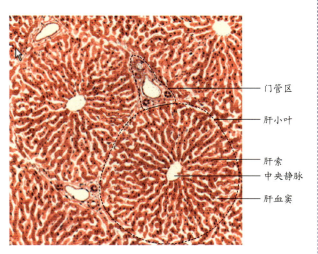

门管区
肝小叶
肝索
中央静脉
肝血窦

图4-36 肝小叶与门管区微细结构（高倍）

（1）中央静脉：位于肝小叶中央，管壁不完整，有肝血窦通向中央静脉的开口。

（2）肝板：肝细胞单层排列，以中央静脉为中心，呈放射状排列，形成有孔的板状结构，称为肝板。相连肝板吻合连结成网状，在肝切片中，肝板呈索状，又称肝索。

肝细胞（hepatocyte）是构成肝实质的主要成分。肝细胞体积较大，直径20～30μm，呈多面体形，核大而圆，位于细胞中央，核仁明显，可见双核。胞质嗜酸性，含有散在的嗜碱性物质。电镜下可见肝细胞内含有丰富的细胞器，这与肝细胞功能的多样性有关：粗面内质网和核糖体能合成多种血浆蛋白；滑面内质网能合成胆汁，参与脂类、糖和激素的代谢；高尔基复合体与肝细胞的分泌活动有关。此外，肝细胞还富含线粒体、溶酶体、过氧化物酶以及糖原、脂滴等内含物。

（3）肝血窦：位于肝板之间的不规则腔隙（图4-37）。肝血窦壁由有孔内皮细胞构成，内皮细胞之间的间隙较大，缺少基膜，通透性较大。血液从肝小叶的周边经肝血窦缓慢流向中央，使肝细胞与血浆之间进行充分的物质交换，后汇入中央静脉。肝血窦内还有散在的肝巨噬细胞，又称Kupffer细胞，体积较大，形状不规则，可吞噬血液中的异物和衰老的红细胞。

（4）窦周隙：又称Disse腔，是肝血窦壁内皮细胞与肝细胞之间的狭小间隙，宽约0.4 μm，光镜下难以辨认，电镜下可见其内充满从肝血窦内渗出的血浆，肝细胞的微绒毛伸入并浸入其中（图4-38）。窦周隙是肝细胞与肝血窦内血液之间进行物质交换的场所。此外，窦周隙内还有散在的贮脂细胞，形状不规则，其胞质中含大小不等的脂滴，有储存脂肪和维生素A的功能。

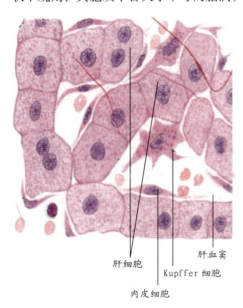

图4-37　肝索与肝血窦模式图

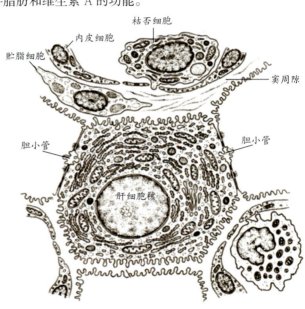

图4-38　肝血窦、窦周隙和胆小管关系模式图

（5）胆小管：由相连肝细胞膜局部内陷形成的微细管道（图4-39）。在胆小管两侧相邻肝细胞之前形成紧密连接，封闭胆小管腔，可阻止胆小管内容物胆汁外溢入窦周隙。肝细胞分泌的胆汁直接流入胆小管，胆汁循胆小管从肝小叶中央流向肝小叶的周边，汇入小叶间胆管。当肝的某些病变如黄疸型肝炎或胆道阻塞，引起紧密连接破坏时，胆汁易入窦周隙，进入血液内，形成黄疸。

2.门管区　相连肝小叶之间呈三角形或椭圆形的结缔组织小区，其内有小叶间动脉、小叶间静脉和小叶间胆管（图4-40）。小叶间动脉是肝动脉的分支，管腔小、管壁厚；小叶间静脉是门静脉的属支，管腔较大而不规则，管壁薄。小叶间胆管管壁为单层立方上皮，向肝门方向汇集形成左、右肝管出肝。

（四）肝内的血液循环

肝有两套血管，即肝门静脉和肝固有动脉。肝门静脉是肝的功能性血管，将胃肠吸收的营养物质送入肝内供肝细胞代谢和转化；肝固有动脉中的动脉血氧含量高，是肝的营养性血管。血液在肝内的循环途径如下：

$$\left.\begin{array}{l}\text{肝门静脉}\rightarrow\text{小叶间静脉} \\ \text{肝固有动脉}\rightarrow\text{小叶间动脉}\end{array}\right\}\text{肝血窦}\rightarrow\text{中央静脉}\rightarrow\text{小叶下静脉}\rightarrow\text{肝静脉}\rightarrow\text{下腔静脉}$$

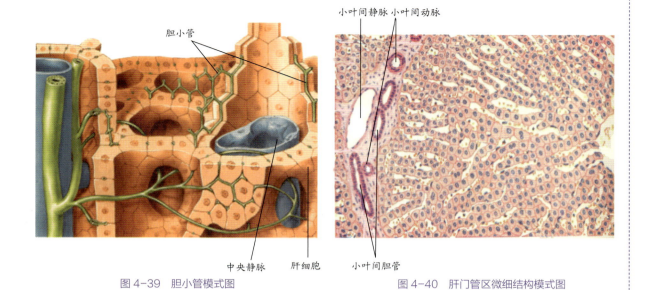

图 4-39 胆小管模式图　　　　图 4-40 肝门管区微细结构模式图

（五）胆囊和输胆管道

1.胆囊（gallbladder）　位于右季肋区肝右叶下方的胆囊窝内，借结缔组织与肝相连，易于分离，下面游离，有腹膜覆盖。胆囊是储存和浓缩胆汁的器官，容积为 40 ～ 60 mL。

胆囊呈梨形，分底、体、颈、管 4 部（图 4-41）：前部钝圆，称为胆囊底，中间的大部分称胆囊体；后端变细称为胆囊颈，颈向左上移行为胆囊管。胆囊底常在肝前缘露出贴于腹前壁，其体表投影位于右锁骨中线与右肋弓交点稍下方，胆囊发炎时此处有明显压痛。胆囊内面衬有黏膜，其中胆囊颈和胆囊管的黏膜呈螺旋突入管腔形成螺旋襞，可控制胆汁的进出。

胆囊管、肝总管和肝的脏面共同围成的三角形区域，称为胆囊三角（Calot 三角），内有胆囊动脉通过，是手术中寻找胆囊动脉的标志（图 4-42）。

胆囊与输胆管道

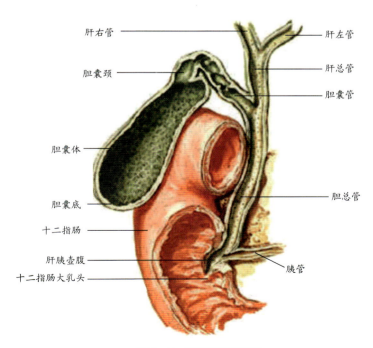

图 4-41 胆囊及肝外胆道

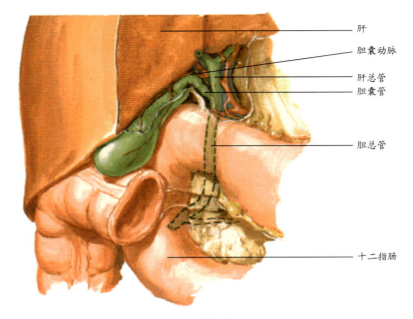

图 4-42　胆囊三角

2.输胆管道　简称胆道,是将肝细胞分泌的胆汁输送入十二指肠的管道,可分为肝内和肝外两部分。肝内部分包括胆小管和小叶间胆管,肝外部分由肝左右管、肝总管和胆总管构成。肝内胆小管先合成小叶间胆管,再逐渐汇合成左、右肝管,出肝门后合成肝总管,肝总管下行与胆囊管汇合形成胆总管。

胆总管（common bile duct）长 4 ~ 8 cm,直径 0.3 ~ 0.6 cm,于肝十二指肠韧带内下降,经十二指肠上部的后方,下行至胰头与十二指肠降部之间,斜穿十二指肠降部的后内侧壁,在此处与胰管汇合,形成膨大的肝胰壶腹（Vater 壶腹）,开口于十二指肠大乳头。肝胰壶腹周围,环形平滑肌增厚形成肝胰壶腹括约肌（Oddi 括约肌）,可控制胆汁和胰液的排出。平时肝胰壶腹括约肌收缩,肝细胞分泌的胆汁经输胆管道储存在胆囊,当进食后,特别是高脂肪食物,刺激胆囊,引起肝胰壶腹括约肌舒张,使胆汁经胆囊管、胆总管排入十二指肠。

胆汁的分泌和排出途径如下:

肝细胞分泌胆汁 → 胆小管 → 小叶间胆管 → 左、右肝管 → 肝总管 → 胆总管 → 十二指肠
　　　　　　　　　　　　　　　　　　　　　　　　　　　　　　　　↑　↓
　　　　　　　　　　　　　　　　　　　　　　　　　　　　　　胆囊管 ⇄ 胆囊

胆汁的排出

二、胰

胰（pancreas）是人体第二大消化腺,有内、外分泌部。内分泌部即胰岛,主要分泌胰岛素,参与调节糖代谢;外分泌部分泌胰腺,内含多种消化酶。

（一）胰的位置、形态及分部

胰位于腹上区和左季肋区,胃的后方,横贴腹后壁,平对第 1 ~ 2 腰椎体,其前面有腹膜。胰呈三棱形,质软,色灰红,全长 17 ~ 20 cm,重 82 ~ 117 g,分头、体、尾三部。胰头较膨大,位于第 2 腰椎右侧,被十二指肠环抱,胰头后面邻胆总管和肝门静脉,胰头肿瘤可压迫上述二结构,出现黄疸、腹水、脾肿大等症状。胰体为胰的中间大部,横越第 1、2 腰椎前方。胰尾较细,向左上方伸向脾门。

胰的实质内,有一条自胰尾沿胰的长轴右行贯穿全长的管道,称为胰管。胰管穿十二指肠降部内侧壁与胆总管汇合形成肝胰壶腹,开口于十二指肠大乳头,从而将胰液流入十二指肠肠腔。

由于胰的位置较深，前方有胃、横结肠和大网膜等遮盖，故胰病变时，早期腹壁体征常不明显，从而增加了诊断的难度。

（二）胰的微细结构

胰表面有薄层结缔组织被膜，结缔组织深入实质内，将其分隔成许多小叶。胰实质由外分泌部和内分泌部构成。

1.外分泌部　由腺泡和导管构成，占胰的大部分。腺泡由浆液性腺细胞构成，该腺细胞呈锥体形，核圆形，位于基底部，分泌的多种消化酶是重要的消化液。导管起始于腺泡腔，管壁为单层扁平或立方上皮，逐级汇合形成胰管（图4-43）。

2.内分泌部　即胰岛（pancreatic islet），散在分布于腺泡之间，是由内分泌细胞组成的细胞团。细胞呈索状排列，细胞之间有丰富的毛细血管。胰岛细胞主要有4种：

（1）A细胞：又称 α 细胞，约占20%，分布于胰岛周边。分泌胰高血糖素，能促进糖原分解，使血糖升高。

（2）B细胞：又称 β 细胞，数量最多，约占70%，多位于胰岛中心。分泌胰岛素，促进血糖合成糖原，降低血糖。

（3）D细胞：数量少，约占5%，分布于A、B细胞之间，分泌生长抑素，可调节A、B细胞的分泌功能。

（4）PP细胞：数量最少，分泌胰多肽，抑制胃肠运动、胰液分泌及胆囊收缩等作用。

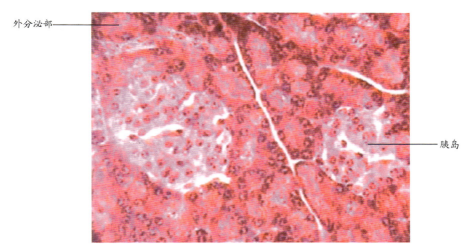

外分泌部

胰岛

图4-43　胰腺微细结构

🖱 **知识拓展**

糖尿病

糖尿病是胰岛素分泌缺陷和（或）作用障碍所致的以高血糖为特征的代谢性疾病。从胰岛B细胞合成和分泌胰岛素，经血液循环到达各组织器官的靶细胞，与特异受体结合，引发细胞内物质代谢效应，在这整个过程中任何一个环节发生变异，均可导致糖尿病的发生。糖尿病主要包括1型和2型，并发症可致失明、截肢、肾衰、心脑血管疾病等。

第三节　腹膜

 预习任务

1. 说出腹膜和腹膜腔的概念。
2. 说出腹膜与脏器的关系。
3. 简述腹膜形成的结构。
4. 男、女性腹膜腔最低点分别是什么？其临床意义是什么？
5. 说出网膜的组成及结构特点。

一、腹膜与腹膜腔

腹膜（peritoneum）为覆盖于腹、盆腔壁内表面和腹、盆腔脏器表面的一层薄而光滑的浆膜，由间皮和少量结缔组织构成，呈半透明状。

衬于腹、盆腔壁内表面的腹膜，称为壁腹膜（parietal peritoneum）；覆盖于腹、盆腔脏器表面的腹膜，称为脏腹膜（visceral peritoneum）。壁腹膜和脏腹膜相互移行、延续，共同围成不规则的潜在腔隙，称为腹膜腔（peritoneal cavity）。男性腹膜腔是封闭的，女性腹膜腔则借输卵管腹腔口、输卵管、子宫、阴道与外界相通（图4-44）。

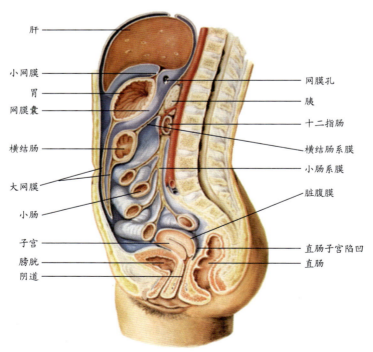

肝
小网膜
胃
网膜囊
横结肠
大网膜
小肠
子宫
膀胱
阴道

网膜孔
胰
十二指肠
横结肠系膜
小肠系膜
脏腹膜
直肠子宫陷凹
直肠

图4-44　腹盆部正中矢状切面（女性）示意图

腹腔和腹膜腔在解剖学上是两个不同的概念。腹腔是指小骨盆上口以上，由腹壁和膈围成的腔；而腹膜腔是指脏腹膜和壁腹膜之间的潜在性腔隙，腔内仅含有少量浆液。实际上，腹膜腔是套在腹腔内的。

腹膜能分泌少量浆液，起润滑作用，可减少脏器间的摩擦。腹膜具有吸收功能，可吸收腹腔内液体和空气，上部腹膜吸收能力比下腹部腹膜强，所以腹腔发炎，形成腹水时，或手术后患者多采取半卧位，以减少有害物质的吸收。此外，腹膜还具有固定、修复和防御等功能。

二、腹膜与脏器的关系

根据脏器被腹膜覆盖范围的大小，可将腹、盆腔脏器分为三类，即腹膜内位器官、间位器官和外位器官（图4-44、图4-45）。

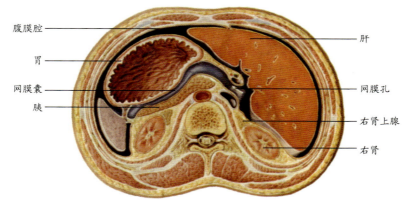

图4-45　腹膜腔通过网膜孔的横断面

（一）腹膜内位器官

腹膜内位器官是指脏器表面全被腹膜覆盖的器官，有胃、十二指肠上部、空肠、回肠、盲肠、阑尾、横结肠、乙状结肠、脾、卵巢和输卵管等。此类器官活动度较大。

（二）腹膜间位器官

腹膜间位器官是指脏器表面大部分被腹膜覆盖的器官，有肝、胆囊、升结肠、降结肠、子宫、充盈的膀胱、直肠上段等。此类器官活动度较小。

（三）腹膜外位器官

腹膜外位器官是指脏器仅有一面被腹膜覆盖的器官，有肾，肾上腺，输尿管，空虚的膀胱，十二指肠降部、水平和升部，直肠中、下段，胰等。此类器官位置较固定，不易活动。

了解脏器与腹膜的关系，具有重要的临床意义。对于腹膜内位器官，手术时必须通过腹膜腔；而对于肾、输尿管等腹膜外位器官，手术时则可不打开腹膜腔，从而避免了腹膜腔的感染或手术后脏器的粘连。

三、腹膜形成的主要结构

（一）网膜

网膜包括小网膜和大网膜（图4-46）。

1. 小网膜（lesser omentum）　是连于肝门至胃小弯和十二指肠上部之间的双侧腹膜结构，分两部：连于肝门至胃小弯之间的肝胃韧带（hepatogastric ligament），内有胃左、右血管，淋巴结，神经等；连于肝门至十二指肠上部的肝十二指肠韧带（hepatoduodenal ligament），内有肝固有动脉、胆总管和肝门静脉。小网膜右缘游离，其后面是网膜孔（omental foramen），经此孔可进入网膜囊。

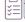

2.大网膜(greater omentum) 连于胃大弯与横结肠之间,呈围裙状,覆盖于横结肠和空回肠的前方,为4层腹膜结构。胃前、后壁的脏腹膜自胃大弯和十二指肠上部向下形成大网膜的前两层,后下垂至脐平面稍下方返折向上形成大网膜的后两层,包绕横结肠,移行为横结肠系膜。大网膜含有丰富的血管、脂肪和巨噬细胞,后者有重要的防御功能。大网膜的下部可以移动,当腹膜腔发生炎症(如阑尾炎)时,大网膜可向病灶部位移动并包绕病灶以防止炎症扩散蔓延。小儿的大网膜较短,因此当阑尾炎或下腹部其他器官病变尤其是穿孔时,病灶不易被大网膜包裹局限,常导致弥漫性腹膜炎。

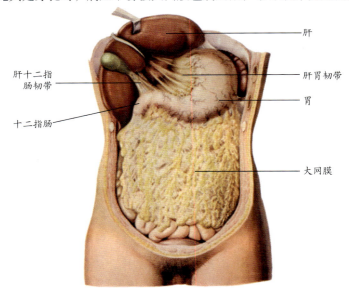

肝

肝十二指
肠韧带

肝胃韧带

十二指肠

胃

大网膜

图 4-46 网膜

3.网膜囊和网膜孔 网膜囊(omental bursa)是位于胃和小网膜后方的扁窄间隙,又称小腹膜腔。网膜囊以外的腹膜腔称为大腹膜腔。网膜囊的前壁是小网膜、胃后壁的腹膜和大网膜的前两层;后壁是左肾上腺、左肾和胰的腹膜、横结肠系膜、横结肠和大网膜的后两层。网膜囊的右侧为网膜孔,是网膜囊与大腹膜腔的唯一通道。网膜孔约在第12胸椎至第2腰椎体的前方,可容成人1~2指通过,手术时可经网膜孔指诊探查胆道。

网膜囊位置较深,当胃后壁穿孔或发生某些炎症时,可导致网膜囊内积液(脓),早期常积于囊内,晚期可经网膜孔流出、扩散。

(二)系膜

系膜是将肠管连于腹后壁的双层腹膜结构,内有出入肠管的血管、神经及淋巴管。主要的系膜有肠系膜、阑尾系膜、横结肠系膜和乙状结肠系膜等。

1.肠系膜 指将空、回肠连于腹后壁的双层腹膜结构,呈扇形,连于腹后壁的部分称为系膜根,长约15cm,起自第2腰椎左侧,斜向右下,止于右骶髂关节的前方。系膜长而宽阔,使空、回肠的活动度较大,易发生肠扭转、肠套叠等急腹症。

2.阑尾系膜(mesoappendix) 将阑尾连于肠系膜的下端,呈三角形,其游离缘有阑尾的血管、神经和淋巴管,故阑尾切除术时,应从阑尾系膜游离缘进行血管的结扎。

3.横结肠系膜(transverse mesocolon) 是将横结肠连于腹后壁的横行双层腹膜结构,其根部起自结肠右曲,止于结肠左曲,其内有中结肠血管、神经和淋巴管。

4.乙状结肠系膜(sigmoid mesocolon) 是将乙状结肠连于左下腹盆壁的双层腹膜结构,其根部附着于左髂窝和骨盆左后壁。该系膜较长,故乙状结肠活动度较大,易发生肠扭转致肠梗阻,其内有血管、神经和淋巴管等。

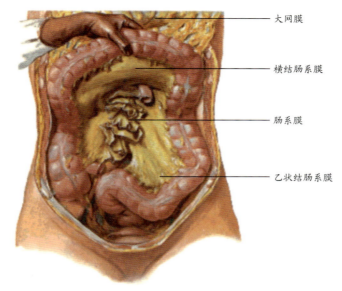

大网膜

横结肠系膜

肠系膜

乙状结肠系膜

图 4-47　系膜

（三）韧带

韧带是腹膜在腹、盆腔脏器之间或脏器与腹、盆腔壁之间移行形成的结构，多数为双层腹膜，少数为单层，对脏器有固定作用。

1. 肝的韧带　有镰状韧带、冠状韧带、肝胃韧带、肝十二指肠韧带、左右三角韧带等。其中，镰状韧带呈矢状位，是位于膈穹隆下方与肝上面之间的双层腹膜结构，下缘游离，内含肝圆韧带。冠状韧带呈冠状位，由前、后两层腹膜构成，前层向前移行为镰状韧带。

2. 脾的韧带　主要包括胃脾韧带和脾肾韧带。胃脾韧带是连于胃底和脾门之间的双层腹膜结构，内含胃短血管和胃网膜左血管等。脾肾韧带是连于脾门和左肾前面的双层腹膜结构，内含脾血管、胰尾等。

（四）隐窝和陷凹

覆盖腹、盆腔脏器的腹膜在脏器之间移行返折形成的腹膜凹陷称为隐窝，较大的隐窝称为陷凹。

肝肾隐窝（hepatorenal recess）位于肝右叶与右肾之间，在仰卧位时是腹膜腔的最低部位，腹膜腔内的积液易聚于此。

陷凹主要位于盆腔内。男性位于膀胱与直肠之间的陷凹，称为直肠膀胱陷凹（rectovesical pouch）；女性位于膀胱与子宫之间的陷凹，称为膀胱子宫陷凹（vesicouterine pouch），位于直肠与子宫之间的陷凹称为直肠子宫陷凹（rectouterine pouch），又称 Douglas 腔。站立位或坐位时，男性直肠膀胱陷凹和女性的直肠子宫陷凹是腹膜腔的最低部位，腹腔内的积液多聚于此。

 小　结

消化系统由消化管和消化腺组成。临床上以十二指肠为界把消化管分为上消化道和下消化道。上消化道是从口腔到十二指肠之间的一段消化道，下消化道是指空肠以下的消化道。消化管壁的一般结构由内而外依次是黏膜、黏膜下层、肌层和外膜。

口腔是消化管的起始部，内有牙、舌、涎腺等器官。临床上运用牙式来标识被检查者牙的位置。舌是肌性器官，分舌背和舌下面，舌背有四种舌乳头，舌下面有舌系带、舌下阜、舌下襞等结构。舌肌中的颏舌肌是舌外肌，两侧收缩使舌前伸，单侧收缩，舌尖伸向对侧。口腔中的大涎腺有三对，最大一对是腮腺，其导管开口于平上颌第2磨牙的颊黏膜处。咽峡是口腔与咽的分界。咽是消化道和呼吸道共同的通道，以软腭和会厌上缘为界，分为鼻咽、口咽和喉咽。食管于第6颈椎椎体下缘与咽相续，有三处生理狭窄，是食物易滞留、食管癌好发的部位，临床上进行食管内插管时，需要注意这三处狭窄。胃是消化管中最膨大的部分，形态上有两口、两弯、两壁和两缘，并可分为四部。入口为贲门，出口为幽门，两弯是指胃大弯和胃小弯，四部为贲门部、胃底、胃体和幽门部。胃溃疡和胃癌多发生于幽门窦近胃小弯处。胃壁的上皮陷入固有层形成胃腺，分布于胃底和胃体的为胃底腺，是胃黏膜中数量最多、功能最重要的腺体，壁细胞和主细胞是其主要构成。壁细胞可分泌盐酸和内因子，而主细胞可分泌胃蛋白酶原，在盐酸刺激下转化为有活性的胃蛋白酶。小肠是消化管中最长的一段，是消化和吸收食物最主要的部位，分十二指肠、空肠和回肠三部。小肠壁的皱襞、绒毛和微绒毛结构使小肠的表面积扩大约600倍，有利于小肠的吸收功能，另外小肠腺分泌的肠液含有多种消化酶也有利于其消化、吸收。大肠起自回肠、止于肛门。结肠袋、结肠带和肠脂垂是其区别于小肠的特征性结构。大肠分盲肠、阑尾、结肠、直肠和肛管。回肠末端开口于盲肠形成回盲瓣。阑尾根部位置固定，为三条结肠带的汇集点，其体表投影通常在脐与右髂前上棘连线中、外1/3交点处，称为McBurney点，患急性阑尾炎时此处附近有明显按压痛和反跳痛。结肠分升结肠、横结肠、降结肠和乙状结肠四部，并有肝曲和脾曲两曲。直肠并不直，有骶曲和会阴曲，腔面内有三个直肠横襞，中间的大而明显，位置固定，可作为直肠镜检时的定位标志。肛管内肛柱下端与肛瓣边缘形成的齿状线，是肛管内黏膜与皮肤的分界线。

　　消化腺主要有肝和胰腺。肝是人体最大的消化腺，分膈面和脏面。肝的膈面以镰状韧带为界分为肝左叶和肝右叶。肝的脏面有"H"形的沟，由左纵沟、右纵沟和中央横沟构成，其中横沟为肝门，有肝管、肝固有动脉、肝门静脉、神经、淋巴管等出入。这些结构被结缔组织包绕构成肝蒂。肝有前、后两缘，前缘锋利、后缘圆钝。成人肝下界即肝下缘，与右肋弓一致，中部超出剑突下3 cm。肝组织是由肝小叶和门管区构成，肝小叶是肝的基本结构和功能单位，有中央静脉、肝板、肝血窦、窦周隙和胆小管等结构。门管区内有小叶间动脉、小叶间胆管、小叶间静脉等结构。肝细胞分泌胆汁，空腹时经胆道运送至胆囊储存和浓缩，进食时胆囊释放胆汁，由胆总管运送至肝胰壶腹，最终通过十二指肠大乳头进入十二指肠肠腔。胰腺是人体的第二大消化腺，胰腺组织由外分泌部和内分泌部构成，其中内分泌部称为胰岛，数量最多的胰岛B细胞可分泌胰岛素，降低血糖。

　　腹膜覆盖于腹、盆腔壁和腹、盆腔脏器表面，分壁腹膜和脏腹膜，两者相互移行形成腹膜腔。根据脏器覆盖腹膜范围的大小，腹、盆腔脏器可分为腹膜内位器官、间位器官和外位器官。腹膜形成网膜、系膜、韧带、隐窝和陷凹等结构，这些结构不仅对器官起着连结和固定的作用，也是血管、神经等出入脏器的途径。站立或坐位时，男性直肠膀胱陷凹和女性直肠子宫陷凹是腹膜腔的最低部位，故腹膜腔的积液多聚于此。

📝 思考题

一、名词解释

　　肩胛线　上消化道　下消化道　咽峡　十二指肠大乳头　齿状线　肝门　胆囊三角
腹膜　腹膜腔

二、问答题

　1. 请说出三对大涎腺的名称及开口部位。

2. 简述咽的位置及分部。

3. 请描述并比较胃和小肠的微细结构特点。

4. 阑尾根部的体表投影在哪里？

5. 说出肝的位置及形态。

6. 试述胆汁的产生及排出途径。

7. 男、女性腹膜形成的陷凹有哪些？其临床意义是什么？

三、单项选择题

1. 下列选项中，属于上消化道的器官是（　　　）。

A. 胃　　　　　　　　　　　　　　B. 空肠

C. 结肠　　　　　　　　　　　　　D. 直肠

2. 下列选项中，舌乳头不具有味觉功能的是（　　　）。

A. 菌状乳头　　　　　　　　　　　B. 丝状乳头

C. 轮廓乳头　　　　　　　　　　　D. 叶状乳头

3. 分泌胃蛋白酶原的是（　　　）。

A. 壁细胞　　　　　　　　　　　　B. 主细胞

C. 内分泌细胞　　　　　　　　　　D. 颈黏液细胞

4. 胆总管与胰管共同开口于（　　　）。

A. 十二指肠上部　　　　　　　　　B. 十二指肠水平部

C. 十二指肠皱襞　　　　　　　　　D. 十二指肠大乳头

5. 下颌下腺和舌下腺导管共同开口于（　　　）。

A. 舌系带　　　　　　　　　　　　B. 舌下襞

C. 舌下阜　　　　　　　　　　　　D. 以上都不对

6. 肝巨噬细胞位于（　　　）。

A. 门管区　　　　　　　　　　　　B. 窦周隙

C. 肝血窦　　　　　　　　　　　　D. 肝板

7. 含动脉血和静脉血的是（　　　）。

A. 小叶间动脉　　　　　　　　　　B. 小叶间静脉

C. 门静脉　　　　　　　　　　　　D. 肝血窦

8. 出入肝门的结构，不含（　　　）

A. 门静脉　　　　　　　　　　　　B. 肝静脉

C. 肝固有动脉　　　　　　　　　　D. 肝管

9. 胰岛内，降低血糖浓度的激素是由（　　　）细胞分泌的。

A. A　　　　　　　　　　　　　　B. B

C. C　　　　　　　　　　　　　　D. D

10. 下列选项中，属于腹膜内位器官的是（　　　）。

A. 肾　　　　　　　　　　　　　　B. 阑尾

C. 肝　　　　　　　　　　　　　　D. 子宫

【参考答案】ABBDC CDBBB

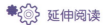

延伸阅读

陈孝平院士——在肝脏禁区谱写生命奇迹

　　陈孝平，1953年6月出生于安徽省阜南县部台乡，1973年大学毕业后，在蚌埠医学院工作，6年后，他又考上了武汉医学院（现在为华中科技大学同济医学院）研究生。当时，肝脏手术是大手术，全国只有武汉医学院招肝脏外科专业研究生。他擅长解剖，专业课考了第一名，师从裘法祖教授。

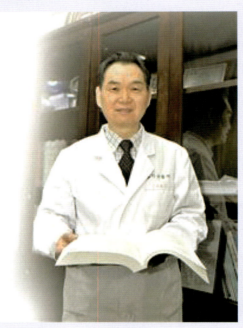

　　1983年以前肝病患者的治疗方法是把病肝整体切除，再移植新肝。但陈孝平率先在全球提出：只切除患者部分肝脏，留出空间用于移植近亲健康肝脏，并立即着手建立世界上第一个辅助性部分肝移植模型。他在狗的身上做实验，第一条狗术后活了60天。而此前采用病肝全部切除后再移植新肝的方法，实验狗最长只活了3天。1985年4月，陈孝平完成博士论文《狗同种异体原位辅助性部分肝移植》，并在武汉国际器官移植学术会议上宣读。后来经过充分论证，他成功将该技术转移到临床。在他从事外科临床和研究的40多年中，陈孝平亲自实行和指导实行各种肝胆胰手术近2万例，其中肝癌近万例，主刀的肝癌患者存活30多年。

　　20世纪90年代初，同济医院肝脏外科还没有重症监护病房，陈孝平就在手术台旁搭了一张床，晚上睡在那里，随时观察患者的情况，随时抢救治疗。"只有病人安全了，我才能放心离开。"他说。

　　"刀尖上的舞者""在肝脏手术禁区谱写生命奇迹""厚德至善，大医精诚"……这些都是人们对陈孝平院士的评价。2016年，他荣获湖北省科技突出贡献奖。

　　陈孝平院士勇于科学探索的精神和"医者仁心"的素养值得我们学习。

（李宇婷）

第五章

呼吸系统

病例导学

患儿，男，2岁，半小时前，在边吃东西边玩时，突然出现哭闹、阵发性高声呛咳、明显喘鸣、面色紫绀、呼吸困难，继而窒息、神志不清和昏迷。

请思考

1. 患儿出现呼吸困难的原因是什么？
2. 如果手术，应该重点检查哪个部位？为什么？

呼吸系统（respiratory system）的主要功能是从外界吸入氧，呼出二氧化碳，进行气体交换，它由呼吸道和肺两部分组成（图5-1）。呼吸道是通气管道，包括鼻、咽、喉、气管和各级支气管。临床上把鼻、咽、喉称为上呼吸道，把气管和支气管称为下呼吸道。肺是气体交换器官，由肺实质以及肺间质组成。此外鼻除呼吸功能外，还是嗅觉器官；喉兼有发音功能。

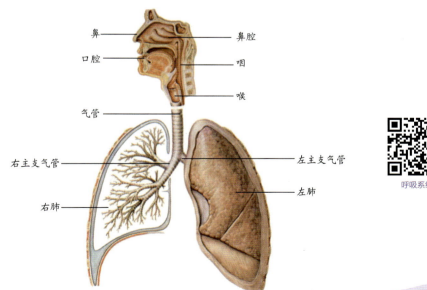

鼻————鼻腔

口腔————咽

————喉

气管

右主支气管————左主支气管

————左肺

右肺

呼吸系统

图5-1　呼吸系统

第一节　呼吸道

一、鼻

鼻（nose）是呼吸道的起始部，可分为外鼻、鼻腔和鼻旁窦三部分。

（一）外鼻

外鼻（external nose）位于面部中央，呈锥体形，以鼻骨和鼻软骨为支架，外覆皮肤和少量皮下组织，内覆黏膜。外鼻上端位于两眼之间的狭窄部分称为鼻根，中部隆起部分称为鼻背，下端最突出部称为鼻尖，鼻尖两侧的弧状隆起称为鼻翼，该部只有软骨作支架，呼吸困难时，可见鼻翼扇动。鼻翼下缘的开孔称为鼻孔（图 5-2），是气体进出呼吸道的门户。从鼻翼向外下方到口角的浅沟称为鼻唇沟。鼻翼与鼻尖处皮肤较厚，富含皮脂腺和汗腺，易发生疖肿和痤疮。

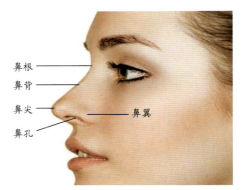

图 5-2　外鼻结构

（二）鼻腔

鼻腔（nasal cavity）以骨和软骨作基础，内面覆以黏膜和皮肤。鼻腔以鼻孔通外界，向后经鼻后孔通咽。鼻腔由位于正中矢状面的鼻中隔（nasal septum）分为左、右两腔。每侧鼻腔均分为前下部的鼻前庭和后部的固有鼻腔。

1. 鼻前庭（nasal vestibule）　鼻腔前下方由鼻翼包绕的空腔部分称为鼻前庭，由皮肤覆盖，生有鼻毛，可过滤和净化空气。该部与深部皮下组织和软骨膜连接紧密，容易发生鼻疖，局部肿胀压迫神经末梢，造成较剧烈疼痛。

2. 固有鼻腔（proper nasal cavity）　是鼻腔的主要部分，位于鼻腔的后上部，由骨性鼻腔覆以黏膜构成。左、右鼻腔由鼻中隔隔开，鼻中隔由筛骨垂直板、犁骨、鼻中隔软骨部组成，常偏向一侧（图 5-3）。其前下部黏膜内毛细血管丰富，易受外伤或干燥空气刺激而破裂出血，称为易出血区（Little 区）。

固有鼻腔的外侧壁自上而下有上鼻甲、中鼻甲和下鼻甲，各鼻甲下方的间隙分别称为上鼻道、中鼻道和下鼻道。上鼻甲后上方的凹陷称为蝶筛隐窝（图 5-4）。上、中鼻道以及蝶筛隐窝均有鼻旁窦的开口，下鼻道的前端有鼻泪管开口。鼻腔顶壁的上方为颅前窝，当颅前窝骨折时，脑脊液或血液可由鼻腔流出。

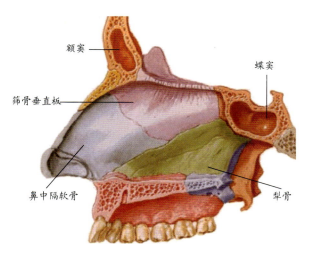

图 5-3　鼻中隔结构

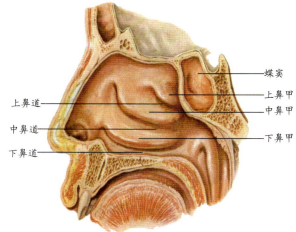

图 5-4　固有鼻腔外侧壁结构

固有鼻腔黏膜按生理功能分为嗅部和呼吸部。嗅区（olfactory region）位于上鼻甲和相对的鼻中隔上部及二者上方鼻腔顶部的区域，活体的嗅黏膜较薄，呈淡黄色或苍白色，有嗅觉功能。呼吸区（respiratory region）指嗅部以外的黏膜，呈淡红色，富含毛细血管、静脉丛和混合腺，起加温和润湿空气、润滑鼻黏膜、黏着细菌和异物等作用。

🖱 知识拓展

鼻出血的紧急处理

对于出血量少的鼻出血，采取的简单处理办法是指压止血，方法是：坐正直，头部微微向前倾，注意不能仰头，用手向中间捏紧两侧鼻翼，保持 10 分钟以上。用口呼吸，同时可将冰块或湿冷毛巾敷于额头或鼻梁上方促使血管收缩，加速止血。若血流到口腔内，应吐出，千万不要吞下，以免引起胃部不适。如处理无效应尽快就医。注意不要仰卧、仰头，这样会使鼻血顺着咽喉壁流入食管或胃部，造成恶心呕吐，或者流入气管，引起窒息。也不要塞纸巾，容易造成感染，产生炎症。

（三）鼻旁窦

鼻旁窦（paranasal sinus）是位于鼻腔周围颅骨内的含气空腔，内衬黏膜，能调节吸入空气的温度和湿度，且对发音产生共鸣（图 5-3、图 5-5）。

鼻旁窦共有 4 对，即上颌窦、额窦、筛窦和蝶窦，分别位于同名的颅骨内。鼻旁窦均开口于鼻腔，上颌窦、额窦和筛窦前、中群开口于中鼻道，筛窦后群开口于上鼻道；蝶窦开口于蝶筛隐窝。由于各鼻旁窦黏膜与鼻腔黏膜相延续，故当鼻腔黏膜有炎症时，常引起鼻旁窦炎。上颌窦是鼻旁窦中最大的一对，窦底与牙根仅隔薄层骨质或仅隔黏膜，故牙根感染常波及窦内。上颌窦开口位于内侧壁最高处，此口位置明显高于窦底，故上颌窦炎症化脓时，若引流不畅，常导致慢性上颌窦炎。

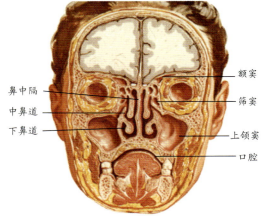

图 5-5　头部（鼻腔）冠状切面结构

鼻旁窦开口

二、喉

喉（larynx）既是呼吸道，又是发音器官。喉以软骨为基础，借关节、韧带和周围肌肉连接而成，内面被覆黏膜。喉位于颈前正中，成年人的喉平对第 4～6 颈椎椎体。喉的活动性大，可随吞咽和发音而上下移动，也可随头部转动而左右移动。喉上界为会厌上缘，借甲状舌骨膜与舌骨相连；下界达环状软骨下缘接气管；前面被皮肤、颈筋膜、舌骨下肌群覆盖；后紧邻咽，两侧为大血管、神经及甲状腺侧叶。

（一）喉软骨

喉软骨构成喉的支架，包括单块的会厌软骨、甲状软骨、环状软骨和成对的杓状软骨（图 5-6）。

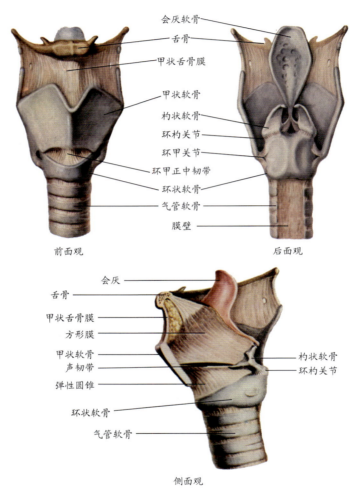

图 5-6 喉软骨及连结

1. 甲状软骨（thyroid cartilage） 是喉软骨中最大的一块，位于舌骨下方，构成喉的前外侧壁。由左、右对称的方形软骨板构成，两软骨板前缘在中线相互融合构成前角。前角上端向前方突起称为喉结，成年男性特别明显，是颈部的重要体表标志。两块软骨板的后缘游离，彼此分开，向上、下各有一对突起，分别称为上角和下角，上角借韧带与舌骨大角相连，下角与环状软骨构成环甲关节。

2. 环状软骨（cricoid cartilage） 位于甲状软骨下方，形似指环，前部低窄，称为环状软骨弓，平对第 6 颈椎高度；后部高宽，称为环状软骨板。环状软骨上连甲状软骨，下接气管，是喉软骨中唯一完整呈环形的软骨，对维持呼吸道通畅有重要作用，损伤后易造成喉狭窄。

3. 会厌软骨（epiglottic cartilage） 形似树叶，上端宽阔，游离于喉口上方，下端缩细，借韧带附

喉的软骨

着于甲状软骨前角的后面。会厌软骨表面覆以黏膜构成会厌。当吞咽时，喉上提，会厌盖住喉口，防止食物和唾液误入喉腔。

4. 杓状软骨（arytenoid cartilage）　左右各一，位于环状软骨上缘两侧，形似三棱锥体，可分为尖、底和二突。杓状软骨尖向上，底朝下，与环状软骨板上缘关节面构成环杓关节，由底向前伸出的突起上有声韧带附着，称为声带突，由底向外侧伸出的突起上有喉肌附着，称为肌突。

（二）喉的连结

喉的连结（图 5-6、图 5-7）包括喉软骨之间以及喉与舌骨和气管之间的连结。

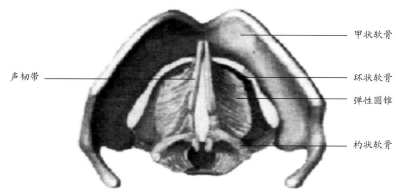

声韧带　　　　　　　　　　　　　　　　　甲状软骨

　　　　　　　　　　　　　　　　　　　　环状软骨

　　　　　　　　　　　　　　　　　　　　弹性圆锥

　　　　　　　　　　　　　　　　　　　　杓状软骨

图 5-7　弹性圆锥上面观

1. 环杓关节（cricoarytenoid joint）　由杓状软骨与环状软骨板上缘的关节面构成。杓状软骨在此关节的垂直轴上做旋转运动，内旋使声带突互相靠近，缩小声门，反之开大声门。

2. 环甲关节（cricothyroid joint）　由甲状软骨下角与环状软骨两侧的关节面构成。甲状软骨在冠状轴上可做前倾和复位运动，从而使声带紧张或松弛。

3. 弹性圆锥（conus elasticus）　为圆锥形的弹力纤维膜，上缘游离，紧张于甲状软骨前角后面中央与杓状软骨声带突出之间，称为声韧带，是声带的基础；下缘附着于环状软骨上缘。弹性圆锥前部较厚，位于甲状软骨下缘和环状软骨弓上缘之间，称为环甲正中韧带，又称环甲膜。此膜位置表浅，当临床遇急性喉阻塞而来不及行气管切开术时，可在此处穿刺或切开进行急救。

4. 甲状舌骨膜（thyrohyoid membrane）　为连于甲状软骨上缘与舌骨之间的一层薄膜。

（三）喉肌

喉肌均为细小的骨骼肌，按其功能可分为两群：一群作用于环杓关节，使声门裂开大或缩小；另一群作用于环甲关节，使声带紧张或松弛。喉肌的运动可控制发声强弱并调节声调高低（图 5-8）。

（四）喉腔

喉腔（laryngeal cavity）上通喉咽，下通气管（图 5-9、图 5-10）。喉腔的上口称为喉口（aditus laryngis），由会厌软骨上缘、杓状会厌襞和杓间切迹围成。喉腔内面覆以黏膜，与咽和气管的黏膜相延续。在喉腔中部有两对自外侧壁突入腔内的呈前后方向的黏膜皱襞，上方一对称为前庭襞，活体呈粉红色，与发声无直接关系；下方一对称为声襞，活体颜色较白，比前庭襞更加突入喉腔。左、右前庭襞间的裂隙称为前庭裂，左右声襞之间的裂隙称为声门裂，是喉腔最狭窄的部位。通常所称的声带由声襞及其襞内的声韧带和声带肌构成，当气流通过时，振动声带而发出声音（图 5-10）。

喉腔可借前庭裂和声门裂分为上、中、下三部分。前庭裂以上的部分称为喉前庭；前庭裂和声门裂之间的部分称为喉中间腔，喉中间腔向两侧突出的囊状间隙称为喉室；声门裂以下的部分称为声门下腔，此区黏膜下组织较疏松，炎症时易引起水肿。婴幼儿喉腔较窄小，喉水肿容易引起喉阻塞，出现呼吸困难。

喉腔

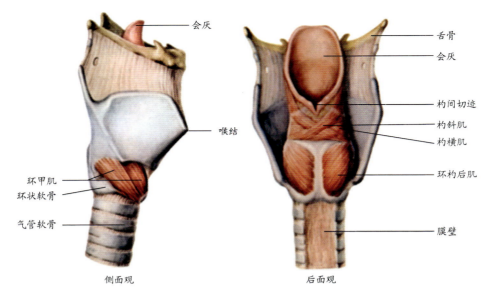

会厌

喉结

环甲肌
环状软骨
气管软骨

侧面观

舌骨
会厌

杓间切迹
杓斜肌
杓横肌

环杓后肌

膜壁

后面观

图 5-8　喉肌

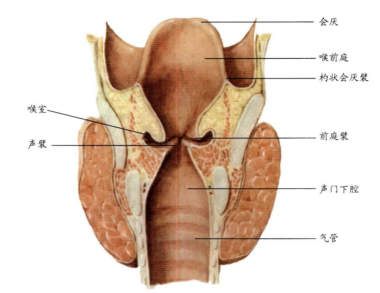

喉室
声襞

会厌
喉前庭
杓状会厌襞

前庭襞

声门下腔

气管

图 5-9　喉腔冠状切面（后面观）

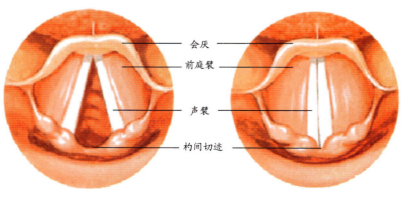

会厌
前庭襞
声襞
杓间切迹

声门开放

声门关闭

图 5-10　声门裂（喉镜检查所见）

知识拓展

急性喉梗阻

　　急性喉梗阻是指喉部或邻近组织出现病变，使喉腔发生较为紧急的变窄或阻塞。患者可能出现呼吸困难、犬吠样咳嗽、喉鸣、声音嘶哑等症状。急性喉梗阻多见于儿童，常由急性喉炎引起，因小儿喉腔小，炎症时黏膜稍微肿胀就可致声门阻塞；又因小儿喉软骨软，咳痰能力差，小儿神经系统不稳定，容易发生喉痉挛，这些特点都使小儿急性喉阻塞发病率高于成人。此外，喉部外伤、异物、肿瘤、过敏等也可致喉梗阻。尤其注意注射青霉素、口服阿司匹林等变态反应引起的喉梗阻。过敏体质者食用虾、蟹等易致敏食物时，如出现缺氧症状，应考虑急性喉梗阻可能性。另外，吃饭时不宜大笑，防止会厌打开，喉口开放而使食物进入呼吸道发生窒息。

三、气管及主支气管

（一）气管

　　气管（trachea）位于食管前方，以14～17个"C"形的气管软骨环为支架，环缺口朝后，由平滑肌、结缔组织封闭和连接各环，形成管道。成人气管长11～13 cm，上端在第6颈椎体下缘平面上接环状软骨，向下入胸腔，至胸骨角平面分为左、右主支气管。分叉处称为气管杈，在气管杈内面，有一向上凸起的半月状嵴，称为气管隆嵴，常偏向左侧，是气管镜检查的定位标志（图5-11）。

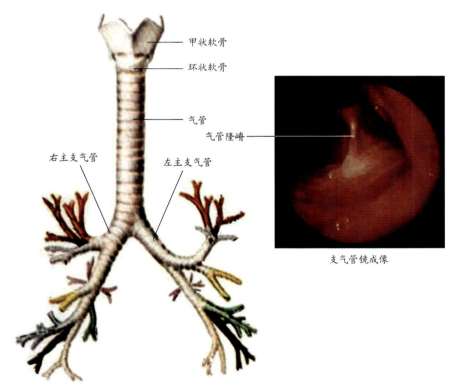

支气管镜成像

图 5-11　气管和支气管

气管及支气管

　　气管依所在部位可分为颈段和胸段。颈段较短，沿颈前正中线下行，在颈静脉切迹处可以触及，常用于临床检查气管位置。胸段较长，位于后纵隔内，其前面与胸骨柄之间有胸腺及大血管，后面全长均与食管紧密相贴。临床上常在第3～5气管软骨环处进行气管切开术。

（二）主支气管

由气管分出的各级分支称为支气管（bronchi）。气管杈分出的一级分支称为左、右主支气管（principal bronchi），是气管杈至肺门之间的管道，斜行入肺门。左主支气管细长，长 4～5 cm，它与气管间夹角较小，走行较水平。右主支气管短粗，长 2～3 cm，它与气管间夹角较大，走行较垂直，故临床上气管异物多坠入右主支气管。

（三）气管及主支气管的微细结构

气管壁由内向外分为黏膜、黏膜下层和外膜（图 5-12）。

1.黏膜　由上皮及固有层构成：上皮为假复层纤毛柱状上皮，杯状细胞多，基膜较厚；固有层由结缔组织构成，含较多弹性纤维、小血管、腺的导管及散在的淋巴组织。

2.黏膜下层　为疏松结缔组织，与固有层和外膜无明显分界，除有血管、淋巴管和神经外，还有较多混合性腺。

3.外膜　较厚，为疏松结缔组织，气管"C"字形软骨环之间以弹性纤维构成的膜状韧带和平滑肌束连接和封闭。咳嗽反射时平滑肌收缩，使气管腔缩小，有助于清除痰液。

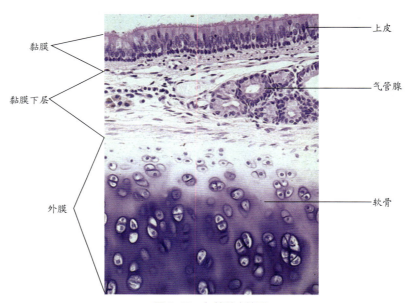

图 5-12　气管壁光镜图

🖱 知识拓展

气管切开术

气管切开术是一种抢救呼吸困难危重病人的急救手术。切开颈段气管前壁，插入金属气管套管和硅胶套管，经气管套管给氧或行机械通气。能解除呼吸道梗阻、呼吸功能失常或下呼吸道分泌物潴留所致的呼吸困难。体表定位时，两侧胸锁乳突肌前缘与颈静脉切迹之间的三角区域为气管切开的安全三角，沿三角的中线切开气管，可避免损伤颈部大血管。

第二节 肺

📋 **预习任务**

1. 说出肺的分叶。
2. 肺实质根据形态和功能分成哪两部分？各部分的组成是什么？
3. 说出气血屏障的概念及构成。
4. 简述肺泡上皮细胞的类型和功能。

一、肺的位置和形态

肺（lung）是进行气体交换的器官，位于胸腔内膈的上方，左、右两肺分居纵隔两侧。因右肺的下面邻有肝，以及心脏位置偏左，故右肺较宽短，左肺较狭长（图5-13）。

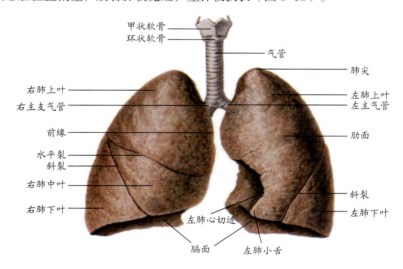

肺的形态

肺的形态

图 5-13 气管、主支气管和肺（前面观）

肺组织呈海绵状，富有弹性，质软而轻，表面覆有脏胸膜，光滑润泽，透过脏胸膜可见多边形的肺小叶轮廓。肺表面颜色随年龄和职业不同而异，幼儿肺呈淡红色，随着年龄的增长，吸入空气中的尘埃沉积于肺内，致使肺的颜色逐渐变为灰色或蓝黑色，吸烟者可呈棕黑色。肺内含有一定量空气，故浮水不沉。而未经呼吸的肺，其内不含空气，质实而重，入水则沉。法医常据此来判断新生儿的死亡时间。

肺形似半圆锥形，有"一尖""一底""二面"和"三缘"。

"一尖"即肺尖，圆钝，由胸廓上口突至颈根部，高出锁骨内侧1/3上方2～3 cm。"一底"即肺底，也称膈面，位于膈肌顶部上面，稍向上凹。"二面"即肋面和内侧面：肋面隆凸，在胸廓内面与肋和肋间肌相邻；内侧面亦称纵隔面，邻贴纵隔，此面中部凹陷处称为肺门，是主支气管、血管、淋巴管和神经等进出之处。这些进出肺门的结构被结缔组织包绕成束，称为肺根。肺的前缘薄而锐，左肺前缘下部有左肺心切迹，切迹下方的舌状突起，称为左肺小舌。肺的后缘圆钝，贴于脊柱两侧。肺的下缘亦较薄锐（图5-14）。

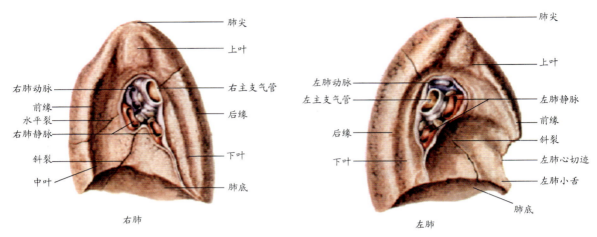

图 5-14　肺的内侧面

左肺被一条斜裂分为上、下二叶。右肺被斜裂和水平裂分为上、中、下三叶。

二、肺内支气管和支气管肺段

左、右主支气管分出肺叶支气管，通过肺门进入肺叶。肺叶支气管在肺叶内再分出肺段支气管，并在肺内反复分支达23～25级，呈树枝状，称为支气管树。每一肺段支气管及其所属的肺组织，称为支气管肺段，简称肺段。各肺段呈圆锥形，尖向肺门，底朝向肺表面。按照肺段支气管的分支和分布，左右肺各分为10个肺段，如图5-15所示。当肺段支气管阻塞时，此段的空气进出受阻。临床上常以肺段为单位进行定位诊断或肺段切除手术。

肺根的结构

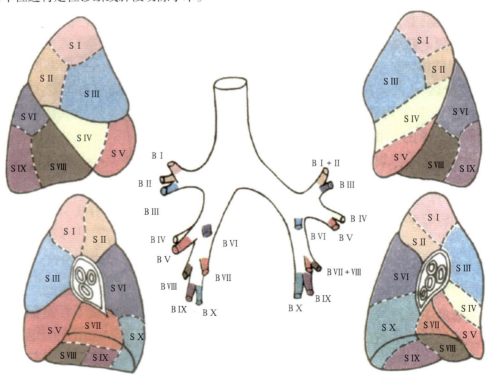

图 5-15　肺段

💿 知识拓展

肺段切除术

　　由于每一肺段均有独立的肺段支气管分布，且相邻肺段间有结缔组织分隔，故仅限于一个肺段内的某些良性病变，可有选择地施行肺段切除术，以最大限度地保留其余功能正常的肺组织。但肺段间的解剖学间隙并不十分明显，剥离肺段时操作难度较大。手术时可先将病灶肺段的肺段支气管钳夹，经麻醉机加压吹气，使其余肺段膨胀以利辨认，并以段间静脉为标志进行分离。

三、肺的微细结构

　　肺表面被覆脏胸膜，深部为结缔组织，由肺实质和肺间质组成。肺实质由肺内各级支气管分支及肺泡组成，肺间质为结缔组织及血管、淋巴管和神经等。

　　主支气管经肺门进入肺叶内，依次分支为肺叶支气管、肺段支气管、小支气管、细支气管、终末细支气管、呼吸性细支气管、肺泡管、肺泡囊和肺泡（图5-16、图5-17）。从肺叶支气管到终末细支气管为肺的导气部，仅有通气作用。从呼吸性细支气管至肺泡有气体交换作用，故称为呼吸部。每一细支气管及其分支和相连的肺泡组成一个肺小叶（pulmonary lobule）。肺小叶呈锥形，直径0.5～2 cm，尖朝肺门，底向肺表面，小叶之间有结缔组织间隔。每叶肺有50～80个肺小叶，炎症仅累及若干肺小叶时为小叶性肺炎。

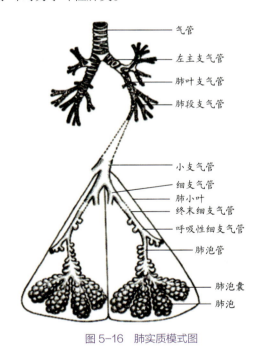

图5-16　肺实质模式图

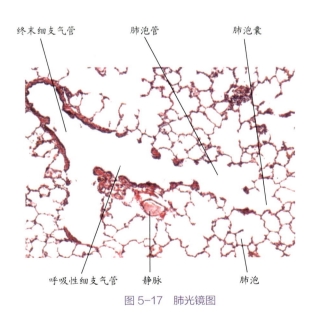

图5-17　肺光镜图

（一）导气部

　　肺导气部是输送气体的管道，无气体交换作用。随着支气管树不断分支，管径变小，管壁变薄，结构渐趋简单。

　　1.肺叶支气管至小支气管　管壁结构与支气管基本相似，但管径渐细，管壁渐薄，管壁三层分界也渐不明显，其结构的主要变化是：假复层纤毛柱状上皮逐渐变薄，杯状细胞和腺体渐少，软骨呈不规则片状，并逐渐减少，平滑肌则相对增多，从分散排列渐成环形肌束环绕管壁。

2.细支气管和终末细支气管

（1）细支气管（bronchiole）内径约 1 mm，上皮由假复层纤毛柱状渐变成单层纤毛柱状上皮，杯状细胞、腺体和软骨片逐渐减少或消失，黏膜常形成皱襞，环行平滑肌则更为明显。

（2）终末细支气管（terminal bronchiole）内径约 0.5 mm，上皮为单层（纤毛）柱状上皮，杯状细胞、腺体和软骨片全部消失，黏膜皱襞也明显，平滑肌形成完整的环行层。

细支气管和终末细支气管的环行平滑肌收缩或舒张，能调节进出肺泡的气流量。正常情况下，吸气时平滑肌松弛，管腔扩大；呼气时，平滑肌收缩，管腔变小。在支气管哮喘等病理情况下，环行平滑肌发生痉挛性收缩，以致呼吸困难。

（二）呼吸部

呼吸部有气体交换功能，依次包括呼吸性细支气管、肺泡管、肺泡囊和肺泡。

（1）呼吸性细支气管（respiratory bronchiole）：肺导气部和呼吸部之间的过渡性管道，管壁不完整，管壁上有少量肺泡相连。

（2）肺泡管（alveolar duct）：呼吸性细支气管的分支，管壁上有大量肺泡开口，在切片上只可见相邻肺泡开口之间的结节状膨大，称为平滑肌小结。

（3）肺泡囊（alveolar sac）：若干肺泡的共同开口处。在肺泡开口处无环行平滑肌，故在切片中的肺泡隔末端无结节状膨大。

（4）肺泡（pulmonary alveolus）：由肺泡上皮及基膜围成的半球形或多面形囊泡，开口于呼吸性细支气管、肺泡管或肺泡囊（图 5-18）。成人有 3 亿～ 4 亿个肺泡，总面积达 100 m²，使肺呈海绵状，是进行气体交换的部位。相邻肺泡之间的组织称肺泡隔。

肺泡及肺泡
的毛细血管

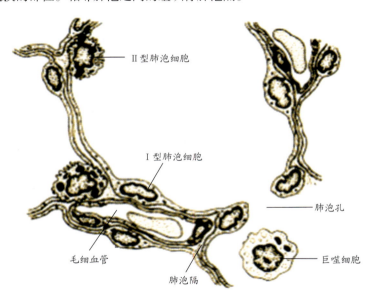

图 5-18　肺泡结构模式图

①肺泡上皮由 I 型肺泡细胞和 II 型肺泡细胞组成。I 型肺泡细胞（type I alveolar cell）覆盖肺泡约 97% 的表面积，细胞扁平，表面较光滑，含核部分略厚，无核部位极薄，仅厚 0.2 μm，有利于气体交换。II 型肺泡细胞（type II alveolar cell）覆盖约 3% 肺泡表面积，是一种分泌细胞，呈立方形或球形，散在嵌于 I 型细胞之间。光镜下可见核圆形，胞质着色浅，呈泡沫状，细胞略凸向肺泡腔。电镜下可见胞质内有较多分泌颗粒。其分泌物呈薄膜状铺展在肺泡上皮表面，称为表面活性物质（surfactant），具有降低肺泡的表面张力、防止肺泡塌陷或过度扩张的作用。

②肺泡隔（alveolar septum）：由相邻肺泡之间的薄层结缔组织构成，属肺间质。肺泡隔内含丰富的毛细血管网、大量弹性纤维及成纤维细胞、巨噬细胞、浆细胞、肥大细胞、淋巴管和神经纤维等（图5-18）。弹性纤维有助于保持肺泡的弹性，老年人弹性纤维退化、炎症等病变可破坏弹性纤维，使肺泡弹性减弱，肺泡渐扩大，导致肺气肿，损害肺的换气功能。肺泡巨噬细胞（alveolar macrophage）是机体防御体系的重要成分之一，具有吞噬吸入的尘粒、细菌或异物的能力。吞噬尘粒后的肺泡巨噬细胞又称为尘细胞，在心力衰竭患者出现肺瘀血时，从毛细血管溢出的大量红细胞被肺巨噬细胞吞噬，此种肺巨噬细胞又称为心力衰竭细胞。

③肺泡孔（alveolar pore）是相邻肺泡之间气体流通的小孔，直径 $10 \sim 15~\mu m$，有平衡肺泡间气压的作用。在某个终末细支气管或呼吸细支气管阻塞时，肺泡孔起侧支通气作用，防止肺泡萎缩。但当肺部感染时，也可使炎症经肺泡孔扩散蔓延。

④气 – 血屏障（blood–air barrier）是肺泡内气体与肺泡隔毛细血管内血液之间进行气体交换所通过的结构，又称呼吸膜（图5-19）。气 – 血屏障包括：肺泡表面液体层、Ⅰ型肺泡细胞与基膜、薄层结缔组织、毛细血管基膜与内皮。气血屏障很薄，利于气体迅速交换。间质性肺炎和矽肺时，肺泡隔结缔组织增生，气 – 血屏障增厚，以致肺气体交换功能障碍。

气 – 血屏障

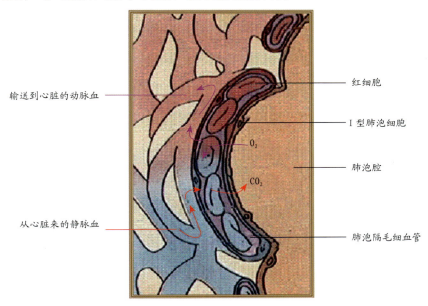

输送到心脏的动脉血 —
红细胞
Ⅰ型肺泡细胞
O_2
肺泡腔
CO_2
从心脏来的静脉血 —
肺泡隔毛细血管

图5-19 气 – 血屏障示意图

气体进出呼吸器官和肺毛细血管的途径如下：

空气 $\xrightarrow[CO_2]{O_2}$ 鼻 ⟷ 咽 ⟷ 喉 ⟷ 气管 ⟷ 主支气管 ⟷ 肺导气部 ⟷ 肺呼吸部 ⟷ 呼吸膜 ⟷ 肺毛细血管

 知识拓展

新生儿呼吸窘迫综合征

新生儿呼吸窘迫综合征又称肺透明膜病，是出生后不久出现的由于缺乏肺泡表面活性物质，呼气末肺泡萎陷引起的进行性加重呼吸窘迫和呼吸衰竭。该病主要见于早产儿，胎龄越小，发病率越高。

第三节　胸膜

 预习任务

　　1. 说出胸膜的定义。

　　2. 说出胸膜腔与胸腔的区别，具体说说胸膜腔的特点。

一、胸膜与胸膜腔的概念

　　胸膜（pleura）是一层薄而光滑的浆膜，分为互相移行的脏、壁两层（图 5-20）。脏胸膜紧贴肺表面，与肺实质紧密结合而不能分离，并深入肺叶间裂内；壁胸膜贴附于胸壁内面、膈上面和纵隔两侧。

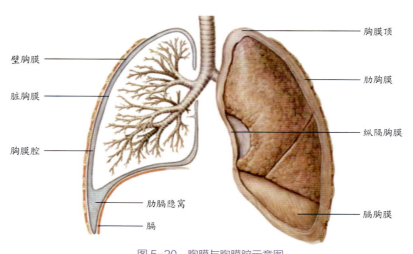

壁胸膜

脏胸膜

胸膜腔

肋膈隐窝

膈

胸膜顶

肋胸膜

纵隔胸膜

膈胸膜

图 5-20　胸膜与胸膜腔示意图

　　胸膜腔（pleural cavity）是由壁胸膜与脏胸膜在肺根处相互移行围成的一个密闭的腔隙。胸膜腔左右各一，互不相通，腔内呈负压状态，有少量浆液，可减少摩擦。由于腔内是负压，脏胸膜和壁胸膜相互贴附在一起，但实际上胸膜腔是两个潜在性的腔隙。

二、胸膜的分部及胸膜隐窝

　　壁胸膜按附着部位不同可分为 4 部分：①胸膜顶，突出胸廓上口达颈根部，覆盖于肺尖上方；②肋胸膜，紧贴胸壁内表面；③膈胸膜，贴于膈的上面；④纵隔胸膜，贴附于纵隔两侧。壁胸膜各部相互转折处的胸膜腔部分，即使在深吸气时肺缘也不能充满其内，这些部分称为胸膜隐窝。其中最重要的是在肋胸膜和膈胸膜相互转折处形成的肋膈隐窝，是胸膜腔的最低部位，胸膜腔积液首先积聚于此处，是临床上施行胸膜腔穿刺抽液的首选部位，同时也是易发生粘连的部位。

三、胸膜与肺的体表投影

壁胸膜各部相互移行之处，形成了胸膜的返折线。胸膜的体表投影就是这些返折线在体表的投影位置，标志着胸膜腔的范围（图5-21）。

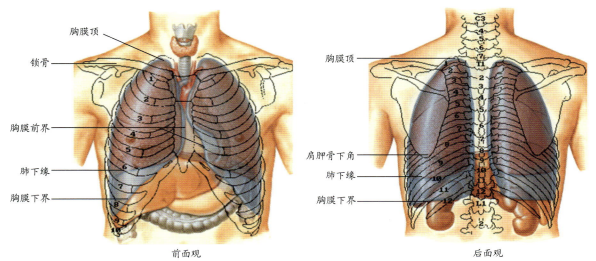

图 5-21　胸膜和肺的体表投影

胸膜前界的体表投影即肋胸膜和纵隔胸膜前缘之间的返折线。两侧均起自胸膜顶，斜向内下方经胸锁关节后方至胸骨柄后面，约在第2胸肋关节水平，左右侧靠拢，并沿中线稍左垂直下行。左侧前返折线在第4肋软骨处弯转向外下，沿胸骨缘附近下行至第6肋软骨后方移行于胸膜下返折线，右侧在第6胸肋关节处右转，移行于胸膜下返折线。由于左、右胸膜前返折线上、下两端彼此分开，所以在胸骨后面形成两个三角形间隙，上方的间隙称为胸腺区，下方的间隙称为心包区。

胸膜下界的体表投影是肋胸膜与膈胸膜的返折线。两侧大致相同，右侧起自第6胸肋关节处，左侧起自第6肋软骨后方，起始后两侧均行向下外方，在锁骨中线与第8肋相交，在腋中线与第10肋相交，在肩胛线与第11肋相交，在脊柱旁平第12胸椎棘突高度。

肺前界体表投影几乎与胸膜前界相同，肺尖与胸膜顶体表投影一致，高出锁骨内侧1/3上方2～3cm；肺下界体表投影比胸膜下界的返折线高出约两个肋骨，即在锁骨中线与第6肋相交，在腋中线与第8肋相交，在肩胛线与第10肋相交，在脊柱旁平第10胸椎棘突高度（表5-1）。

表 5-1　肺和胸膜下界的体表投影

锁骨中线	腋中线	肩胛线	后正中线	
肺下界	第6肋	第8肋	第10肋	第10胸椎棘突
胸膜下界	第8肋	第10肋	第11肋	第12胸椎棘突

📖 知识拓展

胸膜腔穿刺术

胸膜腔穿刺术简称胸穿，是一项临床诊断和治疗性操作技术。通过胸膜腔穿刺抽取胸腔积液或气体，可检查胸腔积液性质，减轻液体和气体对肺组织的压迫以及胸膜腔给药等。临床上抽取胸腔积液穿刺点常选在肩胛线或腋后线第7～8肋间，有时也选腋中线第6～7肋间或腋前线第5肋间。气胸排气常选锁骨中线第2或第3肋间隙中部穿刺。

第四节　纵隔

 预习任务

1. 说出纵隔的境界。

2. 纵隔的分部和划分标准是什么?

纵隔（mediastinum）是左右侧纵隔胸膜之间所有器官、结构和组织的总称。其前界为胸骨，后界为脊柱胸段，两侧界为纵隔胸膜，上界是胸廓上口，下界是膈。

通常将纵隔以胸骨角平面分为上纵隔与下纵隔，下纵隔再以心包为界，分为前纵隔、中纵隔和后纵隔（图5-22）。

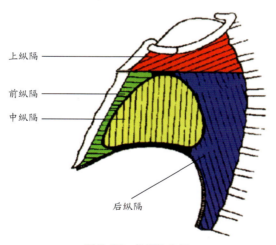

图 5-22　纵隔的分部

上纵隔内主要为胸腺或胸腺遗迹、头臂静脉、上腔静脉、主动脉弓及其分支、气管、食管、淋巴结、胸导管，另外还有神经。

前纵隔位于胸骨和心包之间，含胸腺下部、结缔组织及少数淋巴结。前纵隔是胸腺瘤、皮样囊肿和淋巴瘤的好发部位。

中纵隔位于前后纵隔之间，内有心包、心脏和出入心脏的大血管根部、膈神经、奇静脉弓、淋巴结。中纵隔是心包囊肿的好发部位。

后纵隔位于心包后壁与脊柱之间，内有主支气管、食管、胸主动脉、奇静脉、半奇静脉、胸交感干段、胸导管和淋巴结。后纵隔是支气管囊肿、神经瘤、胸主动脉瘤及膈疝的好发部位。

小　结

呼吸系统由呼吸道和肺两部分组成。临床上将鼻、咽和喉称为上呼吸道，将气管和支气管称为下呼吸道。

鼻是呼吸道的起始部分，既是气体通道，又是嗅觉器官，包括外鼻、鼻腔、鼻旁窦。鼻旁窦是位于鼻腔周围并开口于鼻腔的空腔，有上颌窦、额窦、筛窦和蝶窦四对，分别位于同名颅骨内。鼻旁窦内衬覆的黏膜与鼻黏膜相延续，故鼻腔炎症时常引起鼻旁窦炎。

喉是呼吸通道也是发音器官，以软骨为基础，借关节、韧带和肌肉连接而成。喉软骨包括单块的甲状软骨、环状软骨、会厌软骨和成对的杓状软骨。甲状软骨上端向前突出称为喉结，成年男性的喉结特别明显。喉肌为附着于喉软骨内、外面的细小骨骼肌。喉肌的舒缩有开、闭声门裂和调节声带紧张度的作用。喉黏膜衬覆于喉腔壁内面，形成两对黏膜皱襞突入喉腔，分别称为前庭襞和声襞，两侧前庭襞之间的裂隙称为前庭裂，两侧声襞之间的裂隙称为声门裂。声门裂是喉腔中最狭窄的部位。

气管上端与喉相接，向下进入胸腔，至胸骨角平面分为左、右主支气管。

肺是进行气体交换的器官，左、右各一，位于胸腔的纵隔两侧。左肺狭长，右肺短粗，似圆锥体形，有一尖、一底、二面（胸肋面、纵隔面）和三缘（前缘、后缘、下缘）。肺上端钝圆称为肺尖。底向下，与膈邻近，又称膈面，向上陷凹。胸肋面圆凸。内侧面邻纵隔，又称纵隔面，中央部的陷凹处称为肺门。肺下界的体表投影为：两肺下缘均沿第6肋软骨下缘斜向外下方，在锁骨中线处与第6肋相交，在腋中线与第8肋相交，在肩胛线与第10肋相交，向后接近后正中线处到达第10胸椎棘突。

胸膜是覆盖于肺表面、胸壁内面、膈上面和纵隔侧面的浆膜，分为脏胸膜和壁胸膜两部分。胸膜腔是脏、壁两层胸膜互相移行形成的潜在性密闭腔隙，左、右各一，互不相通，腔内呈负压。胸膜下界为肋胸膜与膈胸膜的返折线。在平静呼吸时，胸膜下界较肺下界约低2个肋间隙。

纵隔是两侧纵隔胸膜之间所有器官结构的总称。

 思考题

一、名词解释

上、下呼吸道　声门裂　肺门　肺段　气-血屏障　胸膜腔　肋膈隐窝　纵隔

二、问答题

1. 简述4对鼻旁窦的开口位置及其临床意义。

2. 何为肺根、肺小叶？

3. 异物易坠入哪侧支气管？为什么？

4. 胸膜腔的最低位位于何处？

5. 试述氧由外界进入肺毛细血管的途径。

6. 试述肺泡的结构特点及其功能。

三、单项选择题

1. 在喉软骨支架中，唯一完整的软骨环是（　　　）。

　　A. 会厌软骨　　　　　　　　　　　　B. 甲状软骨

　　C. 杓状软骨　　　　　　　　　　　　D. 环状软骨

2. 肺下界在锁骨中线处相交于（　　　）。

    A. 第 6 肋　　　　　　　　　　　　B. 第 7 肋

    C. 第 8 肋　　　　　　　　　　　　D. 第 9 肋

3. 关于肺泡的说法，下列错误的是（　　　）。

    A. 开口于细支气管　　　　　　　　B. 由肺泡上皮构成

    C. 呈多面形囊泡状　　　　　　　　D. 是气体交换的部位

4. 最接近肺段支气管的分支是（　　　）。

    A. 叶支气管　　　　　　　　　　　B. 细支气管

    C. 终末细支气管　　　　　　　　　D. 主支气管

5. 肺的微细结构（　　　）。

    A. 表面覆盖有浆膜　　　　　　　　B. 有实质

    C. 有间质　　　　　　　　　　　　D. 以上均是

6. 喉腔最狭窄的部位是（　　　）。

    A. 喉前庭　　　　　　　　　　　　B. 声门裂

    C. 前庭裂　　　　　　　　　　　　D. 喉室

【参考答案】DAAADB

⚙ 延伸阅读

敢医敢言　国士担当

钟南山，1936 年 10 月出生于江苏南京，福建厦门人，呼吸病学专家，中国工程院院士，中国抗击非典型肺炎（以下简称"非典"）、新型冠状病毒肺炎（以下简称"新冠"）的领军人物。

2003 年抗击"非典"，钟南山通过亲身医治非典病人的经验和深厚的专业知识，认定非典元凶并非衣原体，而是一种新型冠状病毒，为战胜"非典"作出重要贡献。2020 年，也正是钟南山的敢医敢言，直言存在人传人，才让全社会都对"新冠"这一新发传染病保持了足够的警惕，从而让中国迅速控制住疫情，为国际社会提供了抗击疫情的中国经验。

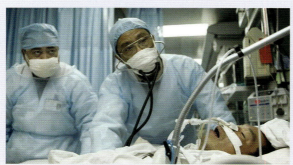

2003 年"非典"时期战斗在一线的钟南山

近 20 年来，无论面对非典还是 H7N9、H1N1、MERS，钟南山总是奔走一线、及时发声。这位致力于推动国家重大呼吸道传染病防控体系建设的八旬院士，始终和团队坚守在国际医学研究一线，分享中国的抗疫做法和经验。

"我们相信钟南山。"这句网络上最常见的留言，是一份信任，也是对一位医者的最高肯定。

（范红波）

第六章

泌尿系统

 病例导学

　　患者，女，36岁，已婚。尿频、尿急、尿痛2天，伴发热、乏力。既往身体健康，近一周有过会阴部皮肤感染。体格检查：急性病容，体温39.2 ℃，血压120/70 mmHg，左肾区叩击痛阳性。血常规：白细胞12×10^9/L，中性粒细胞90%，尿常规镜检可见大量白细胞，红细胞少许。诊断：急性尿路感染。

? **请思考**

　　1. 诊断依据是什么？

　　2. 试分析其解剖学基础。

男性泌尿系统

　　泌尿系统（urinary system）由肾、输尿管、膀胱及尿道组成（图6-1）。肾的主要功能是产生尿液，排泄机体代谢废物（如尿素、尿酸等）、多余的无机盐、水分以及进入体内的某些物质，以保持机体内环境的相对稳定和新陈代谢的正常进行。尿形成后，经输尿管输送至膀胱储存，当尿液达到一定量后，再经尿道排至体外。当肾功能障碍时，代谢废物蓄积于体内，改变了内环境的理化性质，引起相应的病变，严重时可出现尿毒症，甚至危及生命。

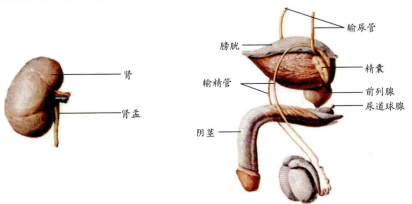

图6-1 男性泌尿系统

第一节　肾

 预习任务

1. 说出肾的位置和形态。
2. 描述肾的组织结构。
3. 简述尿液的产生和排出途径。

一、肾的形态和位置

肾（kidney）是实质器官，左右各一，形似蚕豆。活体呈红褐色，质软，表面光滑。肾的大小因人而异，男性的肾略大于女性的肾。肾可分为上、下两端，前、后两面，内、外侧两缘。肾的上端宽而薄，下端窄而厚，钝圆。前面较凸，朝向前外侧；后面较扁平，紧贴腹后壁。外侧缘隆凸；内侧缘中部凹陷，称为肾门（renal hilum），是肾动脉、肾静脉、肾盂、淋巴管、神经出入的部位。出入肾门的结构被结缔组织包裹成束，称为肾蒂（renal pedicle）。肾蒂的主要结构，由前向后依次为肾静脉、肾动脉和肾盂；从上向下依次为肾动脉、肾静脉和肾盂。右侧肾蒂较左侧短，故临床上右肾手术难度大。肾门向肾内凹陷形成一个较大的腔，称为肾窦（renal sinus），内含肾大盏、肾小盏、肾盂、肾动脉的分支、肾静脉的属支及脂肪组织等。

肾位于脊柱的两侧，腹膜后方，紧贴腹后壁的上部（图6-2）。肾的长轴向外下倾斜，略呈"八"字形排列。左肾上端平第11胸椎下缘，下端平第2腰椎下缘，第12肋斜过左肾后方的中部；右肾因

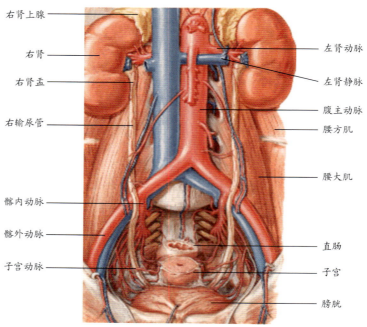

图6-2　肾、输尿管和膀胱的位置

为受肝的影响，比左肾位置略低，上端平第 12 胸椎上缘，下端平第 3 腰椎上缘，第 12 肋斜过右肾后方的上部。肾门约与第 1 腰椎平齐（图 6-3）。在躯干背面，竖脊肌外侧缘与第 12 肋所形成的夹角区称为肾区（肋脊角），是肾门的体表投影。某些肾疾病患者在此区域叩击或触压有疼痛感。肾的位置有个体和性别差异，一般女性低于男性，儿童低于成人。

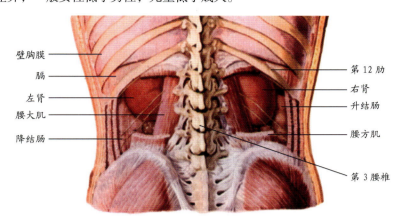

图 6-3　肾与肋骨、椎骨的位置关系（后面观）

二、肾的构造

在肾的冠状切面上，肾实质分为肾皮质和肾髓质两部分（图 6-4）。

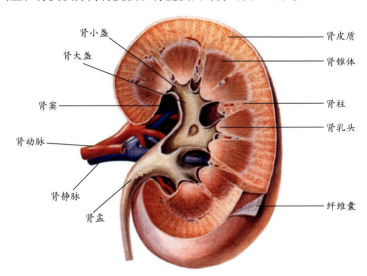

肾的大体构造

图 6-4　右肾作冠状切后前部分的冠状切面

肾皮质（renal cortex）主要位于肾的表层，血管丰富，新鲜标本呈红褐色，肉眼观察是由红色颗粒组成，光镜下可见是由肾小体和肾小管组成。肾皮质深入肾髓质的部分称为肾柱（renal column）。肾髓质（renal medulla）位于肾实质的深部，约占肾实质厚度的 2/3，血管较少，色淡，由 15 ～ 20 个肾锥体（renal pyramid）构成。肾锥体呈圆锥形，底朝向肾皮质，尖端钝圆，伸入肾窦，称为肾乳头（renal papilla），有的 2 ～ 3 个肾锥体合并成一个肾乳头。肾乳头顶端有乳头孔（papillary foramen），尿液经此孔流入包绕在肾乳头的周围的肾小盏（minor renal calice）内。肾窦内有 7 ～ 8 个漏斗状的肾小盏，相邻的 2 ～ 3 个肾小盏合成一个肾大盏（major renal calice），肾大盏再汇合成一个肾盂（renal pelvis）。肾盂呈扁漏斗状，出肾门后逐渐向下弯曲变细，移行为输尿管。肾盂是尿路结石和炎症的好发部位。

三、肾的被膜

肾的表面有三层被膜，由内向外依次为纤维囊、脂肪囊和肾筋膜（图 6-5）。

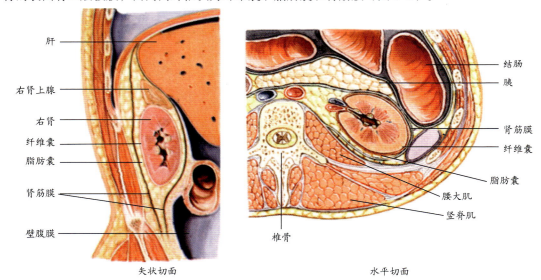

矢状切面　　　　　　　　　　　　　　水平切面

图 6-5　肾的被膜

（一）纤维囊

纤维囊（fibrous capsule）为紧贴肾实质表面的一层由致密结缔组织和少量弹性纤维构成的薄膜。正常情况下，纤维囊易与肾实质分离，但在病理情况下，则与肾实质粘连。当修复肾破裂或肾部分切除时，需缝合此膜。

（二）脂肪囊

脂肪囊（adipose capsule）包绕在纤维囊外周，为肾及肾上腺周围的脂肪组织，并通过肾门与肾窦内的脂肪组织相延续。临床进行肾囊封闭时，即将药物注入此层。

（三）肾筋膜

肾筋膜（renal fascia）位于脂肪囊的外周，由腹膜外组织发育而成。肾筋膜分前、后两层，两层在肾的上方和外侧相融合；在肾的下方，两层分开，其间有输尿管通过；在肾的内侧，前层与对侧肾的肾筋膜前层相连续，后层与腰大肌筋膜融合。肾筋膜向深部发出许多结缔组织小束，穿过脂肪囊连于纤维囊，是肾的主要固定结构。

肾的正常位置主要由肾的被膜固定，此外腹膜、肾血管、肾的邻近器官及腹压等对肾也起一定固定作用。当肾的固定装置薄弱时，可造成肾下垂或游走肾。

四、肾的微细结构

肾实质主要由大量肾单位和集合管组成（图 6-6）。其间有少量的结缔组织、血管、淋巴管和神经等，构成肾间质（图 6-7）。

（一）肾单位

肾单位（nephron）是肾的基本结构和功能单位，由肾小体和肾小管组成。每个肾有 100 万～150万个肾单位。

1. 肾小体（renal corpuscle）　也称肾小球，呈球形，直径约 200 μm。肾小体由血管球和肾小囊两部分组成（图 6-7、图 6-8）。每个肾小体有两个极：血管进出的部位为血管极；与血管极相对的为尿极，与肾小管相连。

肾小体

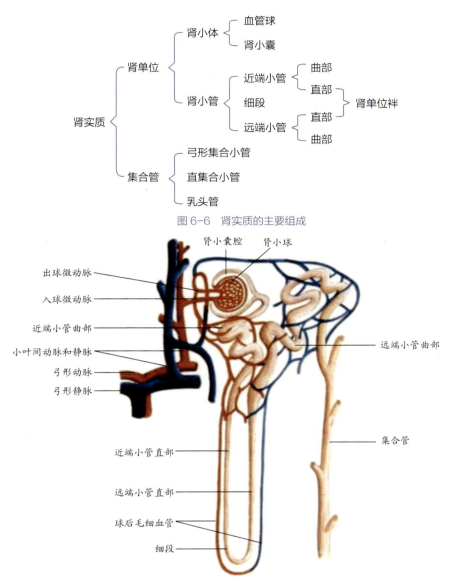

图 6-6 肾实质的主要组成

图 6-7 肾实质组成与血液循环模式图

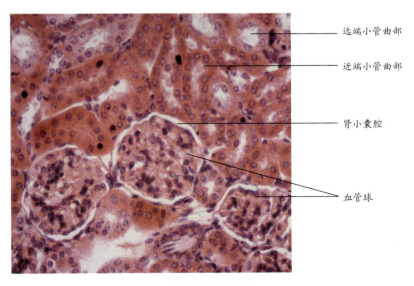

图 6-8 肾皮质的光镜结构

血管球是入球微动脉与出球微动脉之间的一团毛细血管。一条入球微动脉经血管极进入肾小体后，分成 4～5 个初级分支，各支再分成几条互相吻合的毛细血管袢，毛细血管袢在血管极处再吻合成一条出球微动脉。入球微动脉较出球微动脉粗，因而可维持血管球内较高的滤过压，有利于原尿的形成。电镜下血管球毛细血管属有孔型。围绕在毛细血管周围的间质为球内系膜，它由基质和球内系膜细胞组成。球内系膜细胞呈星形、核小、染色深，细胞的突起可伸入内皮与基膜之间。目前认为球内系膜细胞可能有合成基质、吞噬血管内皮基膜上的大分子物质、参与基膜的更新与修复、调节血管球血流量等功能。在肾小球炎症时，球内系膜细胞分裂增生，数量增多。

肾小囊是肾小管的起始部膨大并凹陷形成的双层囊状结构。外层（壁层）为单层扁平上皮，在尿极处与肾小管起始部相连；内层（脏层）紧包在血管球外面。内、外层之间的腔隙为肾小囊腔。内层上皮细胞称为足细胞（podocyte），胞体大，从细胞体伸出几个较大的初级突起，每个初级突起又伸出许多指状的次级突起，相邻的次级突起相互穿插嵌合，形成栅栏状。次级突起之间有宽约 25 nm 的裂隙，称为裂孔，其上覆盖有一层极薄的裂孔膜。足细胞及其裂孔膜紧贴在血管球毛细血管基膜外（图 6-9）。

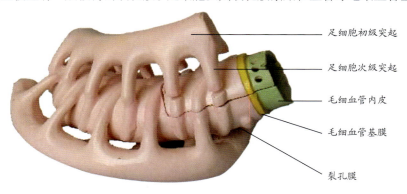

足细胞初级突起
足细胞次级突起
毛细血管内皮
毛细血管基膜
裂孔膜

图 6-9　肾小体足细胞与毛细血管模式图

血液中除血细胞、大分子以外的物质从血管球的毛细血管渗入肾小囊腔形成原尿，原尿必须经过毛细血管内皮、基膜和裂孔膜，这三层结构称为滤过膜（filtration membrane），或称滤过屏障（filtration barrier）。若滤过膜受损，则大分子物质如蛋白质，甚至血细胞能漏出，形成蛋白尿或血尿。

🖱 知识拓展

蛋白尿和血尿

滤过膜受损，血液中的蛋白质漏出，当 24 小时尿蛋白超过 150 mg，尿蛋白定性检查呈阳性，称为蛋白尿。

镜检，每高倍视野下红细胞数，离心后尿沉渣超过 3 个，或非离心尿液超过 1 个，或 1 小时尿红细胞计数超过 10 万，或 12 小时尿沉渣计数超过 50 万，即为血尿，1 L 尿含 1 mL 血即呈现肉眼血尿。血尿是常见的泌尿系统症状，原因有泌尿系炎症、结核、结石或肿瘤、外伤、药物等。

2. 肾小管（renal tubule）　根据结构、功能不同，肾小管可分为近端小管、细段和远端小管三部分。

近端小管是肾小管的起始部分，是肾小管内最粗最长的一段，分为曲部和直部。近端小管曲部（近曲小管）位于皮质内，起于肾小体尿极，盘曲在所属肾小体附近。光镜下，管壁由单层立方或锥体形细胞组成，细胞界限不清，胞质嗜酸性，腔面有刷状缘，基底有纵纹。电镜下，腔面有大量密集排列的微绒毛；细胞侧面有许多侧突，且互相交错；细胞基底部有发达的质膜内褶，内褶之间的胞质内有大量的线粒体（图6-8、图6-10）。近端小管直部位于髓质内，其结构与曲部相似，只是上皮细胞较矮，微绒毛、侧突及质膜内褶不及曲部发达。

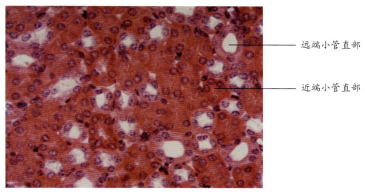

—— 远端小管直部

—— 近端小管直部

图6-10　肾小管光镜细结构

近端小管的功能主要是重吸收。成人一昼夜共产生原尿约180 L，原尿中几乎全部的葡萄糖、氨基酸、蛋白质以及65%的Na^+和50%的尿素都在近端小管中被重吸收。同时，近端小管的上皮细胞还能向管腔内分泌H^+、氨、肌酐和马尿酸等代谢产物。微绒毛、侧突和质膜内褶等结构可扩大细胞表面积，有利于重吸收和物质交换。

细段主要位于髓质内，呈"U"字形，管径细，由单层扁平上皮构成，上皮很薄，有利于水和电解质的重吸收。

远端小管直部位于髓质内，管壁由单层立方上皮构成；细胞质弱嗜酸性，着色淡，细胞分界较清楚，游离面无刷状缘，基底纵纹明显。电镜下，细胞微绒毛短而少，质膜内褶发达，线粒体细长、数量多，具有发达的Na^+-K^+ATP 酶，其功能为重吸收Na^+，但水不能通过，因而造成该处间质的渗透压比肾小管内的高，从而有利于相邻集合小管中尿液的浓缩。由近端小管直部、细段和远端小管直部共同构成的U形结构称为肾单位袢，其功能主要是减缓原尿在肾小管内的流速，吸收原尿中的水和部分无机盐。

远端小管曲部（远曲小管）位于皮质内，其结构与直部基本相似，但上皮细胞较直部略大，基底纵纹、质膜内褶和线粒体不如直部发达。由于远曲小管和近曲小管都位于皮质内，管壁均为单层立方上皮，故在光镜下两者易混淆，为便于区分，特制作表6-1。

表6-1　两种肾小管光镜结构的区别

项目	远曲小管	近曲小管
细胞嗜酸性	弱，色淡	强，色深
细胞分界	清楚	不清楚
管壁	薄	厚
管腔	大而规则	小而不规则
刷状缘	无	明显
基底纵纹	不清楚	清楚

远曲小管的功能是继续重吸收水和Na^+，向管腔分泌K^+、H^+和氨，维持体液酸碱平衡。肾上腺皮质分泌的醛固酮和垂体的抗利尿激素对该段具有调节作用。

（二）集合管

集合管（collecting tubule）续接于远曲小管，自肾皮质行向肾髓质，分为弓状集合小管、直集合小管和乳头管三段。管壁上皮由单层立方逐渐变为高柱状，细胞特点是胞质染色清明、分界清楚，核圆着色较深。集合小管也有重吸收 Na^+ 和水、排出 K^+ 和氨的功能，也受醛固酮和抗利尿激素的调节。

原尿流经肾小管各段和集合小管后，其中许多有用的成分（如葡萄糖等）和99%的水均被重吸收回血，同时小管上皮细胞还分泌排出机体部分代谢产物，最终形成终尿，从乳头孔排入肾小盏。终尿量仅为原尿的1%，即每天 1～2 L。

（三）球旁复合体

球旁复合体（juxtaglomerular complex）又称近血管球复合体，由球旁细胞、致密斑和球外系膜细胞组成（图6-11）。

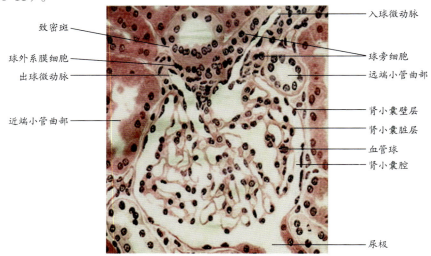

图 6-11　肾小体和球旁复合体微细结构

1.球旁细胞（juxtaglomerular cell）　在靠近血管极处，由入球微动脉管壁平滑肌细胞演变成的上皮样细胞。细胞呈立方形，核大而圆，胞质内有分泌颗粒。球旁细胞能分泌肾素和促红细胞生成因子，前者使血管收缩、血压升高，还能促进肾小管保 Na^+ 排 K^+；后者可刺激红细胞生成。

2.致密斑（macula densa）　是远曲小管近血管极的一侧管壁上皮细胞分化而成的椭圆形结构。该处细胞呈高柱状，排列紧密，核位于细胞的顶部。其功能是感受远曲小管内尿液中 Na^+ 浓度变化，当 Na^+ 浓度降低时，将信息传给球旁细胞并促进其分泌肾素。

3.球外系膜细胞（extraglomerular mesangial cell）　是填充于肾小体血管极内的细胞团，与球内系膜细胞相延续。目前认为此细胞在球旁复合体功能活动中可能起到信息传递的作用。

五、肾的血液循环

肾动脉在近肾门处分为前支和后支，再分支为肾段动脉。肾段动脉分布呈节段性，每支分布到一定区域的肾皮质，即肾段（renal segment）内（图6-12）。肾段包括上段、上前段、下前段、下段和后段。肾段间组织的血管分布和吻合支较少，是手术切口的适合部位。

肾段动脉的分支为叶间动脉（interlobar artery），叶间动脉在肾柱内上行至皮质和髓质交界处，分支呈弓状，称为弓形动脉（arcuate artery）。弓形动脉分出若干小叶间动脉，呈放射状走行于皮质迷路内，其末端到达被膜下形成毛细血管网。小叶间动脉沿途向两侧分出许多入球微动脉，进入肾小体形成血管球，继而汇合成出球微动脉。浅表肾单位的出球微动脉离开肾小体后，分支形成球后毛细血管网，分布在肾小管周围。球后毛细血管网依次汇合成小叶间静脉、弓形静脉和叶间静脉，它们与相应动脉伴行，最后形成肾静脉出肾。髓旁肾单位的出球微动脉不仅形成球后毛细血管网，而且还发出若干直小动脉直行进入髓质，而后折返直行上升为直小静脉，构成"U"形的直血管袢，与髓袢伴行（图6-6）。

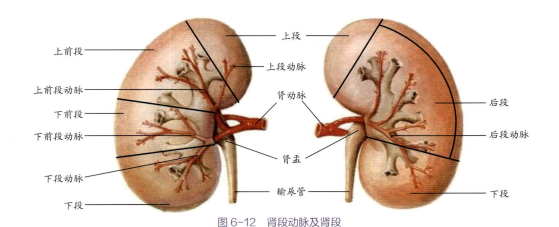

图 6-12 肾段动脉及肾段

肾的血液循环与功能密切相关，表现在：①肾动脉直接起于腹主动脉，短而粗，因而血流量大、流速快，约占心输出量的 1/4。②肾内血管走行较直，血液能很快到达血管球，90% 的血液供应皮质，进入肾小体后被滤过。③入球微动脉较出球微动脉粗大，血管球内压力较高，有利于滤过。④两次形成毛细血管网，即入球微动脉分支形成血管球，出球微动脉在肾小管周围形成球后毛细血管网。血液流经血管球时大量的水等小分子被滤出，球后毛细血管网内血液的胶体渗透压很高，有利于肾小管上皮细胞重吸收的物质进入血液。⑤髓质内的直血管袢与髓袢伴行，有利于肾小管和集合管系的重吸收和尿液浓缩。

🖱 知识拓展

尿毒症

慢性肾功能衰竭是肾脏受损、肾功能低下，体内的代谢废物不能排至体外，水、电解质、酸碱平衡紊乱，伴有促红细胞生成素、活性维生素 D 缺乏、调节钙磷代谢和调节血压的物质分泌紊乱的一种状态。以肾小球滤过率下降，血肌酐、尿素氮升高程度为标志评价肾功能损害的程度。当这种状态逐渐发展达到需要进行血液透析的终末期时称为尿毒症。尿毒症的治疗方法有：血液透析、腹膜透析、肾移植。

血液透析：通过穿刺动-静脉血管瘘或血管插管，将血液引至体外，导入透析机上的透析器，间隔透析膜与透析液进行血中代谢物的交换，排出体内的毒素，其治疗为每周 2～3 次，每次 4～5 小时靠透析维持生命。

腹膜透析：在腹腔中置一导管，将腹透析液灌入腹腔，靠腹膜的半透膜性质，使血液与腹透液间进行内容物交换排出体内毒素，每日置换 4～6 次，替代肾脏维持生命。

肾脏移植：尿毒症的根治疗法。如果成功，不但能使病人自透析的尿毒症状态中解放出来，而且能像正常人一样生活，使生活质量明显改善，但移植后对每一个病人都可能出现排斥反应。

第二节　输尿管

 预习任务

1. 说出输尿管的起止、行程。
2. 描述输尿管的分部、狭窄。

输尿管（ureter）（图6-2）是一对细长的肌性管道，长 25～30 cm，管径 0.5～0.7 cm，起自肾盂，终于膀胱。管壁平滑肌的节律性蠕动可使尿液不断流入膀胱。

一、输尿管的分部

输尿管根据其行程可分为三部，即腹部、盆部和壁内部。

（一）腹部

位于腹膜后方，沿腰大肌前面下降，至小骨盆入口处，左侧越过左髂总动脉，右侧越过右髂外动脉，进入盆腔移行于盆部。

（二）盆部

沿盆壁弯曲向前，在膀胱底处，男性输尿管与输精管交叉后斜穿膀胱底；女性输尿管入盆腔后，行经子宫颈两侧达膀胱底，距子宫颈外侧 1.5～2.0 cm 处，有子宫动脉越过其前上方。在子宫切除术中结扎子宫动脉时，应该注意此关系，以免误伤输尿管。

（三）壁内部

壁内部为输尿管斜穿膀胱壁的部分，长 1.5～2.0 cm，以输尿管口开口于膀胱内面。当膀胱充盈时，膀胱内压增高，压迫壁内部，使管腔闭合，以阻止尿液逆流入输尿管。

二、输尿管的狭窄

输尿管全长有三处狭窄：①肾盂与输尿管移行处；②跨越骨盆入口处；③壁内部。这些狭窄处常是输尿管结石的滞留部位。

第三节 膀胱

 预习任务

1. 说出膀胱的形态。
2. 描述膀胱的位置和毗邻。

膀胱（urinary bladder）（图 6-13、图 6-14、图 6-15）是储存尿液的肌性囊状器官，其大小、形态、位置及壁的厚薄均随尿液的充盈程度而变化。一般正常成人的膀胱容量为 300 ～ 500 mL，最大容量可达 800 mL。

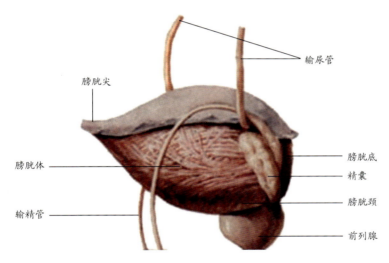

图 6-13　男性膀胱侧面观

膀胱前面观

一、膀胱的形态

膀胱充盈时呈卵圆形，空虚时呈三棱锥体形。其顶朝向前上方，称为膀胱尖；底朝向后上方，称为膀胱底；尖、底之间的部分称为膀胱体；膀胱的最低部称为膀胱颈，以尿道内口与尿道相接。膀胱各部之间无明显界限。

膀胱壁内面黏膜，空虚时由于肌层的收缩形成许多皱襞，充盈时皱襞可全部消失。但在膀胱底内面有一三角形的区域，位于两输尿管口与尿道内口之间，无论膀胱充盈或空虚，黏膜均保持平滑状态，此区称为膀胱三角（trigone of bladder）（图 6-14）。膀胱三角是肿瘤和结核的好发部位。两输尿管口之间的横行皱襞，呈苍白色，称为输尿管间襞。输尿管间襞是膀胱镜检时寻找输尿管口的标志。

膀胱的形态

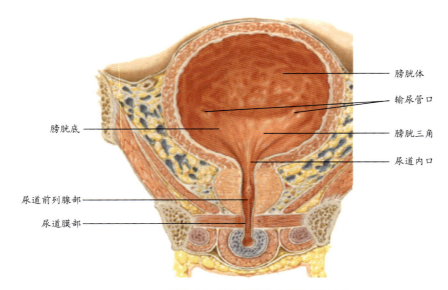

图 6-14　男性膀胱和尿道的冠状切面

膀胱体
输尿管口
膀胱底
膀胱三角
尿道内口
尿道前列腺部
尿道膜部

二、膀胱的位置和毗邻

成人膀胱位于盆腔前部。其前方为耻骨联合，后方男性为精囊腺、输精管壶腹和直肠（图 6-13、图 6-15）；女性为子宫和阴道（图 6-16）。膀胱颈的下方，男性邻接前列腺；女性则邻接尿生殖膈。

膀胱空虚时，膀胱尖不超过耻骨联合上缘，而充盈时，膀胱尖可高出耻骨联合以上，腹前壁折向膀胱的腹膜也随之上移。此时沿耻骨联合上缘进行膀胱穿刺术，穿刺针可不经腹膜腔而直接进入膀胱，从而减少腹膜腔的感染。

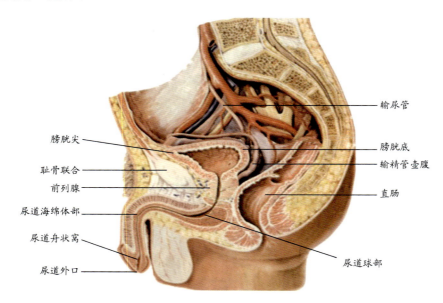

输尿管
膀胱尖
膀胱底
耻骨联合
输精管壶腹
前列腺
直肠
尿道海绵体部
尿道舟状窝
尿道外口
尿道球部

图 6-15　男性盆部正中矢状切面

第四节　尿道

 预习任务

1. 说出男、女性尿道的特点。
2. 女性为何容易患泌尿系统感染？

尿道（urethra）是膀胱与体外相通的一段管道。男女尿道的构造和功能不完全相同。

女性尿道（female urethra）（图6-16）仅有排尿功能，较男性尿道短、宽且较直，长约5cm，起自膀胱的尿道内口，经耻骨联合与阴道之间斜向前下，穿尿生殖膈以尿道外口开口于阴道前庭。穿尿生殖膈时，周围有尿道括约肌环绕。女性尿道这些的特点易引起逆行性尿路感染。

男性尿道兼有排尿和排精功能，另在男性生殖系统中叙述。

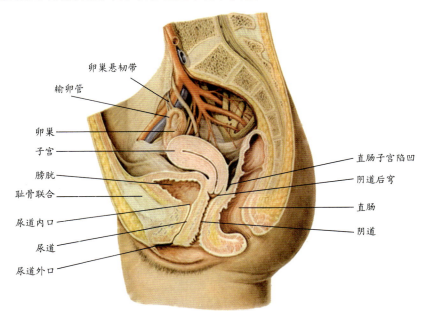

卵巢悬韧带
输卵管
卵巢
子宫
膀胱
耻骨联合
尿道内口
尿道
尿道外口
直肠子宫陷凹
阴道后穹
直肠
阴道

图6-16　女性盆部正中矢状切面

 小 结

泌尿系统由肾、输尿管、膀胱及尿道四部分组成。

肾为产生尿液的器官，表面光滑，可分上、下两端，前、后两面，内、外侧两缘。中部的凹陷称为肾门，为肾血管、神经、淋巴管和肾盂出入肾的门户。这些结构被结缔组织包裹在一起，合称肾蒂。肾门向肾内凹陷形成的腔隙称为肾窦。

肾的被膜自内向外依次为纤维囊、脂肪囊和肾筋膜。肾的被膜对肾起主要的固定作用。

在肾的冠状切面上，肾的实质可分为肾皮质和肾髓质两部分。肾皮质富含血管，红褐色，肾髓质色淡，血管较少，由15～20个肾锥体组成。2～3个肾锥体的尖端合成一个肾乳头，并突入肾小盏。2～3个肾小盏汇合成一个肾大盏。再由2～3个肾大盏汇合成一个肾盂，肾盂出肾门后，逐渐变细移行为输尿管。

输尿管为一对细长的肌性管道，起自肾盂末端，终于膀胱。输尿管按其行程可分为腹部、盆部和壁内部三部分。输尿管全程有三处狭窄。

膀胱为储存尿液的肌性囊状器官，空虚时呈三棱锥体形，分为膀胱尖、膀胱体、膀胱底和膀胱颈4部分。膀胱底内面有膀胱三角区域，是膀胱肿瘤和结核好发部位。

尿道是膀胱内尿液排至体外的通道，男性尿道有排尿和排精的作用。女性尿道较宽，短而直，所以女性容易患泌尿系统感染。

 思考题

一、名词解释

肾门　肾窦　肾区　肾柱　膀胱三角　滤过膜（屏障）　球旁复合体

二、问答题

1. 简述泌尿系统的组成和功能。
2. 简述左、右肾的位置区别。
3. 试述在肾的冠状切面上可以见到哪些结构。
4. 说出肾的被膜层次。
5. 简述输尿管的分段、狭窄部位及其临床意义。
6. 简述膀胱后方的毗邻。
7. 说出膀胱三角的位置、结构特点和临床意义。
8. 试述尿液的产生及排出途径。
9. 试比较近曲小管与远曲小管的结构。

三、单项选择题

1. 不通过肾门的结构是（　　　）。
   A. 肾动脉
   B. 肾盂
   C. 输尿管
   D. 肾静脉
2. 下列说法正确的是（　　　）。
   A. 肾皮质由肾锥体构成
   B. 肾小盏包绕肾乳头
   C. 肾髓质呈红褐色
   D. 肾盂是由肾小盏合成
3. 肾单位不包括（　　　）。
   A. 血管球
   B. 近端小管
   C. 集合管
   D. 远端小管
4. 输尿管（　　　）。
   A. 连于膀胱与肾之间
   B. 完全被腹膜覆盖
   C. 分腹、盆二段
   D. 行于腰大肌的内侧

5. 下列关于膀胱的说法，正确的是（　　　　）。

A. 最下方是膀胱底　　　　　　　　　B. 男性膀胱颈后方有前列腺

C. 膀胱尖有尿道内口　　　　　　　　D. 输尿管开口于膀胱底内表面

【参考答案】CBCAD

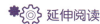

延伸阅读

老人飞机上尿潴留，医生紧急用嘴引流

2019年11月，在一架广州飞往纽约的飞机上，一位老人突发急性尿潴留。听到紧急求助广播，飞机上两位医生马上站了出来，他们是暨南大学附属第一医院介入与血管外科的张红和海南省人民医院血管外科的肖占祥。当时飞机上并没有导尿设备，在老人膀胱即将破裂的危险时刻，两位医生用注射器针头和吸氧软管自制成穿刺设备为老人施行膀胱穿刺，引流尿液。引流过程中尿液流动不畅，张红医生毫不犹豫地拿起软管的另一端，用嘴一口一口地把尿液吸出来，肖占祥医生配合着把握针头的方向和深浅，大概40分钟，尿液被吸出来了700～800 mL，老人说舒服多了。

此事经媒体报道后，两位医生成了"网红"，但张红却说："当时只想尽快帮他引流出膀胱内积存的尿液，救人是医生的本能。"肖占祥表示："当时脑子里也曾闪过医患纠纷的念头，但与病人承担的生命风险相比，我始终觉得医生承担的这些风险是微不足道的。看到病人痛苦的样子，也就顾不上这些鸡毛蒜皮的小事了。"

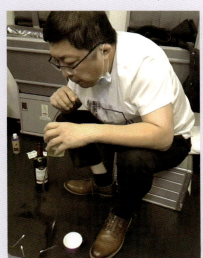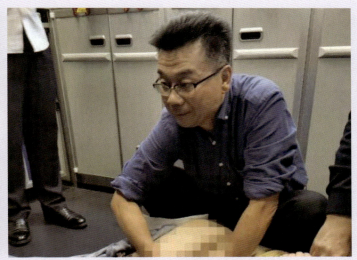

张红医生用嘴帮老人吸出尿液（左），肖占祥医生根据膀胱积尿情况调整穿刺位置和角度（右）

（范红波）

第七章

生殖系统

 病例导学

　　患者，女，29岁，已婚，停经9周，急性下腹部突发性疼痛，阴道出血，面色苍白，手足发凉，表情痛苦。查体：血压 50～80 mmHg，HCG 阳性。诊断：急性宫外孕破裂性出血。立即建立两条静脉通路，进行手术治疗。

? 请思考

1. 宫外孕（异位妊娠）是如何发生的？
2. 异位妊娠有可能发生在哪些部位？

　　生殖系统（reproductive system）分男性生殖系统和女性生殖系统。男、女性生殖系统均包括内生殖器和外生殖器两部分。内生殖器多位于盆腔内，由能产生生殖细胞的生殖腺和输送生殖细胞的生殖管道及附属腺体组成，外生殖器则露于体表，主要为性的交接器官。生殖系统的主要功能是产生生殖细胞，分泌性激素。

第一节   男性生殖系统

预习任务

1. 说出男性生殖系统的组成。

2. 描述前列腺的位置。

3. 简述精子的产生和排出途径。

4. 男性尿道分哪几部? 有哪几处狭窄和弯曲?

男性生殖系统由内生殖器和外生殖器两部分组成,主要功能是产生精子,分泌雄性激素。男性内生殖器由生殖腺(睾丸)、生殖管道(附睾、输精管、射精管、男性尿道)和附属腺体(精囊、前列腺、尿道球腺)组成。睾丸为男性生殖腺,是产生精子和分泌男性激素的器官。睾丸产生的精子,先储存于附睾内,当射精时经输精管、射精管和尿道排至体外。前列腺、精囊和尿道球腺分泌的液体与精子合成精液,供给精子营养并有利于精子的活动。外生殖器包括阴囊和阴茎(图7-1)。

男性生殖系统

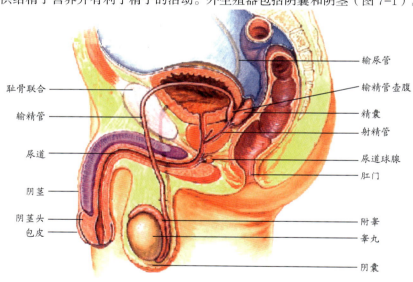

耻骨联合

输精管

尿道

阴茎

阴茎头
包皮

输尿管

输精管壶腹

精囊

射精管

尿道球腺

肛门

附睾

睾丸

阴囊

图7-1 男性生殖系统概况图

一、内生殖器

(一)睾丸

1.睾丸的位置和形态   睾丸(testis)位于阴囊内,左右各一,呈扁椭圆形,表面光滑,分上、下两端,前、后两缘和内、外侧两面。前缘游离,后缘有血管、神经和淋巴管出入并与附睾和输精管睾丸部相接触。上端被附睾头遮盖,下端游离。外侧面较隆凸,与阴囊壁相贴。内侧面较平坦,与阴囊隔相依。睾丸在性成熟期以前发育较慢,随着性的成熟而迅速生长,老年人的睾丸随性功能的衰退而萎缩变小。睾丸鞘膜来源于腹膜,只包睾丸和附睾,分脏、壁两层。脏层紧贴睾丸和附睾表面,壁层衬于阴囊的内面，两层在睾丸后缘互相移行，共同围成封闭的鞘膜腔，内有少量浆液。腔内可因炎症液体增多，形成睾丸鞘膜积液（图7-2）。

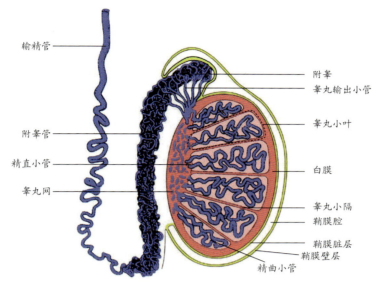

图7-2　睾丸及附睾

2. 睾丸的结构　睾丸表面包有一层坚厚的纤维膜，称为白膜（tunica albuginea）。白膜在睾丸后缘增厚并突入睾丸内形成睾丸纵隔。从睾丸纵隔发出许多呈放射状的睾丸小隔（septula testis），将睾丸实质分成100～200个睾丸小叶（lobule of testis）。每个睾丸小叶内含有1～4条盘曲的精曲小管（contorted seminiferous tubule）（又称生精小管）。小管之间的结缔组织内有分泌男性激素的间质细胞。精曲小管汇合成精直小管，进入纵隔内交织成睾丸网。从睾丸网发出12～15条睾丸输出小管，经睾丸后缘的上方进入附睾头（图7-3）。

3. 睾丸的微细结构　精曲小管是弯曲的上皮性管道，是产生精子的场所，主要由特殊生精上皮构成。生精上皮由支持细胞和5～8层生精细胞组成，上皮下的基膜明显，基膜外侧有一些梭形的肌样细胞，收缩时有助于精子和液体的排出（图7-4）。

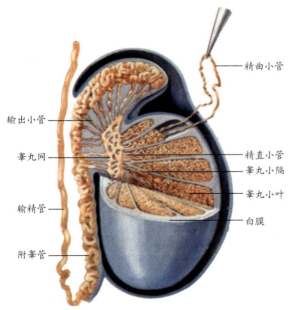

图7-3　睾丸及附睾结构模式图

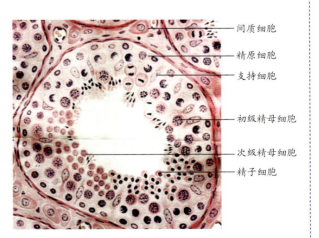

图7-4　精曲小管微细结构图

（1）生精细胞（spermatogenic cell）：生精细胞包括精原细胞、初级精母细胞、次级精母细胞、精子细胞和精子。青春期开始，在脑垂体促性腺激素的刺激下，生精细胞不断增殖分化，形成精子，因此管壁上可见处于不同发育阶段的生精细胞，而且排列有序。从精原细胞到形成精子的过程叫精子发生（spermatogenesis）。

①精原细胞（spermatogonium）：精子发生的干细胞，细胞呈圆形或椭圆形，胞质染色浅，核染色质深染。精原细胞不断分裂，一部分仍作为干细胞，继续产生精原细胞，另一部分分化为初级精母细胞。

②初级精母细胞（primary spermatocyte）：位于精原细胞的内侧，体积较精原细胞大，直径约18 μm，核大而圆，核型46，XY，DNA经过复制，量已达到双倍（4n DNA）。初级精母细胞进行第一次成熟分裂，形成两个次级精母细胞。

③次级精母细胞（secondary spermatocyte）：位于初级精母细胞的内侧，体积较小，直径约12 μm，核圆形，染色较深，核型为23，X或23，Y，为单倍体细胞（2n DNA）。次级精母细胞不再进行DNA复制，立即进入第二次成熟分裂，形成两个精子细胞。

④精子细胞（spermatid）：位置靠近管腔，体积更小，直径约8 μm，胞质少，核圆着色深，核型为23，X或23，Y，为单倍体细胞（1n DNA）。精子细胞不再分裂，而经过一系列复杂的形态变化，逐渐由圆形转变为蝌蚪形的精子，这个过程称为精子形成。此过程的主要变化为：核浓缩构成精子头，高尔基复合体产生囊泡形成顶体，中心粒形成鞭毛，线粒体形成精子颈部的线粒体鞘。

⑤精子（spermatozoon）：形似蝌蚪，全长约60 μm，分头、尾两部。头部正面观为卵圆形，侧面观为梨形，长4~5 μm，宽2~3 μm，头部主要为浓缩的细胞核，藏有父系的遗传物质。核的前2/3有顶体覆盖，顶体是双层帽状扁囊，内含透明质酸酶等多种酶类，当精子遇到卵子时，顶体酶释放，这些酶能溶解卵细胞外围的放射冠及透明带，以利于精子进入卵内，对受精起重要作用。尾部是精子的运动装置，可分为颈段、中段、主段、末段四部分。构成尾部全长的轴心叫轴丝。颈段短；中段较长，中央有轴丝，轴丝外围有一层由线粒体螺旋排列成的鞘，为精子提供摆动而快速向前的能量；主段最长，轴丝外围是纤维鞘；末段短，仅有轴丝（图7-5）。

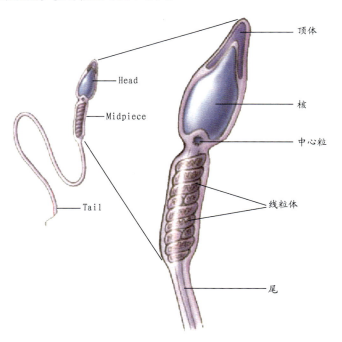

图7-5　精子结构模式图

（2）支持细胞（sustentacular cell）：呈高锥体形，位于各期生精细胞之间，细胞基底面与基膜相接，顶端直达管腔表面，侧面有增殖分化的生精细胞嵌入，致使细胞境界不清。相邻支持细胞在基部以侧突在精原细胞上方形成紧密连接，将精原细胞与其他生精细胞分隔在不同的微环境中发育。生精小管与睾丸间质的毛细血管之间的结构叫血-睾屏障，其组成包括血管内皮及基膜、结缔组织、生精上皮基膜和支持细胞的紧密连接，可阻止某些物质进出生精上皮，形成并维持有利于精子发生的微环境，还可防止精子抗原物质逸出生精小管而发生自身免疫（图7-6）。

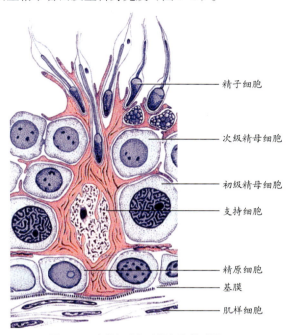

精子细胞

次级精母细胞

初级精母细胞

支持细胞

精原细胞

基膜

肌样细胞

图7-6　支持细胞与生精细胞模式图

支持细胞除对生精细胞有支持、保护、营养作用外，还能分泌一种雄激素结合蛋白和少量雌激素。这种结合蛋白与雄激素有高度亲和力，因而可保持生精上皮内较高的雄激素水平，以保证精子的正常发育。

（3）睾丸间质：生精小管之间的疏松结缔组织称为睾丸间质，间质内富含血管和淋巴管。还有一种睾丸间质细胞，常成群分布，体积较大，呈多边形或圆形，核大而圆，染色质少，有1~2个核仁，胞质嗜酸性强。该细胞分泌雄激素，有促进精子发生和男性生殖器官发育及维持第二性征等作用（图7-4）。

（二）附睾（epididymis）

附睾呈新月形，紧贴睾丸的后缘和上端。上端膨大为附睾头，中部为附睾体，下端较细为附睾尾（图7-3）。附睾头由睾丸输出小管盘曲而成，末端汇成一条附睾管。附睾管盘曲构成附睾体和尾。管的末端续连输精管。

附睾为暂时储存精子的器官，其分泌的液体还供精子的营养，促进精子进一步成熟。附睾为结核的好发部位。

（三）输精管和射精管

1.输精管（ductus deferens）　是附睾管的直接延续，平均长度为50 cm，管径约3 mm，管壁肌层较厚，肌层较发达而管腔细小，活体触摸时呈坚实的圆索状。输精管行程较长，可分为四部（图7-1）：①睾丸部：较短，为输精管的起始部，行程迂曲，自附睾尾端沿睾丸后缘及附睾内侧上升，至睾丸上端进入精索移行为精索部；②精索部：介于睾丸上端与腹股沟管的皮下环之间，此段输精管位置表浅，容易触及，输精管结扎术常在此部进行；③腹股沟管部：输精管位于腹股沟管内；④盆部：为最长的一段，输精管穿过腹股沟管深环，向下沿盆侧壁行向后下，经输尿管末端的前方至膀胱底的后面，在此两侧输精管逐渐靠近并扩大成输精管壶腹。输精管壶腹下端变细，与精囊的排泄管汇合成射精管。

精索（spermatic cord）为较柔软的圆索状结构，从腹股沟腹环经腹股沟管，出腹股沟皮下环后延至睾丸上端。其内主要有输精管、睾丸动脉、蔓状静脉丛、输精管动、静脉、神经丛、淋巴管等。自皮下环以下，精索表面包有三层被膜，从内向外依次为精索内筋膜、提睾肌和精索外筋膜（图7-7）。

2. 射精管（ejaculatory duct）　长约2 cm，穿前列腺实质，开口于尿道的前列腺部。

（四）男尿道

男尿道（male urethra）（图7-1、图7-8）兼有排尿和排精功能，起于膀胱的尿道内口，终于阴茎头的尿道外口。成年男性尿道长16～22 cm，管径平均5～7 mm。男性尿道可分三部分：前列腺部、膜部和海绵体部。临床上称前列腺部和膜部为后尿道，称海绵体部为前尿道。

男性尿道

睾丸和精索的被膜

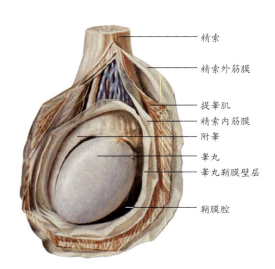

精索
精索外筋膜
提睾肌
精索内筋膜
附睾
睾丸
睾丸鞘膜壁层
鞘膜腔

图7-7　精索、睾丸和附睾

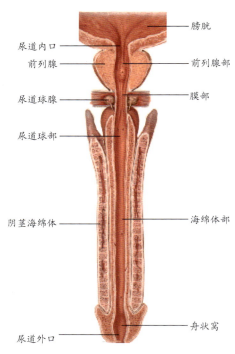

膀胱
尿道内口
前列腺
尿道球腺
尿道球部
前列腺部
膜部
阴茎海绵体
海绵体部
舟状窝
尿道外口

图7-8　男性尿道

1. 前列腺部　为尿道贯穿前列腺的部分，长约3 cm，管腔中部扩大呈梭形，是尿道中最宽和最易扩张的部分。其后壁上有射精管和前列腺排泄管的开口。

2. 膜部　为尿道贯穿尿生殖膈的部分，短而窄，长约1.5 cm，其周围有尿道括约肌（骨骼肌）环绕，可控制排尿。

3. 海绵体部　为尿道贯穿尿道海绵体的部分，长约15 cm，尿道球内的尿道较宽阔，称为尿道球部，尿道球腺管开口于此。在阴茎头内尿道扩大成尿道舟状窝。

男尿道在行径中粗细不一，它有三处狭窄、三处扩大和两个弯曲。三处狭窄分别位于尿道内口、膜部和尿道外口，其尿道外口最为狭窄。三处扩大分别位于前列腺部、尿道球部和尿道舟状窝。两个弯曲：一为耻骨下弯，在耻骨联合下方，凹向前上方，位于前列腺部、膜部和海绵体部的起始段，此弯恒定无变化；另一个弯曲为耻骨前弯，在耻骨联合前下方，凹向后下方，位于海绵体部，如将阴茎向上提起，此弯曲可以消失。临床上给男病人行膀胱镜检查或导尿时应注意男性尿道的三处狭窄和两个弯曲的解剖特点。

（五）精囊

精囊（seminal vesicle）又称精囊腺，为长椭圆形的囊状器官，表面凹凸不平，位于膀胱底的后方，输精管壶腹的下外侧，左右各一，由迂曲的管道组成，其排泄管与输精管壶腹的末端合并成射精管。精囊腺分泌的液体参与精液的组成（图7-9）。

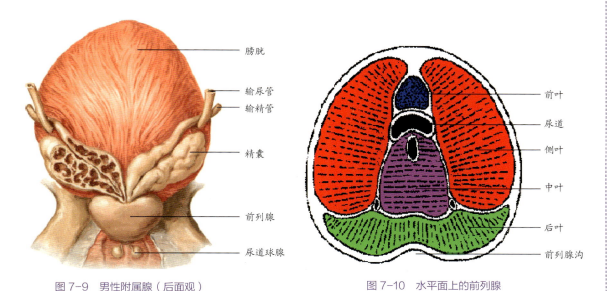

图 7-9　男性附属腺（后面观）　　　　　　　图 7-10　水平面上的前列腺

（六）前列腺

前列腺（prostate）为不成对的实质性器官，位于膀胱与尿生殖膈之间，包绕尿道的起始部（图7-8），呈前后稍扁的栗子形。上端宽大称为前列腺底，与膀胱颈相接，有尿道通过。下端尖细称为前列腺尖，与尿生殖膈相邻，尿道由此穿出。底与尖之间的部分称为前列腺体。体的后面较平坦，正中有一纵行的浅沟称为前列腺沟，活体直肠指诊时可扪及此沟。患前列腺肥大时，此沟消失。男性尿道在前列腺底近前处穿入前列腺即为尿道前列腺部，该部经腺实质前部下行，由前列腺尖穿出。近底的后缘处有一对射精管穿入前列腺，开口于尿道的前列腺部（图7-8、图7-10）。

小儿的前列腺较小，性成熟期腺体迅速生长。中年以后腺部逐渐退化，结缔组织增生。老年人因激素平衡失调，前列腺结缔组织增生而引起前列腺肥大，从而压迫尿道，造成排尿困难甚至尿潴留。

前列腺

（七）尿道球腺

尿道球腺（bulbourethral gland）是一对豌豆大的球形腺体，位于会阴深横肌内。尿道球腺以细长的排泄管开口于尿道球部。

精液由输精管道各部及附属腺体，特别是前列腺和精囊的分泌液组成，内含大量精子，精液呈乳白色、弱碱性，适于精子的生存和活动。

二、外生殖器

（一）阴囊

阴囊（scrotum）为一皮肤囊袋，悬垂于阴茎的后下方。皮肤薄而柔软，成人生有少量的阴毛，颜色深暗。阴囊壁由皮肤和肉膜组成。肉膜为浅筋膜，含有平滑肌纤维。平滑肌可随外界温度变化而舒缩，以调节阴囊内的温度，有利于精子的发育与生存。阴囊皮肤表面沿中线有一纵行的阴囊缝，其对应的肉膜向深部发出阴囊中隔，将阴囊腔分为左、右两部，各容纳一侧的睾丸、附睾和精索等。

知识拓展

隐　睾

　　隐睾为先天性阴囊内没有睾丸，它包括睾丸下降不全、睾丸异位和睾丸缺如。无论单侧还是双侧的隐睾，均可影响生育，导致男性不育，而且也可能发生睾丸扭转和睾丸恶变，造成心理障碍。1岁以内隐睾有下降的可能，可暂时观察，并使用内分泌制剂。疗效不佳的应尽早手术治疗。

（二）阴茎

　　阴茎（penis）可分为头、体、根三部分。后端为阴茎根，附于耻骨下支、坐骨支及尿生殖膈。中部为阴茎体，呈圆柱形，悬于耻骨联合的前下方。前端膨大为阴茎头，其尖端有矢状位的尿道外口。在头与体交界处为阴茎颈（图7-11）。

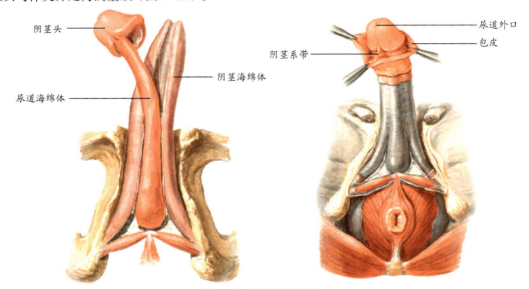

图 7-11　阴茎结构模式图

　　阴茎主要由两个阴茎海绵体和一个尿道海绵体组成，外面包以筋膜和皮肤。阴茎海绵体为两端细的圆柱体，左、右各一，位于阴茎的背侧。左、右两侧紧密结合，向前延伸，前端变细嵌入阴茎头内面的凹陷内。阴茎海绵体后端左、右分开，形成左、右阴茎脚，分别附于两侧的耻骨下支和坐骨支。尿道海绵体位于阴茎海绵体的腹侧，尿道贯穿其全长。尿道海绵体中部呈圆柱形，其前端膨大为阴茎头，后端膨大为尿道球。尿道球位于两阴茎脚之间，固定于尿生殖膈的下面。

　　每个海绵体的表面均包有一层坚厚而致密的纤维膜，分别称为阴茎海绵体白膜和尿道海绵体白膜。海绵体由许多海绵体小梁和腔隙组成，腔隙是与血管相通的窦隙。当腔隙充血时，阴茎变粗变硬而勃起。三个海绵体外面共同包有阴茎深、浅筋膜和皮肤。阴茎浅筋膜疏松而无脂肪组织。阴茎皮肤薄而柔软，富有伸展性。皮肤在阴茎颈处游离，向前延伸并返折成双层的皮肤皱襞包绕阴茎头，称为阴茎包皮。在阴茎头腹侧中线上，包皮与尿道外口下端相连的皮肤皱襞，称为包皮系带。做包皮环切手术时，注意勿伤及包皮系带，以免影响阴茎的正常勃起。

　　幼儿的包皮较长，包着整个阴茎头，包皮口也小。随着年龄的增长，由于阴茎的不断增大，包皮逐渐向后退缩，包皮口逐渐扩大。若包皮盖住尿道外口，但能够上翻露出尿道外口和阴茎头，则称为包皮过长。若包皮口过小，包皮完全包着阴茎头不能翻开时，则称为包茎。这两种情况都易因包皮腔内污垢的刺激而引发炎症，同时也是诱发阴茎癌的因素。

第二节　女性生殖系统

预习任务

1. 说出女性生殖系统的组成。
2. 卵泡发育要经过哪几个阶段？
3. 说出排卵和黄体的概念。
4. 说出输卵管的分部、临床上识别输卵管的标志及其结扎部位。
5. 说出子宫的位置及其固定装置。

女性生殖系统包括内生殖器和外生殖器两部分（图7-12）。女性内生殖器由卵巢和输送管道组成。卵巢为女性生殖腺，是产生卵子、分泌女性激素的器官；输送管道包括输卵管、子宫和阴道。卵子在输卵管内受精后，输送到子宫，植入子宫内膜发育成胎儿，成熟后经阴道娩出。女性外生殖器即女阴。

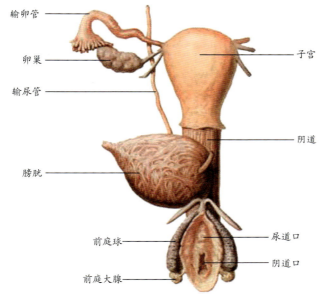

女性生殖系统

图 7-12　女性盆腔正中矢状切面

一、内生殖器

（一）卵巢

1. 卵巢的位置和形态　卵巢（ovary）左右各一，位于小骨盆腔侧壁，髂内、外动脉分叉处所夹成的卵巢窝内。卵巢呈扁卵圆形，可分为上、下两端，前、后两缘和内、外侧两面。

2. 卵巢的固定　卵巢上端与输卵管伞相邻，又称输卵管端，借卵巢悬韧带连于小骨盆侧缘。卵巢悬韧带为腹膜形成的皱襞，其内含有卵巢的血管、淋巴管、神经丛、少量结缔组织和平滑肌纤维。卵巢下端借卵巢固有韧带连于子宫底两侧，又称子宫端。卵巢固有韧带由结缔组织和平滑肌构成，表面覆以腹膜。卵巢前缘借卵巢系膜连于子宫阔韧带，又称系膜缘，其中部有血管、神经等出入，称为卵巢门（hilum of ovary）。后缘游离，又称独立缘。其外侧面与卵巢窝相贴，内侧面朝向盆腔，与小肠相邻。

3. 卵巢的微细结构　卵巢表面覆盖一层单层扁平或单层立方上皮，上皮下方是一薄层致密结缔组织，称为白膜。卵巢的实质可分为皮质和髓质两部分（图7-13）。皮质很厚，在周围，占卵巢大部分，含有不同发育阶段的卵泡以及黄体和退化的闭锁卵泡等。髓质位于中央，范围较小，由疏松结缔组织构成，内含丰富的血管、淋巴管和神经，与皮质无明显分界。近卵巢门处有少量平滑肌束和门细胞。门细胞（hilus cell）为卵圆形，常聚集成群，类似睾丸的间质细胞，可分泌雄性激素。

（1）卵泡的发育与成熟：卵泡发育从胚胎时期就已经开始，两侧卵巢约含700万个原始卵泡，以后逐渐减少，出生时有100万～200万个。青春期后约有4万个，在垂体分泌的卵泡刺激素（FSH）和黄体生成素（LH）作用下，每月有15～20个卵泡生长发育，一般只有一个卵泡发育成熟，并排出一个卵。女子一生共排卵约400个，其余卵泡在发育的不同阶段，先后退化为闭锁卵泡。绝经后，排卵停止。

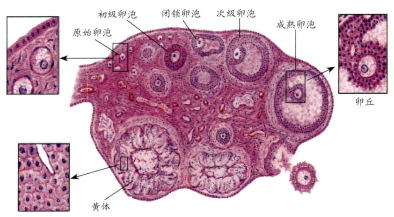

图7-13　卵巢的微细结构

卵泡由卵母细胞（oocyte）和卵泡细胞（follicular cell）组成。

卵泡发育是一个连续的生长过程，其结构发生了一系列变化，一般可分为原始卵泡、初级卵泡、次级卵泡和成熟卵泡四个阶段。初级卵泡和次级卵泡又合称生长卵泡。

①原始卵泡（primordial follicle）：位于皮质浅层，呈球形，体积小，数量多，由中央的一个初级卵母细胞和周围一层扁平的卵泡细胞组成。初级卵母细胞呈圆形，较大，直径约为40μm，胞质嗜酸性，核大而圆，核仁明显，染色质细小，胞质内含有一般细胞器。初级卵母细胞是在胚胎时期由卵原细胞分裂分化而成的，长期停滞在第一次减数分裂前期，排卵前才完成分裂。

②初级卵泡（primary follicle）：从青春期开始，原始卵泡在卵泡刺激素作用下，开始生长发育，形成生长卵泡。早期，初级卵母细胞增大，细胞表面有不规则微绒毛伸出，卵泡细胞由扁平变成立方形或柱状，进而迅速分裂增生，由一层变成多层，同时，在初级卵母细胞的周围出现一层富含糖蛋白的嗜酸性均质膜，称为透明带（zona pellucida）。此带由卵泡细胞和初级卵母细胞共同分泌产生，透明带内有卵泡细胞的细长突起伸入和初级卵母细胞的微绒毛伸入，卵泡细胞的细长突起可穿过透明带与卵母细胞膜相连，形成缝管连接，同时卵泡细胞间亦有缝管连接，这些连接有利于卵泡细胞将营养物质输送给卵母细胞及细胞间离子、激素和小分子物质的交换，沟通信息，协调发育。

③次级卵泡（secondary follicle）：卵泡继续发育，当卵泡细胞增至6～12层时，细胞间出现一些含有液体的小腔隙，小腔互相融合逐渐合并成一个大腔，称为卵泡腔（follicular antrum），腔内充满了由卵泡细胞分泌的卵泡液。由于卵泡液不断增多，卵泡腔相继扩大，初级卵母细胞及其周围的一些卵泡细胞被挤压至一侧，形成一丘状隆起，称为卵丘（cumulus oophorus）。紧贴卵丘的一层柱状卵泡细

胞呈放射状排列，细胞界限不清，称为放射冠（corona radiata），分布在卵泡腔周边的卵泡细胞较小，构成卵泡壁，称为颗粒层（stratum granulosum），卵泡细胞称为颗粒细胞（granulosa cell）。

在卵泡生长过程中，其周围的结缔组织逐渐形成卵泡膜（theca folliculi），并分为内、外两层。内层毛细血管丰富，含有较多的多边形或梭形的膜细胞（theca cell），膜细胞与雌激素的合成和分泌有关。外层有环形排列的胶原纤维和平滑肌纤维，与周围结缔组织无明显界限，纤维多而血管少，细胞无分泌功能。

④成熟卵泡（mature follicle）：卵泡发育的最后阶段，在 FSH 作用的基础上，经 LH 的刺激，卵泡体积最大，直径可达 2 cm，并向卵巢表面突出。排卵前初级卵母细胞已完成第一次成熟分裂，形成一个次级卵母细胞和很小的第一极体（first polar body），第一极体位于次级卵母细胞和透明带之间的卵周间隙。次级卵母细胞随即进入第二次成熟分裂，停滞于分裂中期。

（2）排卵（ovulation）：当成熟卵泡内卵泡液继续剧增时，其内压升高，且进一步向卵巢表面突出，突出部分的卵泡壁、白膜、表面上皮均变薄，终至破裂，于是次级卵母细胞连同透明带、放射冠随同卵泡液一起从卵巢排出，这一过程称为排卵。成人的卵巢每隔 28 天排卵一次，排卵大约发生在月经周期的第 12 ~ 14 天。一般左右卵巢交替排卵，每次排一个卵，有时一侧卵巢可连续排卵，偶尔一次可排两个或两个以上卵。卵排出后若在 24 小时内不受精，次级卵母细胞即退化消失，若与精子相遇则受精，次级卵母细胞即完成第二次成熟分裂，形成 1 个单倍体（23X）的卵细胞和 1 个第二极体。

（3）黄体的形成和退化：成熟卵泡排卵后残留的卵泡壁塌陷，卵泡膜和血管也随之陷入，在 LH 的影响下，逐渐发育成一个体积较大而富有血管的内分泌细胞团，新鲜时呈黄色，称为黄体（corpus luteum）。其中的颗粒细胞分化为颗粒黄体细胞（granular lutein cell），膜细胞改称为膜黄体细胞（theca lutein cell）。黄体能分泌孕激素（progestogen）及少量的雌激素。孕激素有促进子宫内膜增生、子宫腺分泌、乳腺发育和抑制子宫平滑肌收缩等作用。

黄体维持的时间取决于排出的卵是否受精，如未受精，两周后黄体即开始退化，这种黄体称为月经黄体。如果受精，黄体继续发育生长，直至妊娠 5 ~ 6 个月后才开始退化，这种黄体称为妊娠黄体。妊娠黄体除分泌大量孕激素和雌性激素外，还分泌一种肽类激素松弛素，这些激素促使子宫内膜增生、子宫平滑肌松弛，以维持妊娠。月经黄体和妊娠黄体退化时，黄体细胞发生脂肪变性，萎缩退化，最后由增生的结缔组织取代，形成白色瘢痕，称为白体（corpus albican）。

（4）闭锁卵泡：卵巢的绝大部分卵泡不能发育成熟，它们在卵泡发育的各阶段逐渐退化，退化的卵泡称为闭锁卵泡（atretic follicle）。闭锁卵泡是一种细胞凋亡过程。

4.年龄变化 幼女的卵巢较小，表面光滑，性成熟期卵巢最大。此后由于多次排卵表面出现瘢痕，呈凸凹不平状；35 ~ 40 岁卵巢开始缩小，50 岁左右逐渐萎缩。

知识拓展

卵巢肿瘤会影响生育吗？

我们知道，怀孕与生育的物质基础是卵子和精子，卵子是由女性的卵巢产生的，就目前情况所知，卵巢癌的病因是多因素的，包括遗传、环境、激素及病毒等。卵巢病变，如炎症、肿瘤等，可以发生于一侧，亦可双侧同时发病。一般情况下，一侧卵巢的病变对生育没有太大的影响。如卵巢囊肿蒂扭转行一侧卵巢切除术，而对侧卵巢正常者，亦可正常排卵。如卵巢肿瘤是恶性的，即卵巢癌，往往累及双侧卵巢，医生就不会考虑患者有无生育要求而切除双侧卵巢和子宫，即卵巢癌根治术，这样就完全丧失了生育能力。

（二）输卵管

1.输卵管的形态与分部　输卵管（uterine tube）是一对细长弯曲的肌性管道，左、右各一，长10 ~ 14 cm，位于子宫阔韧带上缘内，子宫底的两侧（图7-14）。其内侧端以输卵管子宫口（uterine orifice of uterine tube）开口于子宫腔，外侧端以输卵管腹腔口（abdominal orifice of uterine tube）开口于腹膜腔，输卵管全长由内侧向外侧可分四部：

（1）输卵管子宫部（uterine part）：或称子宫间质部（uterine interstitial part），为输卵管贯穿子宫壁的部分，直径最小，以输卵管子宫口，开口于子宫腔。

（2）输卵管峡（isthmus portion of fallopian tube）：由子宫底向两侧延伸的比较细直的一段，输卵管结扎术常在此部进行。

（3）输卵管壶腹（ampulla of uterine tube）：管径粗、弯曲而较长，约占输卵管全长的2/3。卵子通常在此处受精。若受精卵未能移入子宫腔而在输卵管或腹膜腔内发育，临床上称为宫外孕。

（4）输卵管漏斗（infundibulum of uterine tube）：输卵管外侧端膨大的部分，呈漏斗状。其周缘有细长的指状突出，称为输卵管伞（fimbriae of uterine tube），是临床手术识别输卵管的标志。漏斗的底有输卵管腹腔口，与腹膜腔相通。

临床上将卵巢和输卵管称为子宫附件，附件炎即指卵巢炎和输卵管炎。

女性内生殖器

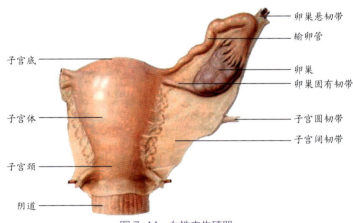

子宫底　　卵巢悬韧带　　输卵管　　卵巢　　卵巢固有韧带　　子宫体　　子宫圆韧带　　子宫阔韧带　　子宫颈　　阴道

图7-14　女性内生殖器

2.输卵管的微细结构　输卵管管壁由内向外分为黏膜、肌层和浆膜三层。

（1）黏膜：由单层柱状上皮和固有层构成，黏膜突向管腔形成许多纵行、分支的皱襞。黏膜上皮为单层柱状，由纤毛细胞和分泌细胞组成。纤毛细胞的纤毛向子宫方向摆动，使卵移向子宫并阻止病菌进入腹膜腔。分泌细胞顶部胞质内有分泌颗粒，其分泌物构成输卵管液，可营养、辅助卵的运行。黏膜固有层为薄层的结缔组织，含有丰富的毛细血管和散在的平滑肌纤维。

（2）肌层：以峡部最厚，由内环、外纵排列的两层平滑肌组成。

（3）浆膜：由间质和富含血管的疏松结缔组织组成。

（三）子宫

子宫（uterus）是壁厚腔窄的肌性器官，有产生月经和孕育胎儿的功能。

1.子宫的形态　成年未产妇的子宫呈前后略扁的倒置的梨形，长7 ~ 9 cm，最宽处4 ~ 5 cm，厚2 ~ 3 cm，可分为底、体、颈三部。两侧输卵管子宫口以上宽而圆凸的部分称为子宫底（fundus of uterus）。子宫的下端缩细呈圆柱状的部分称为子宫颈（neck of uterus），子宫颈由突入阴道的子宫颈阴道部（vaginal part of cervix）和阴道以上的子宫颈阴道上部（supravaginal part of cervix）两部分组成。子宫底与子宫颈之间称为子宫体（body of uterus）。子宫体与子宫颈阴道上部的上端之间的部分稍狭细，称为子宫峡（isthmus of uterus），长约1 cm，妊娠末期可延至7 ~ 11 cm，产科常在此处进行剖宫术，以减少腹膜腔感染。子宫的内腔较为狭窄，可分为子宫腔和子宫颈管两部分，子宫腔（cavity of uterus）狭窄，呈前后略扁的倒置三角形；子宫颈管（canal of cervix of uterus）位于子宫颈内，子宫腔上部的两侧角与输卵管相通，子宫颈管呈菱形，上口通子宫腔，下口通阴道，称为子宫口（orifice of uterus），未产妇的子宫口为圆形，经产妇的子宫口为横裂形。

2.子宫的位置　子宫位于骨盆腔中央，介于膀胱和直肠之间，下端接阴道，两侧有输卵管和子宫阔韧带相连。子宫呈轻度的前倾、前屈位。前倾即整个子宫向前的倾斜，子宫长轴与阴道长轴之间形成一个向前开放的钝角，略大于90°；前屈是指子宫体与子宫颈之间凹向前的弯曲钝角，约为170°。人体的体位及膀胱和直肠的充盈量程度均可影响子宫的位置。由于子宫与直肠紧密相邻，临床上可经直肠检查子宫及其周围的结构。

3.子宫的固定装置　子宫依靠盆底肌的承托和韧带的牵拉维持其正常位置。维持子宫固定位置的韧带有子宫阔韧带、子宫圆韧带、子宫主韧带、骶子宫韧带（图7-16）。

（1）子宫阔韧带（broad ligament of uterus）：略呈冠状位，位于子宫两侧，由子宫前、后面的腹膜自子宫侧缘连于盆腔侧壁的双层腹膜结构，可限制子宫向两侧移位。子宫阔韧带的上缘游离，两层腹膜之间有少量结缔组织及子宫动脉、静脉、神经和淋巴等（图7-15）。

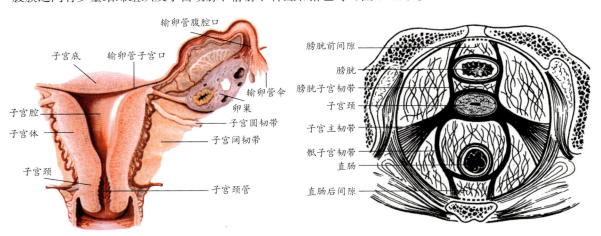

图 7-15　女性内生殖器冠状切　　　　图 7-16　子宫韧带示意图（水平面）

（2）子宫圆韧带（round ligament of uterus）：一对由结缔组织和平滑肌组成的扁索状韧带，起自子宫角下方，在阔韧带两层间前行，通过腹股沟管止于大阴唇皮下，可维持子宫前倾位置。

（3）子宫主韧带（cardinal ligament of uterus）：位于子宫阔韧带的基部，自子宫颈阴道上部的两侧连于盆腔侧壁之间，由结缔组织和平滑肌组成，较为强韧，对固定子宫颈、防止子宫下垂起主要作用。

（4）骶子宫韧带（uterosacral ligament）：由结缔组织和平滑肌组成，起自子宫颈后面，向后绕过直肠，固定于第2、3骶椎前面筋膜。其表面盖以腹膜形成弧形的直肠子宫襞（rectouterine fold）。此韧带向后上牵引子宫颈，与子宫圆韧带协同，维持子宫的前倾位。如果子宫的固定装置薄弱或受损伤，可导致子宫位置异常。如子宫口低于坐骨棘平面，子宫甚至可能脱出阴道，则形成子宫脱垂。

4.子宫壁的微细结构　子宫为肌性器官，腔窄壁厚，其中子宫底部和子宫体部的壁由内向外依次为内膜、肌层、外膜（图7-17）。

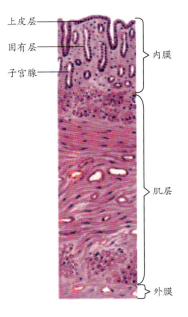

图 7-17　子宫壁的微细结构

（1）子宫内膜：即子宫黏膜，由单层柱状上皮和固有层组成。上皮细胞有分泌细胞和纤毛细胞两种。固有层为结缔组织，其内有大量梭形或星形的基质细胞、网状纤维、血管和单管状的子宫腺。子宫腺由上皮下陷而成，近肌层时可有分支。固有层内的动脉来自子宫动脉的分支，从肌层垂直伸入内膜，弯曲盘旋呈螺旋状，称为螺旋动脉。在内膜浅层形成毛细血管网，毛细血管汇入小静脉，经过基底层，又穿越肌层，汇合成子宫静脉。螺旋动脉对卵巢激素很敏感。

从子宫内膜可分为浅、深两层。浅层较厚，为功能层（functional layer），可随月经周期变化而剥离、出血、再生。妊娠期，胚泡植入功能层并在其中生长发育。深层为基底层（basal layer），较薄，与肌层相邻，含有较多的细胞和纤维，无周期性脱落变化，有增生修复功能层的作用。

（2）肌层（muscular layer）：很厚，由成束或成片的平滑肌构成，肌束间由结缔组织分隔，可分为黏膜下层、中间层和浆膜下层。黏膜下层和浆膜层较薄，呈纵行排列。中间层最厚，血管丰富，平滑肌排列呈内环、外斜行。

（3）外膜（perimetrium）：为浆膜，是腹膜的一部分，覆盖子宫的大部分。而子宫颈的外膜属纤维膜。

另外，在宫颈外口处，其黏膜的柱状上皮与阴道黏膜的复层扁平上皮移行，分界清楚，是宫颈癌的好发部位。

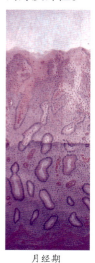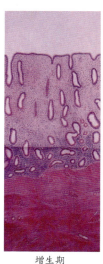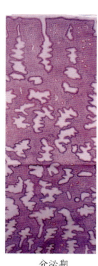

月经期　　　　　　　增生期　　　　　　　　分泌期

图 7-18　子宫内膜的周期性变化

5.子宫内膜周期性变化　自青春期起，在卵巢分泌的雌激素和孕激素的刺激作用下，子宫体及底部的功能层内膜出现周期性变化，每28天左右发生一次内膜剥脱、出血、修复和增生，称为月经周期。每一月经周期从月经来潮的第一天起至下次月经来潮的前一天止。月经周期一般分三期：月经期、增生期、分泌期（图7-18）。

（1）月经期（menstrual phase）：为周期的第 1～4 天。由于卵巢内黄体退化，孕激素和雌激素分泌量急剧下降，子宫内膜功能层的螺旋动脉发生持续性收缩，内膜供血量减少，内膜趋向萎缩，组织坏死。螺旋动脉在收缩之后，又迅速短暂扩张，毛细血管骤然充血而破裂。血液渗入内膜浅层，最后突破上皮流入子宫腔，坏死的组织块及血液经阴道排出，即为月经（menses）。月经期的持续时间一般为3～5天。在此期终止前，基底层中遗留的腺上皮开始分裂增生，并向腔面展开，大约在月经期后1～2天，内膜上皮已完全修复，并进入增生期。

（2）增生期（proliferative phase）：为周期的第 5～14 天。此期卵巢有卵泡生长发育，故又称卵泡期。在卵泡产生的雌激素作用下，子宫内膜发生增生性变化。在月经终止前，子宫内膜已修复，成为增生期早期，在整个增生期内上皮细胞与基质细胞不断分裂增殖。腺上皮也逐渐生长与分化，至增生期晚期（第11～14天），内膜增厚1～3 mm，子宫腺增多，腺腔扩大，螺旋动脉也增长、加粗和高度弯曲盘旋。至增生期末期，卵巢内的成熟卵泡排卵，子宫内膜由增生期进入分泌期。

（3）分泌期（secretory phase）：为周期的第 15～28 天。此期卵巢已排卵，黄体逐渐形成，故此期又称为黄体期。内膜在孕激素和雌激素的作用下，显著增厚，可达5～6 mm，子宫腺增长、弯曲、扩张呈囊状，腺细胞内有大量糖原颗粒，分泌活动增强。螺旋动脉增长并更弯曲，伸至内膜表面。固有层内组织液剧增，细胞间质呈水肿状态。这些变化均为受精卵植入作好准备。卵若受精，内膜继续增厚，发育为蜕膜；否则，进入月经期。

6.子宫的年龄变化　新生儿子宫高出小骨盆上口，输卵管和卵巢位于髂窝内，子宫颈较子宫体长而粗。性成熟前期，子宫迅速发育，壁增厚。性成熟期，子宫颈和子宫体的长度几乎相等。经产妇的子宫较大，除宫颈和内腔都增大外，质量可增加一倍。绝经后，子宫萎缩变小，壁也变薄。

📖 知识拓展

什么是月经失调？

月经失调是指月经周期和经期的紊乱，大多与神经及内分泌系统的机能活动有关。下丘脑、垂体、卵巢之间的功能协调与否，都直接影响着性周期的规律性。临床常见的有月经提前、拖后，量过多、过少、过频等方面的改变。某些全身性疾病，如血液病，以及生殖器的器质性疾病，如子宫肌瘤、子宫内膜结核等，都可以表现出月经失调；而卵巢功能紊乱引起的月经失调更属多见，如功能性子宫出血病、闭经、痛经、经前期紧张征及绝经期综合征等。

（四）阴道

1.阴道的形态和位置　阴道（vagina）是连接子宫和外生殖器之间的肌性管道，是女性的交接器官，也是排出月经和娩出胎儿的通道。

阴道位于小骨盆腔中央，后面贴直肠与肛管，前面与膀胱和尿道相邻，上端包绕子宫颈阴道部，下端以阴道口（vaginal orifice）开口于阴道前庭。阴道口周围有处女膜（hymen）附着，其形状及厚薄因人而异，可呈环状、半月形或伞状。处女膜破裂后阴道口周围留有处女膜痕。阴道的上端宽大，与子宫颈阴道部之间有一环状间隙，称为阴道穹（fornix of vagina）。阴道穹分为前穹、后穹和左、右侧穹，其中以阴道后穹位置最深，与直肠子宫陷凹之间仅隔以阴道后壁和薄层腹膜。临床上当直肠子宫陷凹积液或积血时，可经阴道后穹进行穿刺和引流，以帮助诊断和治疗。

2.阴道壁的微细结构　阴道壁由内向外有黏膜、肌层和外膜构成。

（1）黏膜：由上皮和固有层组成，黏膜突起形成许多环形皱襞。黏膜上皮为非角化的复层扁平上皮，在雌激素的作用下，上皮细胞中可出现许多的糖原，上皮细胞脱落后其糖原被阴道内的乳酸杆菌分解为乳酸，使阴道呈酸性，可抑制微生物的生长，有保护作用（阴道的自净作用）。阴道中的脱落细胞还含有从子宫内膜和子宫颈脱落的上皮细胞，做阴道脱落细胞的涂片已广泛应用于临床检查生殖道疾病。月经期和老年妇女，由于雌激素的产生和分泌减少，阴道的保护功能下降，容易感染。

（2）肌层：较薄，为左、右螺旋相互交织成网状的平滑肌束，肌束间弹性纤维丰富，使阴道壁易于扩张。阴道外口为环形骨骼肌形成的尿道阴道括约肌。

（3）外膜：致密结缔组织，内含丰富弹性纤维。

📖 知识拓展

阴道的自净作用有多大？

幼女时期，卵巢不分泌雌激素，阴道上皮缺乏糖原，阴道自净作用就低，这个时期容易感染。青年（即青春期）和壮年（即生育期）妇女的卵巢功能旺盛，阴道内乳酸杆菌和阴道上皮细胞内糖原丰富，阴道自净作用很强。在妊娠期及月经前期，宫颈管内碱性分泌物增多，流入阴道后，使阴道分泌物变为碱性，阴道自净作用减弱。绝经期妇女（即老年妇女），卵巢功能消失，阴道上皮细胞糖原缺乏，阴道内乳酸杆菌减少，其他细菌增多，阴道分泌物渐渐由酸性变为碱性，在机体抵抗力下降时，易患老年性阴道炎。

二、外生殖器

女性外生殖器又称女阴（vulva），包括阴阜、大阴唇、小阴唇、阴道前庭、阴蒂、前庭球、前庭大腺（图7-19）。

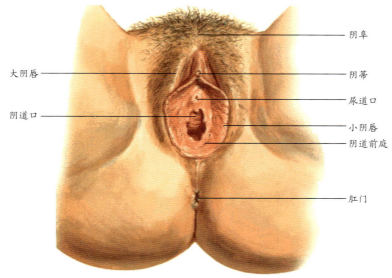

阴阜

大阴唇 ——————

阴蒂

尿道口

阴道口 ——————

小阴唇

阴道前庭

肛门

图 7-19　女性外生殖器

（一）阴阜

阴阜（mons pubis）为耻骨联合前方的皮肤隆起，皮下脂肪丰富。性成熟后，生有阴毛。

（二）大阴唇

大阴唇（greater lip of pudendum）为一对纵长隆起的皮肤皱襞，其前端和后端两侧互相连合，形成唇前连合和唇后连合。

（三）小阴唇

小阴唇（lesser lip of pudendum）位于大阴唇的内侧，为一对较薄的皮肤皱襞，表面光滑无毛。其前端延伸为阴蒂包皮和阴蒂系带，后端两侧互相会合形成阴唇系带。

（四）阴道前庭

阴道前庭（vaginal vestibule）是位于两侧小阴唇之间的裂隙。阴道前庭的前部有尿道外口，后部有阴道口，阴道口两侧各有一个前庭大腺导管的开口。

（五）阴蒂

阴蒂（clitoris）由两个阴蒂海绵体组成，相当于男性的阴茎海绵体，分脚、体、头三部分。两侧阴蒂脚附于耻骨下支和坐骨支，向前互相结合形成阴蒂体，表面有阴蒂包皮包绕；阴蒂头露于表面，富含感觉神经末梢，感觉敏锐。

（六）前庭球

前庭球（bulb of vestibule）（图7-12）相当于男性的尿道海绵体，呈蹄铁形，分为细小的中间部和较大的外侧部。中间部位于尿道外口与阴蒂体之间的皮下，外侧部位于大阴唇的皮下。

（七）前庭大腺

前庭大腺（greater vestibular gland），又称 Bartholin 腺，位于前庭球后端的深面，形如豌豆，导管开口于阴道前庭，阴道口的两侧。前庭大腺相当于男性的尿道球腺，其分泌物有润滑阴道口的作用。炎症时导致导管阻塞，可形成前庭大腺囊肿。

第三节　乳房和会阴

预习任务

1. 乳房是由哪几部分组成？
2. 简述狭义的会阴定义。

一、女性乳房

乳房（mamma）为人类和哺乳动物特有的结构，男性乳房不发达。女性进入青春期后乳房开始发育生长，妊娠和哺乳期有分泌活动（图 7-20）。

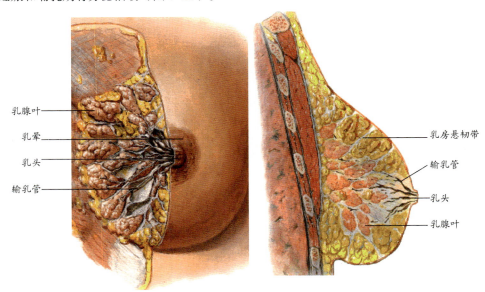

图 7-20　女性乳房

（一）乳房的位置和形态

乳房位于胸大肌和胸筋膜的表面，成年未产妇的乳房呈半球形。乳房基部上起第 2～3 肋，下至第 6～7 肋，内侧至胸骨线，外达腋中线。乳房中央有乳头（mammary papilla），乳头顶端有许多输乳管的开口，乳头周围的皮肤色素沉着区称为乳晕，其深面含乳晕腺，可分泌脂状物润滑乳头。乳头和乳晕的皮肤较薄弱，易受损伤而感染。妊娠和哺乳期，乳腺增生，乳房增大；停止哺乳后，乳腺萎缩，乳房变小；老年时，乳房萎缩而下垂。

（二）乳房的大体结构

乳房由皮肤、皮下脂肪、乳腺和纤维组织构成。乳房内的乳腺被纤维组织分割为 15～20 个乳腺叶（lobe of mammary gland），每个乳腺叶均有一条输乳管（lactiferous duct），在近乳头处膨大为输乳管窦（lactiferous sinus），开口于乳头顶端。乳腺叶和输乳管均以乳头为中心呈放射状排列，临床上乳腺手术时应采取放射状切口，以免损伤输乳管。乳腺与表面的皮肤和深面的胸肌筋膜之间连有许多结缔组织纤维束，称为乳房悬韧带（suspensory ligament of breast），或 Cooper 韧带，对乳腺有支持作用。患乳腺癌时，纤维组织增生，该韧带变短、牵拉皮肤而使表面产生许多小凹，类似橘皮，临床上称"橘皮样"变，是乳腺癌的早期体征之一。

二、会阴

会阴（perineum）有狭义的会阴和广义的会阴。狭义的会阴是指肛门与外生殖器之间狭小区域的软组织，即临床上产科所指的会阴。产妇分娩时应注意保护此区，以免造成撕裂。广义的会阴是指封闭小骨盆下口的全部软组织结构。其境界呈菱形，前为耻骨联合；后为尾骨尖；两侧界为耻骨下支、坐骨支、坐骨结节和骶结节韧带。经两侧坐骨结节作一连线，可将其分为前后两个三角区：前部为尿生殖区（urogenital region）（尿生殖三角），在男性有尿道通过，在女性有尿道和阴道通过；后部为肛区（anal region）（肛门三角），此区有肛管通过（图7-19、图7-21）。

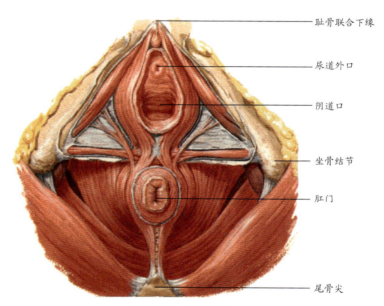

耻骨联合下缘
尿道外口
阴道口
坐骨结节
肛门
尾骨尖

图 7-21　女性会阴

生殖系统分男性生殖系统和女性生殖系统，均包括内生殖器和外生殖器两部分。

男性内生殖器由生殖腺（睾丸）、生殖管道（附睾、输精管、射精管、男性尿道）和附属腺体（精囊、前列腺、尿道球腺）组成。睾丸产生精子和分泌男性激素，附睾储存精子。男性尿道分三部分（前列腺部、膜部和海绵体部），有三处狭窄（尿道内口、尿道膜部和尿道外口），两个弯曲（耻骨下弯、耻骨前弯）。

男性外生殖器包括阴囊和阴茎。

女性内生殖器包括卵巢、输卵管、子宫、阴道和前庭大腺。卵巢产生卵细胞并分泌女性激素。输卵管分四部（输卵管子宫部、输卵管峡、输卵管壶腹和输卵管漏斗），子宫分三部（子宫底、子宫体和子宫颈），成年女性正常子宫呈前倾前屈位。子宫壁从内向外分三部（子宫内膜、子宫肌层和子宫外膜）。

女性外生殖器包括阴阜、大阴唇、小阴唇、阴蒂等。

乳房位于胸大肌和胸筋膜的表面，由皮肤、皮下脂肪、乳腺和纤维组织构成。会阴有狭义的会阴和广义的会阴。狭义的会阴是指肛门与外生殖器之间狭小区域的软组织，即临床上产科所指的会阴。广义的会阴是指封闭小骨盆下口的全部软组织结构。

 思考题

一、名词解释

精索　排卵　黄体　月经周期

二、问答题

1. 输精管分哪几部？临床上常在何处进行结扎？结扎后会影响男性的第二性征吗？为什么？

2. 对于男性肾盂结石患者，结石易停留在哪些部位？

三、单项选择题

1. 男性的生殖腺是（　　）。

   A. 前列腺　　　　　　　　　　　　B. 睾丸

   C. 尿道球腺　　　　　　　　　　　D. 精囊腺

2. 女性的生殖腺是（　　）。

   A. 子宫　　　　　　　　　　　　　B. 阴道

   C. 卵巢　　　　　　　　　　　　　D. 前庭大腺

3. 男性尿道可以变直的弯曲是（　　）。

   A. 耻骨下弯　　　　　　　　　　　B. 耻骨前弯

   C. A 和 B 都对　　　　　　　　　　D. A 和 B 都不对

4. 受精的部分是（　　）。

   A. 子宫　　　　　　　　　　　　　B. 阴道

   C. 输卵管漏斗　　　　　　　　　　D. 输卵管壶腹

5. 由腹膜构成的韧带是（　　）。

   A. 子宫阔韧带　　　　　　　　　　B. 主韧带

   C. 子宫圆韧带　　　　　　　　　　D. 骶子宫韧带

【参考答案】BCBDA

延伸阅读

<h2 style="text-align:center">"龙一刀"的故事</h2>

　　龙道畴，武汉大学人民医院整形外科医生，人送外号"龙一刀"。

　　这个称号的得来与他治好的一个病人有关。1984 年的一天，一名来自湖南的老父亲找他给自己的儿子看病，他的儿子 22 岁，要结婚了，但是这个小伙子的阴茎几乎没有。这是怎么回事呢？得从他小时候说起。小伙小时候在外面大便时，突然冲出来一条狗，上来就将他的"小鸡鸡"咬掉了，当时只做了简单包扎，心想长大之后会再长出来。但是到了结婚的年龄，还不见长，

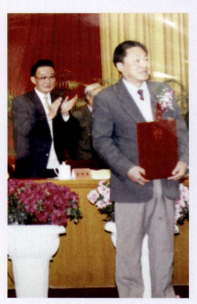

龙道畴获得
国家科技进步二等奖时的照片

这可把老父亲急坏了，老父亲带着儿子在上海、北京等大城市求医，但医生都拿不出能令人满意的治疗方案。龙道畴接诊这个病人之后，也感到很棘手，说："我目前还没听说过能做这种手术，先回去查查资料。"龙道畴通过多种渠道查阅大量资料，遗憾的是也拿不出好办法，只好来到病房劝父子二人出院，老父亲一下跪倒在他面前，泪如雨下："我这个儿子是三代单传，要是在这一代断了根，我家就绝后了！您很负责任，我们来了就不走了，我愿意把儿子交给您做试验！"经过无数次思索，通过解剖几具尸体，他最终找到了问题的答案：从适当的位置切断阴茎上的浅悬韧带和深悬韧带，把藏在会阴里的那段阴茎海绵体分离出来，就可以把阴茎向体外延长约 3～5 cm。也正是这一刀，龙道畴一举成名。

　　龙氏阴茎延长术名震全球，填补了世界医学空白，获得国家科技进步二等奖。

　　他的科学探索精神值得大家学习。

（梅盛平　张红）

第八章

脉管系统

 病例导学

患者，男，58岁，患高血压已十余年。近年常有便秘，5日前大便时突然昏倒，并伴大小便失禁和右侧上、下肢麻痹。

患者，女，60岁，5年前已确诊为脑动脉粥样硬化（血管内膜受损害），4天前早晨醒来自觉头晕并发现右侧上、下肢不能自如活动，且病情逐渐加重，至次日上午右侧上、下肢麻痹。

患者，女，27岁，患风湿性心脏病伴亚急性细菌性心内膜炎（二尖瓣有赘生物形成）。起床下地活动时，突然感觉头晕。当即卧床，2天后发现右上、下肢麻痹。

? 请思考

1. 什么叫体、肺循环？
2. 左、右房室口各有什么瓣膜？

脉管系统（vascular system）由一套密闭的连续的管道构成，包括心血管系统和淋巴系统。心血管系统（cardiovascular system）包括心和血管，血管由动脉、静脉和毛细血管组成。淋巴系统（lymphatic system）包括淋巴管道、淋巴器官和淋巴组织。心血管系统中流动着血液，淋巴系统中流动着淋巴（液），淋巴液沿淋巴管道向心流动，途中穿过淋巴结，最后注入静脉，故淋巴管道常被看作静脉的辅助管道。脉管系统的主要功能是物质运输，即将消化系统吸收的营养物质和呼吸系统吸收的氧运送到全身的组织和细胞，同时将全身组织和细胞的代谢产物（如二氧化碳、尿酸等）运送到肾、肺、皮肤等排泄器官排至体外，以调节机体的生理机能。

第一节 心血管系统

 预习任务

1. 简述体循环和肺循环途径。

2. 简述心脏的位置与外形。

3. 心脏四个腔分别有哪些入口和出口？

4. 心脏有哪些瓣膜？各有什么功能？

5. 心传导系的组成有哪些？窦房结与房室结位于何处？

6. 简述左右冠状动脉的走行、分支、分布。

7. 简述主动脉起始、走行、各部的分支。

8. 简述胃的血液供应。

9. 简述甲状腺的动脉来源。

10. 简述掌浅弓与掌深弓的构成。

11. 简述上、下肢浅静脉的名称与走行、属支、注入部位。

12. 简述肝门静脉的组成、属支、收纳范围。

13. 简述肝门静脉与上、下腔静脉的吻合部位。

14. 大、中、小动脉的管壁各有何特点？心壁分为哪几层？各层是如何构成的？

15. 手背静脉网注射青霉素治疗阑尾炎时，试述药物所经过的路径。

一、概述

（一）心血管系统的组成

心血管系统包括心和血管。血管由动脉、静脉和毛细血管组成。心（heart）是血液循环的动力器官，心不停地进行节律性收缩和舒张，心的收缩推动血液向前流动，心的舒张又使血液回到心。动脉（artery）是将血液送出心的血管，行程中不断分支，愈分愈细，最后终于毛细血管。静脉（vein）是将血液送回心的血管，它起于毛细血管，在回心的过程中不断收集属支，由细变粗，最后注入心房。毛细血管（capillary）是连于动脉和静脉之间，比毛更细的血管。

（二）血液循环

血液由心射出，经动脉、毛细血管和静脉，最后回到心，如此周而复始，不停地循环流动，称为血液循环。血液循环可分体循环和肺循环（图8-1）。

1. 体循环　从左心室射出的含氧和营养物质丰富的动脉血，经主动脉及其各级分支输送到全身的毛细血管，在此血液透过毛细血管壁与组织进行物质交换后，变为含二氧化碳等代谢产物丰富的静脉血，再经各级静脉，最后经上、下腔静脉和冠状窦返回右心房，这一循环途径称为体循环，又称大循环。经过体循环，血液由鲜红的动脉血变为暗红的静脉血。

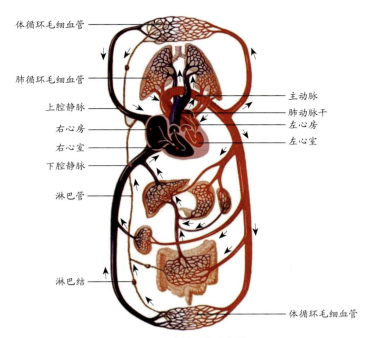

体循环毛细血管

肺循环毛细血管

上腔静脉

右心房

右心室

下腔静脉

淋巴管

淋巴结

主动脉

肺动脉干

左心房

左心室

体循环毛细血管

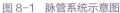

图 8-1　脉管系统示意图

2.肺循环　从右心室射出的含二氧化碳丰富的静脉血，经肺动脉干及其各级分支至肺泡壁上的毛细血管网，在此与肺泡进行气体交换后，变为含氧丰富的动脉血，再经肺静脉流回左心房，这一循环途径称肺循环，又称小循环。经过肺循环，血液由暗红的静脉血变为鲜红的动脉血。

体循环和肺循环是血液循环的两个不同部分，二者彼此相通，同时循环进行。

二、心

（一）心的位置和外形

心位于胸腔的中纵隔内，约 2/3 位于正中线的左侧，1/3 位于正中线的右侧。

心下方邻膈肌的中心腱，上方与出入心的大血管相连，两侧为肺和胸膜所包围，后方邻食管和胸主动脉等后纵隔器官，前方大部分被肺和胸膜所遮盖，仅下部少部分直接与胸骨和左侧第 4、5 肋软骨相邻（图 8-2）。

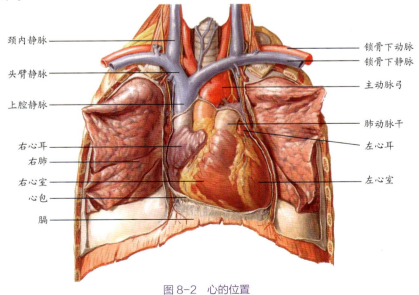

颈内静脉

头臂静脉

上腔静脉

右心耳

右肺

右心室

心包

膈

锁骨下动脉

锁骨下静脉

主动脉弓

肺动脉干

左心耳

左心室

图 8-2　心的位置

心的位置

知识拓展

心内注射和心包穿刺

　　临床上进行心内注射和心包穿刺时常选在胸骨左缘第4或第5肋间隙进针，心内注射将药物注入右心室，心包穿刺将穿刺针刺入心包腔。层次依次为皮肤、浅筋膜、深筋膜和胸大肌、肋间外肌、肋间内肌。

心的外形

心的外形和血管

　　心的外形近似倒置的圆锥体，大小似本人拳头，可分一尖、一底、两面、三缘和四沟（图8-3、图8-4）。

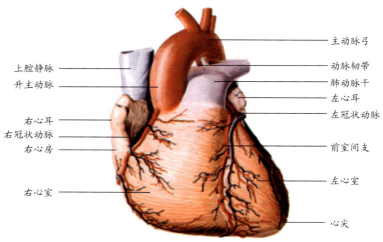

图8-3　心的外形和血管（前面）

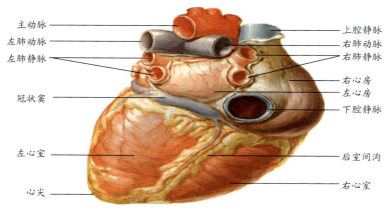

图8-4　心的外形和血管（后面）

　　一尖，即心尖（cardiac apex），朝向左前下方，由左心室构成，其体表投影位置在左第5肋间隙左锁骨中线内侧1~2cm处，此处可扪及心尖搏动。

　　一底，即心底（cardiac base），朝向右后上方，连接出入心的大血管，大部分由左心房构成，小部分由右心房构成。

　　两面，即胸肋面和膈面。胸肋面朝向前上方，贴胸骨和肋软骨，大部分由右心房和右心室构成，小部分由左心室构成。膈面（diaphragmatic surface）朝向后下方，贴膈，由左、右心室构成。

　　三缘，即右缘、左缘和下缘。右缘近乎垂直，较钝，由右心房构成。左缘斜行，圆钝，由左心耳及左心室构成。下缘近似水平，锐利，主要由右心室和心尖构成。

　　四沟，即心脏表面的四条沟，为心脏各部表面的分界标志。冠状沟（coronary sulcus）近心底处几乎呈一环形沟，为心房和心室的表面分界标志。前室间沟（anterior interventricular groove）位于胸肋面，是由冠状沟向下延伸的纵沟。后室间沟（posterior interventricular groove）位于膈面，是由冠状沟下降的另一条纵沟。前、后室间沟在心尖右侧处会合，称为心尖切迹（cardiac apical incisure），两沟为左、右心室的表面分界标志。在心底部，右心房与左肺上、下肺静脉交界处的浅沟，称为房间沟，是左、右心房在心底的分界标志。以上四条沟均被血管和脂肪组织填充，表面观察不很明显。

（二）心腔的形态

心是中空的肌性器官，其内部被房间隔和室间隔分为左、右两个大腔，左右两个大腔又各被分为上、下两个小腔，即上方为心房，下方为心室。这样心内被分为4个腔，即右心房、右心室、左心房、左心室。左、右心房之间为房间隔，左、右心室之间为室间隔，同侧心房、心室之间借房室口相通。

1. 右心房（right atrium） 位于心的右上部（图8-5），前部向右突出部分称为右心耳（right auricle）。右心房内腔分前、后两部，前部称为固有心房，内壁有许多平行排列或交错呈网状的肌肉隆起，称为梳状肌。后部内壁光滑，称为腔静脉窦（sinus venarum cavarum）。前后两部之间，外面有界沟（sulcus terminalis），正对心内面有界嵴（crista terminalis）。右心房有3个入口和1个出口，腔静脉窦上、下分别有上、下腔静脉的开口，即上腔静脉口（orifice of superior vena cava）和下腔静脉口（orifice of inferior vena cava）。下腔静脉口前缘有半月形的下腔静脉瓣。下腔静脉口与右房室口之间有冠状窦口（orifice of coronary sinus）。右心房的出口是右房室口（right atrioventricular orifice），位于右心房的前下方，通向右心室。右心房的后内壁为房间隔，其下部有一浅窝称为卵圆窝（fossa ovalis），为胚胎期的卵圆孔闭锁后留下的遗迹。若生后卵圆孔未闭，则形成房间隔缺损，是先天性心脏病的一种。

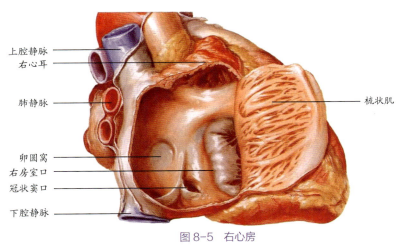
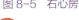

图 8-5 右心房

右心房

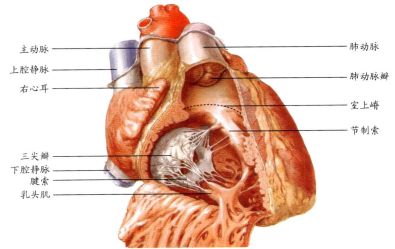

图 8-6 右心室

右心室

2. 右心室（right ventricle）　位于右心房的左前下方，构成心胸肋面的大部分（图 8-6）。内腔形似锥体，尖向左下，底向右上，相当于右房室口，右心室腔借室上嵴分为流入道和流出道。室上嵴（supraventricular crest）是右房室口和肺动脉口之间的一条肌肉隆起。

流入道是右心室的主要部分，其入口即右房室口，口边缘附有三片近似三角形的瓣膜，称为三尖瓣（tricuspid valve）。三尖瓣按部位分为前（尖）瓣、后（尖）瓣和隔（尖）瓣（图 8-10）。各瓣膜借基底部附着于右房室口周围的纤维环上，尖端突向室腔，瓣膜的游离缘及心室面借数条腱索连于乳头肌。乳头肌（papillary muscles）是心室壁上突出的锥状肌肉隆起，按部位也分为相应的三组（前、后、隔侧）。与每组乳头肌尖端相连的腱索，分别连于相邻两瓣膜的相对缘。瓣膜、腱索和乳头肌是一套防止血液逆流的装置。当右心室收缩时，血液推动瓣膜室面，三片瓣膜向上封闭右房室口，但由于乳头肌的收缩和腱索的牵拉，瓣叶不致翻入右心房，从而防止血液返流回右心房。右心室壁内面，除突出的乳头肌外，还有许多纵横交错的肌隆起，称为肉柱（trabeculae carneae）。从室间隔连至前乳头肌根部的游离肉柱称为节制索（moderator band），又称隔缘肉柱。

流出道是右心室向右上方突出的部分，亦称动脉圆锥（conus arteriosus）。其内面光滑无肉柱，其上口称肺动脉口（orifice of pulmonary trunk）。肺动脉口是右心室的出口，口周缘有三个袋状的半月形瓣膜，称为肺动脉瓣（pulmonary valve）（可分为前、左和右半月瓣）。当右心室舒张时，三个瓣膜受到肺动脉内血液回流的压力而紧密靠拢，闭锁了肺动脉口，以阻止血流从肺动脉逆流入右心室。

3. 左心房（left atrium）　位于右心房的左后方（图 8-7）。左心房前部向左前方突出的部分，称为左心耳（left auricle），内面也有梳状肌。左心房内腔的后部光滑平坦，两侧壁共有四个入口，即左肺上、下静脉口和右肺上、下静脉口。其前下方有左心房的出口即左房室口（left atrioventricular orifice），通向左心室。

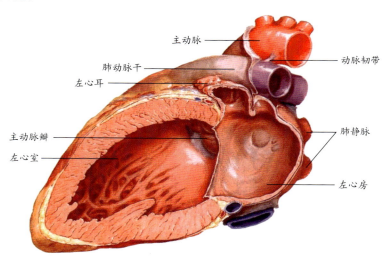

图 8-7　左心房和左心室

4. 左心室（left ventricle）　位于右心室的左后下方（图 8-7），室腔近似倒置圆锥形，以二尖瓣的前瓣分为流入道和流出道。流入道的入口为左房室口。左房室口周缘附有两片瓣膜，称为二尖瓣（mitral valve）。前（尖）瓣较宽短，位于左房室口和主动脉口之间；后（尖）瓣较窄长，附于左房室口的左后部。二尖瓣的游离缘及室面也由腱索连于乳头肌。瓣膜、腱索、乳头肌三者连接关系及其功能与右心室内者相同。

流出道位于左心室内腔的右上部，其出口为主动脉口（aortic orifice）。主动脉口处也有三个构造和功能与肺动脉瓣膜相同的主动脉瓣（aortic valve），但位置为两个在前，一个在后（分别称为左、右、后半月瓣），且瓣膜较肺动脉瓣大而强韧。瓣膜与相对应的主动脉壁之间的腔隙，称为主动脉窦（aortic sinus）（左、右、后窦），在左、右窦的动脉壁上，分别有左、右冠状动脉的开口。

（三）心壁的结构及心间隔

1.心壁　自内向外由心内膜、心肌膜和心外膜构成（图8-8）。

（1）心内膜：由内皮、内皮下层和心内膜下层构成。内皮衬于房室壁的内面，与出入心的大血管的内皮相连续；内皮下层由薄层结缔组织构成；心内膜下层，由疏松结缔组织构成，其内含有血管、神经及心传导系统的终支（Purkinje纤维）。心内的房室瓣和动脉瓣均为心内膜向心腔内折叠而成的片状皱襞。

（2）心肌膜：最厚，主要由心肌细胞构成。心肌细胞排列成三层，即内纵、中环和外斜。心肌分心房肌和心室肌，二者并不连续，分别附着于房室口周围的纤维环上。心房肌细胞内含有心房颗粒，颗粒内含心房钠尿多肽（心钠素），具有利尿、排钠、扩张血管和降血压的作用，心室肌比心房肌厚，左心室肌又比右心室肌厚（图8-9、图8-10）。

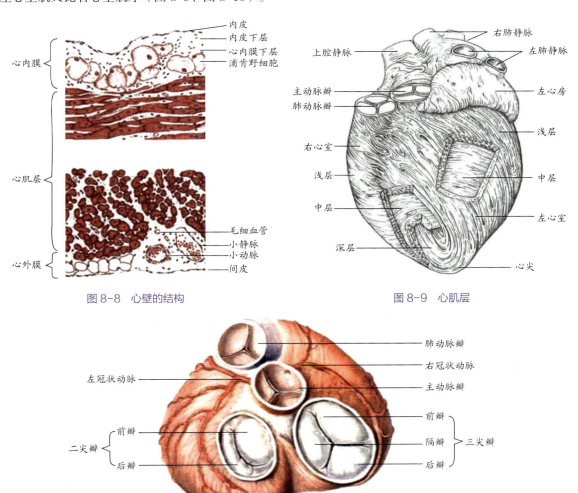

图8-8　心壁的结构

图8-9　心肌层

图8-10　心纤维环上面观

（3）心外膜：位于心壁的最外层，为浆膜性心包的脏层，属于浆膜（由间皮及其深面的结缔组织构成的一层薄膜）。心外膜中含有血管、神经、淋巴管和脂肪组织等。

2.心间隔　包括房间隔和室间隔。

（1）房间隔：左、右心房间的中隔，在右心房一侧有卵圆窝（图8-11）。

心的瓣膜和纤维环

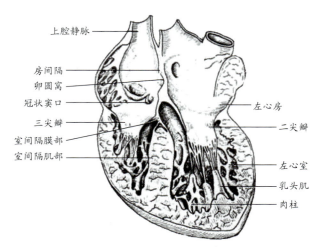

上腔静脉

房间隔
卵圆窝
冠状窦口
三尖瓣
室间隔膜部
室间隔肌部

左心房
二尖瓣
左心室
乳头肌
肉柱

图 8-11　房间隔与室间隔

（2）室间隔：左、右心室间的中隔。室间隔分为上、下两部分，上部为膜部，较薄，缺乏肌层，位于室间隔上缘的中部，为一小卵圆形区域，此部菲薄，室间隔缺损多发生于膜部。下部为肌部，占室间隔的绝大部分，含肌层而较厚。

（四）心传导系

心传导系位于心壁内，由特殊分化的心肌细胞构成，能产生并传导冲动，维持心脏的节律性搏动，使心房肌和心室肌的收缩相互协调。心传导系包括窦房结、房室结、房室束、左右束支和 Purkinje 纤维网（图 8-12）。

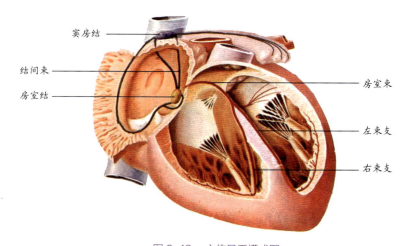

窦房结
结间束
房室结

房室束
左束支
右束支

图 8-12　心传导系模式图

心传导系统

1.窦房结（sinuatrial node）　位于上腔静脉根部与右心耳交界处的心外膜深面，呈梭形。窦房结是心脏正常的起搏点，能自动地发出节律性兴奋，引起心房肌收缩，并传至房室结。

有些学者认为：在窦房结和房室结之间有结间束相连，能将窦房结产生的冲动较快地传至房室结。结间束有三条：①前结间束；②中结间束；③后结间束。

2.房室结（atrioventricular node）　位于冠状窦口的前上方，房间隔右侧面下部心内膜的深面，为扁椭圆形结构，比窦房结小，结的前端延续为房室束。

3.房室束（atrioventricular bundle）　又称 His 束，由房室结前端起始，经室间隔膜部后缘转向前下行，在室间膈肌部上缘分为左、右两束支，分别沿室间隔左、右两侧面的心内膜深面下行。

4.左右束支及其分支　右束支呈圆索状，细长，分出后沿室间隔右侧心内膜深面向前下行，表面有薄层心肌覆盖。经隔缘肉柱至右心室前乳头肌的根部，最后终于浦肯野（Purkinje）氏纤维网，末端连于心肌纤维。

左束支呈扁带状，沿室间隔左侧心内膜深面下行一段后分为前支和后支，再分为许多细小分支，在左室壁内形成 Purkinje 氏纤维网，末端连于心肌纤维。

（五）心的血管

1.动脉　营养心壁的动脉为左、右冠状动脉（图 8-13）。

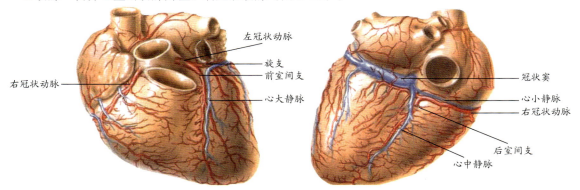

图 8-13　心的动脉

（1）左冠状动脉（left coronary artery）起自主动脉左窦的动脉壁（图 8-3、图 8-4）。经左心耳与肺动脉根部之间向左前行，随即分为前室间支和旋支两大分支。

①前室间支：沿前室间沟下降，经过心尖切迹至心膈面，再沿后室间沟上行 2～3 cm 而终，并与右冠状动脉的后室间支吻合。

②旋支：沿冠状沟向左行，然后绕心左缘转向后，至左心室膈面。

左冠状动脉及其分支分布于右心室胸肋面小部分、左心室壁绝大部分、室间隔的前 2/3 部分及左心房。

（2）右冠状动脉（right coronary artery）起自主动脉右窦的动脉壁（图 8-3、图 8-4），经右心耳与肺动脉干根部之间入冠状沟，沿冠状沟向右下行，绕过心右缘至心膈面，分为后室间支和左室后支两大分支。

①后室间支：沿后室间沟下行。

②左室后支：分布于左心室膈面，此支还发出房室结动脉。

右冠状动脉及其分支分布于右心房、右心室各壁、左心室膈面小部及室间隔的后 1/3 部分，窦房结动脉也大多数起自右冠状动脉。

2.静脉　心脏绝大部分静脉血均汇集于冠状窦（coronary sinus），然后经冠状窦口注入右心房。冠状窦的主要属支有：心大静脉，与前室间支伴行，向后上至冠状沟，在心膈面沿冠状沟注入冠状窦左端；心中静脉，与后室间支伴行，注入冠状窦右端；心小静脉，在冠状沟右部，注入冠状窦右端。此外，还有一些小静脉支如心前静脉，直接注入右心房，心壁内的小静脉也有直接注入各心腔的（图 8-3、图 8-4）。

（六）心包

心包（pericardium）为包裹心脏和大血管根部的锥形纤维浆膜囊，可分为纤维心包和浆膜心包（图 8-14）。纤维心包在外层，较厚，由致密而坚韧的结缔组织构成，其上部与出入心脏的大血管的外膜相续，下方与膈肌的中心腱相连。浆膜心包，薄而光滑，分脏、壁两层。脏层包于心肌表面，称为心外膜；壁层紧贴于纤维心包内面。脏、壁两层在大血管根部互相移行，两层间围成的腔隙，称为心包腔（pericardial cavity），内含少量浆液，起润滑作用，以减少心搏动时的摩擦。

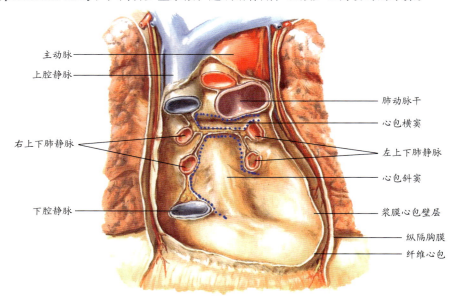

图 8-14　心包

心包对心脏有保护作用。正常时能防止心脏过度扩大，以保持恒定的心脏血容量。

（七）心的体表投影

心脏在胸前壁的体表投影（图 8-15），可用下列四点连线来表示：①左上点，在左侧第 2 肋软骨下缘，距胸骨左缘约 1.2 cm；②右上点，在右侧第 3 肋软骨上缘，距胸骨右缘约 1 cm 处；③右下点，在右侧第 6 胸肋关节处；④左下点，在左侧第 5 肋间隙，距正中线 7 ~ 9 cm 处（或在锁骨中线内侧 1 ~ 2 cm 处）。左、右上点连线为心上界，左、右下点连线为心下界，右侧上、下两点连线（微向右侧凸）为心右界。左侧上、下两点连线（微向左侧凸）为心左界。了解心脏的体表投影，对叩诊时判断心界大小具有参考价值。

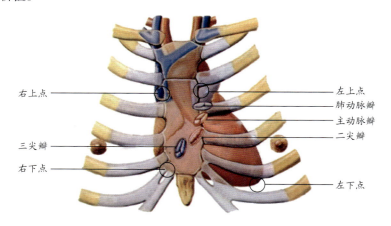

图 8-15　心的体表投影

三、血管概述

（一）血管的吻合

人体内的血管除经动脉—毛细血管—静脉相连通外，在动脉与动脉之间、静脉与静脉之间，甚至动脉与静脉之间，可借吻合管彼此连通形成血管吻合（vascular anastomosis）（图 8-16）。如动脉之间常吻合成动脉弓、动脉网或动脉环，这种吻合有利于缩短循环时间和调节血流量。静脉之间常吻合成静脉弓或静脉网，以保证在脏器扩大或脏壁受压时血流畅通。动静脉之间常形成动静脉吻合（arteriovenous anastomosis），这种吻合具有缩短循环途径、调节局部血流量和局部体温的作用。此外有的血管主干在行程中发出与其平行的侧副管（collateral vessel），侧副管与同一主干远侧部所发出的返支彼此吻合形成侧支吻合（collateral anastomosis），当主干阻塞时，侧副管逐渐增粗，血流可经扩大的侧支吻合到达阻塞部位以下的血管主干，使血管受阻区的血液供应得到不同程度的代偿或恢复。这种通过侧支建立的循环称为侧支循环（collateral circulation）。侧支循环的建立对保证器官病理状态下的血液供应有重要意义（图 8-16）。

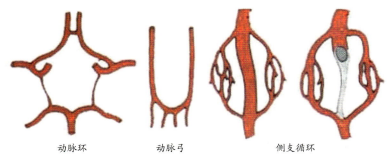

动脉环　　　　　动脉弓　　　　　　侧支循环

图 8-16　血管吻合与侧支循环

（二）血管的微细结构

1. 动脉血管的结构特点　动脉血管依其管径大小，可分大动脉、中动脉和小动脉。其管壁自内向外可分为内膜、中膜和外膜三层。内膜最薄，由内皮、内皮下层和内弹性膜组成，内皮衬于腔面，内皮外侧是由少量结缔组织构成的内皮下层，内层下层的外侧为内弹性膜，是由弹性纤维构成的波纹状结构；中膜厚，主要由平滑肌或弹性膜构成；外膜较厚，主要由纤维结缔组织构成，含有小血管、神经和淋巴管等。各种动脉血管的主要结构特点是：

（1）大动脉：中膜主要由 40～70 层弹性膜构成，弹性膜之间含有少量的平滑肌，大动脉因此也称弹性动脉。它可缓冲心脏射血的压力，又可在心舒张时回缩以推动血液持续均匀地流动（图 8-17）。

（2）中动脉：内弹性膜清楚，中膜主要由 10～40 层平滑肌构成，故中动脉又称肌性动脉。其功能主要是调节器官及身体各部的血流量（图 8-18）。

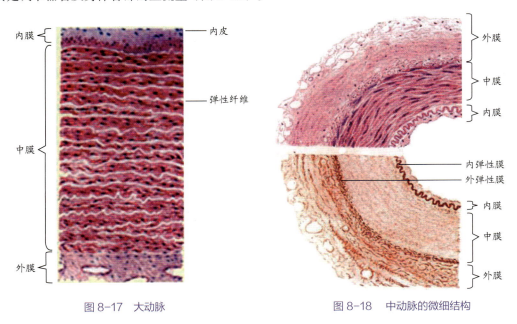

图 8-17　大动脉　　　　　　　　　　图 8-18　中动脉的微细结构

（3）小动脉：中膜仅由几层平滑肌构成，故小动脉也属于肌性动脉。小动脉是形成外周阻力的主要血管，依靠平滑肌的收缩和舒张来改变外周阻力以调节血压。

2.静脉血管的结构特点

（1）与伴行动脉相比较，静脉的数量多，管径大而不规则，故静脉也称容量血管。

（2）静脉壁的三层分界不明显，其管壁薄，外膜一般比中膜厚（图8-19）。

（3）静脉常有静脉瓣，防止血液逆流。

3.毛细血管的结构特点　毛细血管是数量最多、分布最广、管径最细的血管。其管径一般为6~8 μm，管壁主要由一层内皮细胞和基膜构成（图8-20）。毛细血管是进行物质交换的主要部位，电镜下，根据内皮细胞等的结构特点，可将毛细血管分为三类。

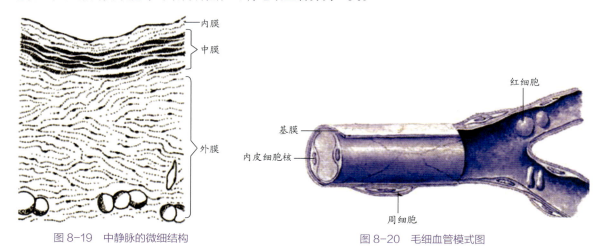

图8-19　中静脉的微细结构　　　　　　图8-20　毛细血管模式图

（1）连续毛细血管（continuous capillary）：内皮细胞相互连续，其间有紧密连接的连接结构，基膜完整，胞质中有许多吞饮小泡，物质交换主要通过吞饮小泡来完成。连续毛细血管主要分布于结缔组织、肌组织、肺和中枢神经系统等处（图8-21）。

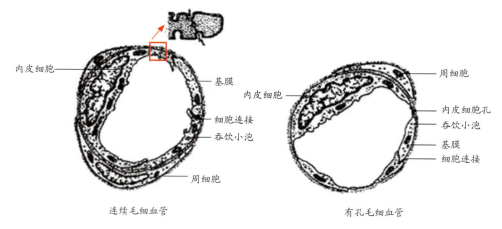

图8-21　连续毛细血管和有孔毛细血管的微细结构

（2）有孔毛细血管（fenestrated capillary）：管壁上有贯穿内皮细胞胞质的小孔，基底面有完整的基膜。其物质交换主要通过内皮小孔来完成，主要分布于胃肠黏膜、肾血管球和某些内分泌腺等处（图8-21）。

（3）血窦（blood sinusoid）：又称窦状毛细血管（sinusoid capillary）是一种扩大的毛细血管，腔大而不规则，内皮有小孔且较大，基膜不完整甚至缺如，内皮细胞间有较宽的间隙，其物质交换主要通过内皮小孔和内皮细胞间隙来完成。血窦主要分布于肝、脾、骨髓和某些内分泌腺内。

四、肺循环的血管

（一）肺循环的动脉

肺动脉干（pulmonary trunk）是一短而粗的动脉干，起自右心室，行向左后上至主动脉弓的下方分为左、右肺动脉（图8-3）。左肺动脉（left pulmonary artery）较短，水平向左，经食管和胸主动脉的前方至左肺门，分上、下两支进入左肺上、下叶，再经多次分支，终于肺泡壁的毛细血管网。右肺动脉（right pulmonary artery）较长，水平向右，经升主动脉和上腔静脉的后方达右肺门，分三支进入右肺上、中、下叶，再经多次分支，终于肺泡壁的毛细血管网。在肺动脉干分叉处稍左侧与主动脉弓下缘之间有一结缔组织索，称为动脉韧带（arterial ligament），是胚胎时期动脉导管闭锁后的遗迹（图8-3）。若动脉导管出生后未闭锁，则称动脉导管未闭，是先天性心脏病的一种。

（二）肺循环的静脉

肺的静脉起自肺泡壁的毛细血管网，经肺内逐级汇合，最后形成左、右各两条肺静脉（pulmonary vein），出肺门，注入左心房后部的两侧。

五、体循环的血管

（一）体循环的动脉

体循环的动脉主干为主动脉（aorta），是人体最粗大的动脉。它起自左心室，先行向右上，继而呈弓形弯向左后至第4胸椎体下缘平面，再沿脊柱左侧下降，穿膈肌的主动脉裂孔由胸腔进入腹腔，继续下降至第4腰椎体下缘平面，分为左、右髂总动脉。以右侧第2胸肋关节和第4胸椎体下缘为界，将主动脉分为升主动脉、主动脉弓和降主动脉。降主动脉又以膈为界分为胸主动脉和腹主动脉（图8-22、图8-23）。

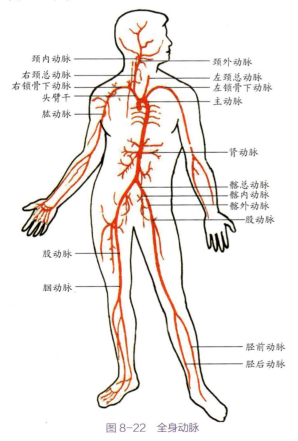

图 8-22　全身动脉

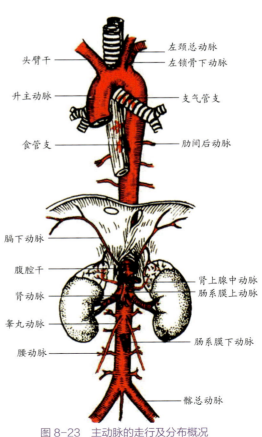

图 8-23　主动脉的走行及分布概况

升主动脉（ascending aorta）平对第3肋间，起自左心室，经肺动脉干与上腔静脉之间向右前上方斜行至右侧第2胸肋关节后方移行为主动脉弓，升主动脉根部发出左、右冠状动脉。

主动脉弓（aortic arch）是位于右侧第2胸肋关节至第4胸椎体下缘之间突向上的弓形动脉。其前方有胸骨，后方有气管和食管。主动脉弓壁内含有压力感受器，具有调节血压的作用。在主动脉弓下方近动脉韧带处有2～3个粟粒状小体，称为主动脉小球（aortic glomera），属化学感受器，参与调节呼吸。主动脉弓的凸侧自右向左发出头臂干、左颈总动脉和左锁骨下动脉。头臂干向右上斜行至右胸锁关节的后方分为右颈总动脉和右锁骨下动脉。

1. 头颈部的动脉

（1）颈总动脉（common carotid artery）：为头颈部的动脉主干，右颈总动脉起自头臂干，左颈总动脉直接起自主动脉弓（图8-24）。两侧颈总动脉均在胸锁关节后方进入颈部，沿气管、喉和食管的外侧上升，在甲状软骨上缘平面，分为颈外动脉和颈内动脉。颈总动脉与其外侧的颈内静脉和后方的迷走神经共同包在一个由结缔组织构成的颈动脉鞘内。颈总动脉在分叉处有两个重要的结构。

颈动脉窦（carotid sinus）为颈总动脉末端及颈内动脉起始处的膨大部分，其壁内有压力感受器。当血压升高时，可反射性地引起心跳减慢、血管扩张、血压降低。

颈动脉小球（carotid glomus）是一个扁椭圆形小体，借结缔组织连于颈总动脉分叉处的后方，为化学感受器。感受血液中的二氧化碳浓度的变化，当二氧化碳浓度升高时，可反射性地促使呼吸加深、加快。

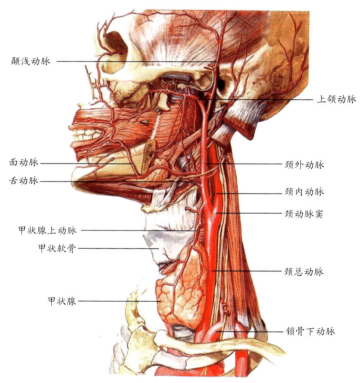

图8-24　头颈部的动脉

①颈外动脉（external carotid artery）起自颈总动脉，初居颈内动脉的前内侧，后渐渐至其前外侧。穿腮腺实质，到达下颌颈高度分为颞浅动脉和上颌动脉两个终支。颈外动脉分支有：

a. 甲状腺上动脉（superior thyroid artery）：自颈外动脉起始处发出，行向前下方，分布到甲状腺上部和喉。

b. 舌动脉（lingual artery）：在甲状腺上动脉的稍上方约平下颌角高度发出，分布于舌、舌下腺和腭扁桃体。

c. 面动脉（facial artery）：在舌动脉稍上方发出，行向前上，经下颌下腺的深面，在咬肌前缘越过下颌骨下缘至面部，经口角和鼻翼外侧，向上至眼内眦，移行为内眦动脉。面动脉分布于面部软组织、下颌下腺和腭扁桃体等。

🐭 知识拓展

> **面动脉压迫止血部位**
>
> 　　面动脉在咬肌前缘绕下颌骨体下缘处位置浅表，在活体可触及动脉搏动，面部出血时，可在该处压迫止血。

d. 颞浅动脉（superficial temporal artery）：颈外动脉终支之一，在耳屏前方上行，越过颧弓根部至颞部，分布于额、颞、顶部软组织和腮腺。

e. 上颌动脉（maxillary artery）：颈外动脉的另一终支，在下颌颈处起自颈外动脉，前行入颞下窝，沿途分支分布于外耳道、中耳、硬脑膜、腭扁桃体、牙及牙龈、鼻腔和腭等处。其中分布到硬脑膜的一支称为脑膜中动脉（middle meningeal artery），它由上颌动脉发出后向上穿棘孔入颅腔，分前、后两支，紧贴颅骨内面走行，分布于硬脑膜。其中前支经过翼点内面，当颞区颅骨骨折时易受损伤，引起硬膜外血肿。

此外，颈外动脉还向后发出枕动脉、耳后动脉，分别分布于枕部和耳后。

②颈内动脉（internal carotid artery）（图 8-25）平甲状软骨上缘平面，起自颈总动脉，向上直达颅底，穿颈动脉管入颅腔，分布于脑和视器（详见神经系统和感觉器）。颈内动脉在颅外不分支。

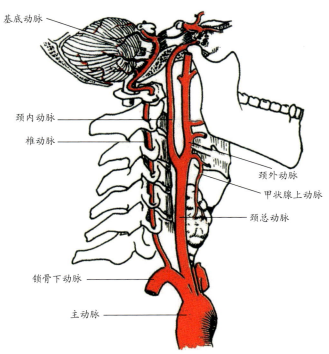

图 8-25　颈内动脉及椎动脉的走行

（2）锁骨下动脉（subclavian artery）：左侧起自主动脉弓，右侧起自头臂干（图 2-26）。锁骨下动脉从胸锁关节后方斜向外至颈根部，呈弓状经胸膜顶前方，穿斜角肌间隙，至第 1 肋外缘移行为腋动脉。其主要分支有以下几种。

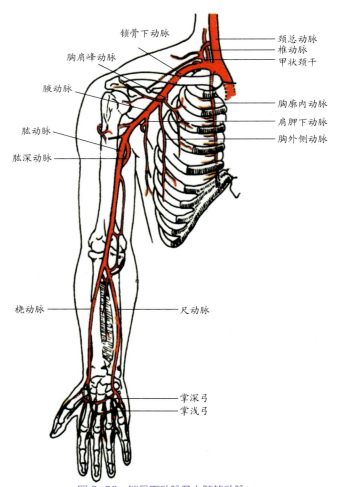

图 8-26 锁骨下动脉及上肢的动脉

①椎动脉（vertebral artery）：锁骨下动脉最大的分支，向上依次穿第 6 ~ 1 颈椎横突孔，经枕骨大孔入颅腔，左、右椎动脉汇合成一条基底动脉，分布于脊髓和脑（详见神经系统）。

②胸廓内动脉（internal thoracic artery）：起点与椎动脉相对，向下入胸腔，沿第 1 ~ 8 肋软骨后面距胸骨外缘约 1.25 cm 处下降。沿途发出分支分布于胸膜、心包、膈肌及乳房等处。至第 6 肋间隙平面，分为两个终支，一支是肌膈动脉沿肋弓分布于下位肋间隙和膈；另一支是腹壁上动脉（superior epigastric artery）向下进入腹直肌鞘内，在脐部附近与腹壁下动脉吻合。

③甲状颈干：起始于前斜角肌内侧缘，位于椎动脉外侧，为一短干。起始后立即分为数支，主要有甲状腺下动脉、肩胛上动脉、颈横动脉、颈升动脉等，其中甲状腺下动脉（inferior thyroid artery）向上内经颈动脉鞘后方至甲状腺下端，分支进入腺体。

2. 上肢的动脉

（1）腋动脉（axillary artery）：锁骨下动脉的延续，穿过腋窝，向下外至大圆肌下缘移行为肱动脉（图 8-27）。腋动脉主要分支有：

①胸肩峰动脉（thoracoacromial artery）：为一短干，分三支分别至胸大肌、胸小肌、三角肌和肩峰。

②胸外侧动脉（lateral thoracic artery）：沿胸小肌下缘行走，分支至胸大肌、胸小肌、前锯肌和乳房。

③肩胛下动脉（subscapular artery）：沿肩胛骨腋缘下降，分为胸背动脉和旋肩胛动脉。胸背动脉为肩胛下动脉的延续，分布于背阔肌和前锯肌。旋肩胛动脉向后穿三边孔至冈下窝与肩胛上动脉吻合。

④旋肱前动脉（anterior humeral circumflex artery）：细小，绕肱骨外科颈的前方，向外后方与旋肱后动脉吻合。

⑤旋肱后动脉（posterior humeral circumflex artery）：在旋肱前动脉同高度起始，伴随腋神经穿四边孔，绕肱骨外科颈向后外行走，与旋肱前动脉吻合。上述旋肱前、后动脉分布到三角肌和肩关节。

（2）肱动脉（brachial artery）：腋动脉的直接延续（图8-26、图8-27）。从大圆肌下缘开始，沿肱二头肌内侧缘伴正中神经下行，至肘窝中点在平桡骨颈处分为桡动脉和尺动脉，肱动脉沿途分支分布于臂及肘关节。

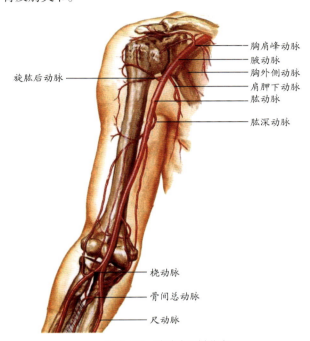

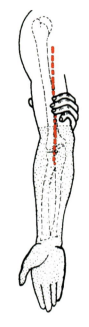

图 8-27 腋动脉及其分支　　　　　　　　　图 8-28 肱动脉压迫止血部位

🖱 **知识拓展**

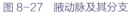

测量血压时的听诊部位及肱动脉压迫止血部位

在肘窝的内上方，肱二头肌腱内侧可触及肱动脉搏动，此处是测量血压时的听诊部位。当上肢远侧部发生大出血时，可在臂中部的内侧压迫肱动脉于肱骨，进行止血（图8-28）。

肱动脉的分支有肱深动脉，该动脉于大圆肌下缘处分出，与桡神经伴行入桡神经沟，分支分布于肱三头肌。

（3）桡动脉（radial artery）（图8-29）：平桡骨颈处由肱动脉分出，在肱桡肌与旋前圆肌之间，沿前臂桡侧下行，后行在肱桡肌与桡侧腕屈肌腱之间，此处位置表浅，仅被皮肤与筋膜覆盖，为中医切脉部位。此后桡动脉至桡骨下端绕桡骨茎突，经过拇指三个长肌腱的深面转至手背，穿第1掌骨间隙至手掌深面，此处发出较大的拇主要动脉，分为三支至掌侧固有动脉、拇指两侧和食指桡侧。桡动脉终支与尺动脉掌深支吻合构成掌深弓，桡动脉在腕掌侧处发出掌浅支与尺动脉的终支吻合构成掌浅弓。

🖱 **知识拓展**

临床触摸和计数脉搏的部位

桡动脉在腕关节掌侧面桡侧上方仅被皮肤和筋膜覆盖，位置表浅，是临床触摸和计数脉搏的部位。

（4）尺动脉（ulnar artery）由肱动脉发出后，斜向内下，行走在尺侧腕屈肌与指浅屈肌之间，到达桡腕关节处，经豌豆骨外侧和腕横韧带浅面入手掌，行于掌腱膜深面，其终支与桡动脉掌浅支吻合成掌浅弓（图 8-29）。尺动脉的主要分支有骨间总动脉，分两支分别在骨间膜前面和背面下行，营养前臂前、后群深层肌肉。

（5）掌浅弓（superficial palmar arch）位于掌腱膜深面，屈指肌腱的浅面，由尺动脉终支与桡动脉掌浅支吻合构成（图 8-30）。由弓的凸缘发出 3 条指掌侧总动脉和 1 条小指尺掌侧动脉。指掌侧总动脉沿第 2～4 蚓状肌表面下行至掌指关节处，分别与相应的掌心动脉吻合，在此处再各分为两条指掌侧固有动脉，分布于第 2～5 指的相对缘。小指尺掌侧动脉分布于小指尺侧缘。拇指的两侧缘与食指的桡侧缘由拇主要动脉分支供应。

🖱 **知识拓展**

> **手指压迫止血部位**
>
> 　　掌浅弓和掌深弓除分布于手掌外，还发出指掌侧固有动脉分布于第 2～5 指的相对缘。当手指出血时可在手指根部两侧进行压迫止血。

（6）掌深弓（deep palmar arch）位于屈指肌腱与骨间肌之间。由桡动脉终支与尺动脉掌深支吻合构成（图 8-30）。由弓的凸缘发出 3 条掌心动脉，沿第 2～4 掌骨间隙至掌指关节处，分别与相应的 3 条指掌侧总动脉吻合。

胸主动脉及其分支

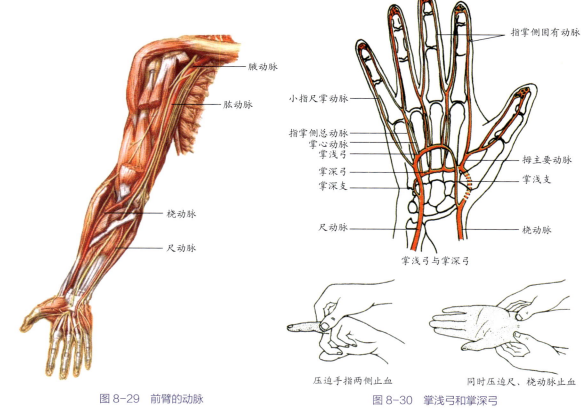

图 8-29　前臂的动脉

图 8-30　掌浅弓和掌深弓

3. 胸部的动脉　胸主动脉（thoracic aorta）是胸部的动脉主干，发出壁支和脏支（图 8-23、图 8-31）。

（1）壁支：包括 9 对肋间后动脉（posterior intercostal artery）和 1 对肋下动脉（subcostal artery）。

第 3 ～ 11 对肋间后动脉（第 1、2 对肋间后动脉由锁骨下动脉发出）和肋下动脉自胸主动脉后壁发出，横行向外，在脊柱两侧各分为前支和后支。后支细小，分布于脊髓、背部的肌肉和皮肤等。前支粗大，与肋间后静脉和肋间神经伴行于肋间隙内，分布于胸壁和腹壁上部。

（2）脏支：细小，主要有支气管支、食管支和心包支，分别营养气管、支气管、食管和心包。

4.腹部的动脉　腹主动脉（abdominal aorta）是腹部的动脉主干，位于腹膜后，右侧有下腔静脉，前方有胰、十二指肠水平部和小肠系膜根越过。腹主动脉发出壁支和脏支（图 8-23、图 8-32）。

腹主动脉及其分支

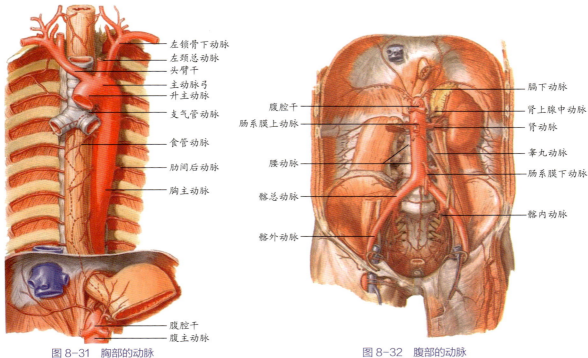

图 8-31　胸部的动脉

图 8-32　腹部的动脉

1）壁支

（1）腰动脉（lumbar artery）：共四对，起于腹主动脉后壁，横行向外，分支至腰部和腹前外侧壁的肌肉和皮肤。

（2）膈下动脉（inferior phrenic artery）：左右各一，自腹主动脉上端发出，分布于膈，此外还发出肾上腺上动脉到肾上腺。

2）脏支

脏支分为成对和不成对两种。其中成对的脏支有：

（1）肾上腺中动脉（middle suprarenal artery）：在第 1 腰椎体高度起自腹主动脉两侧，分布于肾上腺，并与肾上腺上动脉和肾上腺下动脉吻合。

（2）肾动脉（renal artery）：粗大，平对第 1、2 腰椎体之间，起于腹主动脉，在肠系膜上动脉起点稍下方，右侧比左侧稍长，且位置较低。每侧肾动脉均分数支进入肾门，在入肾门之前，发出一小支到肾上腺，称肾上腺下动脉。

（3）睾丸动脉（testicular artery）：细而长，在肾动脉稍下方，起自腹主动脉的前壁，沿腰大肌前面斜向外下方行走，约平第 4 腰椎跨过输尿管前面，参与精索组成，经腹股沟管至阴囊分布于睾丸和附睾。在女性则为卵巢动脉（ovarian artery），行至小骨盆上缘处进入卵巢悬韧带内，分布于卵巢和输卵管。

不成对的脏支有：

（1）腹腔干（celiac trunk）（图 8-32、图 8-33）：为一短干，在主动脉裂孔稍下方，平第 12 胸椎体，起自腹主动脉前壁，立即分 3 支：胃左动脉、肝总动脉和脾动脉。

腹腔干及其分支

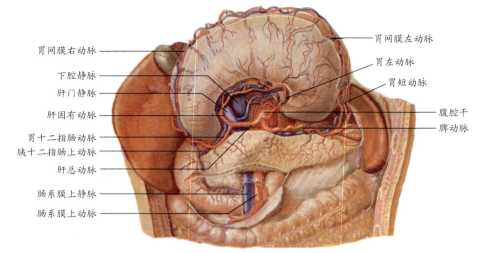

胃网膜右动脉
下腔静脉
肝门静脉
肝固有动脉
胃十二指肠动脉
胰十二指肠上动脉
肝总动脉
肠系膜上静脉
肠系膜上动脉

胃网膜左动脉
胃左动脉
胃短动脉
腹腔干
脾动脉

图8-33　腹腔干及其分支（胃后面）

①胃左动脉（left gastric artery）：三支中最小的一支，发出后斜向左上方达胃的贲门，再急转向右，在小网膜两层之间沿胃小弯走向右下，与胃右动脉吻合。胃左动脉沿途分支分布于食管腹部、贲门及胃小弯附近的胃壁。

②肝总动脉（common hepatic artery）：起始后向右行进入小网膜的肝十二指肠韧带内，至十二指肠上部的上缘分为肝固有动脉和胃十二指肠动脉。

a. 肝固有动脉（proper hepatic artery）经肝十二指肠韧带向上行至肝门，分为左、右两支，分别进入肝的左、右叶。右支进入肝门之前，还发出胆囊动脉（cystic artery）至胆囊。胃右动脉（right gastric artery）发自肝固有动脉的起始部，然后向下沿胃小弯向左行，与胃左动脉吻合，沿途发出分支分布于十二指肠上部和胃小弯附近的胃壁。

b. 胃十二指肠动脉（gastroduodenal artery）在十二指肠上部后面下降，至幽门下缘分为胃网膜右动脉和胰十二指肠上动脉。胃网膜右动脉（right gastroepiploic artery）在大网膜两层之间沿胃大弯左行，与胃网膜左动脉吻合。胃网膜右动脉在经行中发出数支至胃壁及大网膜。胰十二指肠上动脉在胰头与十二指肠之间下降，与胰十二指肠下动脉吻合。

③脾动脉（splenic artery）：腹腔干的最大分支，在胃后方沿胰上缘左行至脾门，除分数条脾支入脾门外，沿途还发出胰支，有数支至胰腺；胃短动脉（short gastric artery），有3～5支到胃底；胃网膜左动脉（left gastroepiploic artery），沿胃大弯右行与胃网膜右动脉吻合。

（2）肠系膜上动脉（superior mesenteric artery）在腹腔干起点下方，平第1腰椎从腹主动脉前壁发出，经胰头与十二指肠之间入小肠系膜根，再向右下进入右髂窝，分支分布于全部小肠（十二指肠上部和降部除外）和大肠的一部分（图8-34）。其分支有：

①胰十二指肠下动脉：在胰的深面，起自肠系膜上动脉根部，行于胰头与十二指肠水平部之间，分布至胰和十二指肠。

②空肠动脉（jejunal artery）和回肠动脉（ileal artery）：共有15～20条，起自肠系膜上动脉的左缘，走在肠系膜内，各支动脉发出的分支再吻合成动脉弓。空肠的动脉弓有1～2级，回肠可达3～4级。由动脉弓再发出直行的小支进入肠壁。

③中结肠动脉（middle colic artery）：在胰十二指肠下动脉的下方，起于肠系膜上动脉右侧缘，进入横结肠系膜内分左、右两支，分别与左、右结肠动脉吻合，营养横结肠。

④右结肠动脉（right colic artery）：在回结肠动脉上方发出，向右行分上、下两支，分别与中结肠动脉和回结肠动脉的分支吻合，营养升结肠。

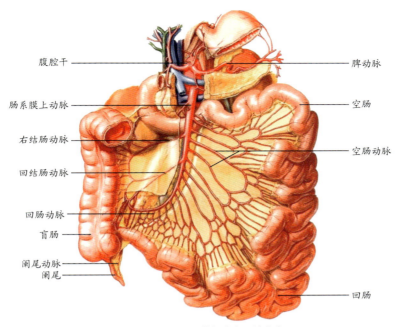

图 8-34　肠系膜上动脉及其分支

⑤回结肠动脉（ileocolic artery）：肠系膜上动脉的终支，向右下行至回肠末端和盲肠。分支分布于回肠末端、盲肠、升结肠的起始部。回结肠动脉还发出阑尾动脉（appendicular artery），沿阑尾系膜游离缘至阑尾（图 8-35）。

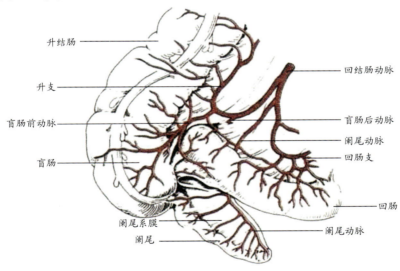

图 8-35　阑尾动脉

（3）肠系膜下动脉（inferior mesenteric artery）（图 8-36）平第 3 腰椎，起自腹主动脉前壁，向左下行，进入乙状结肠系膜内。其分支如下。

①左结肠动脉（left colic artery）：向左行，分布于横结肠左半及降结肠，其分支与中结肠动脉和乙状结肠动脉吻合。

②乙状结肠动脉（sigmoid colic artery）：常为两支，向左下行至乙状结肠，其分支与左结肠动脉和直肠上动脉吻合。

③直肠上动脉（superior rectal artery）：为肠系膜下动脉的直接延续，在直肠后面下降入小骨盆，在第 3 骶椎平面分为左、右两支，沿直肠两侧下行，分布于直肠上部，并与直肠下动脉相互吻合。

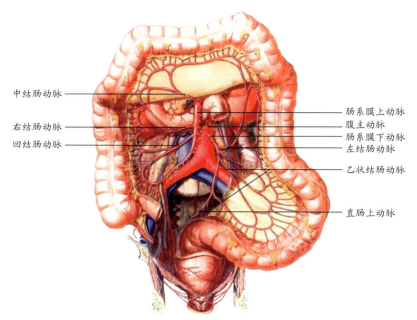

图 8-36　肠系膜下动脉及其分支

5.盆部的动脉　髂总动脉（common iliac artery）左右各一，平第 4 腰椎体高度，自腹主动脉发出，沿腰大肌的内侧向外下方斜行，至骶髂关节的前方分为髂内动脉和髂外动脉。

1）髂内动脉

髂内动脉（internal iliac artery）为一短粗的干，沿盆腔侧壁下行，发出壁支和脏支（图 8-37）。

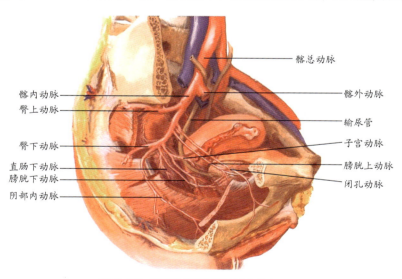

图 8-37　髂内动脉及其分支（女性）

（1）壁支：

①闭孔动脉（obturator artery）：沿骨盆侧壁前行，伴闭孔神经穿闭膜管至股部内侧，分支分布于髋关节和内收肌群。

②臀上动脉（superior gluteal artery）：经梨状肌上孔出骨盆至臀部，分布于臀中肌和臀小肌。

③臀下动脉（inferior gluteal artery）：经梨状肌下孔出骨盆至臀大肌深面，分布于臀大肌。

（2）脏支：

①脐动脉（umbilical artery）：胚胎时期的血管，出生后远端大部分闭锁成脐内侧韧带，只有其根部未闭，发出膀胱上动脉（superior vesical artery）分布于膀胱上部。

②膀胱下动脉（inferior vesical artery）：发出后，向前内行分布于膀胱底部。在男性发出输精管动脉至输精管、精囊腺和前列腺。在女性发出小支到阴道壁。

③直肠下动脉（inferior rectal artery）：分布于直肠下部并与直肠上动脉和肛动脉吻合。

④子宫动脉（uterine artery）：自髂内动脉发出后，沿盆腔侧壁向内下方行走，进入子宫阔韧带内，在距子宫颈外侧约2 cm处，跨过输尿管前面与之交叉，达子宫颈两侧缘，分支分布于子宫、阴道、输卵管和卵巢，并与卵巢动脉吻合。

⑤阴部内动脉（internal pudendal artery）：经梨状肌下孔出骨盆，绕过坐骨棘，再经坐骨小孔入坐骨直肠窝，沿窝外侧壁向前到尿生殖膈后缘，相继发出肛动脉、会阴动脉、阴茎（蒂）动脉等支，分布于肛门、会阴部和外生殖器。

2）髂外动脉

髂外动脉（external iliac artery）在骶髂关节前方由髂总动脉发出后，沿腰大肌内侧缘下降，经腹股沟韧带中点深面至股部，移行为股动脉（图8-38）。在入股部之前，发出腹壁下动脉（inferior epigastric artery），经腹股沟管深环内侧上行，进入腹直肌鞘，分布到腹直肌并与腹壁上动脉吻合。

6. 下肢的动脉

（1）股动脉（femoral artery）为髂外动脉的直接延续（图8-39），在股三角内下行，经收肌管，穿过大收肌腱裂孔入腘窝移行为腘动脉。

（2）股深动脉（deep femoral artery）为股动脉的主要分支。该动脉在腹股沟韧带下方3～4 cm处自股动脉后壁或外侧壁发出，下行于股内侧肌与内收肌之间，沿途发出旋股内侧动脉、旋股外侧动脉和3～4条穿动脉，分布于大腿肌和骶髂关节。

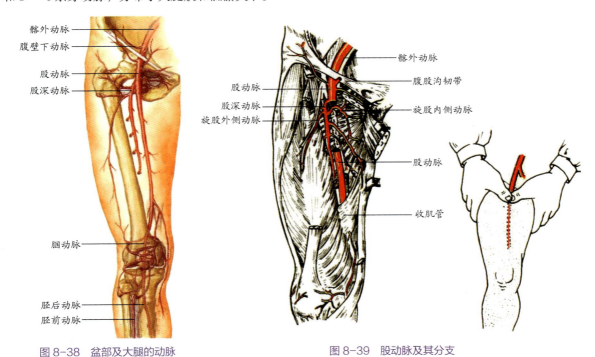

图8-38 盆部及大腿的动脉　　　　　图8-39 股动脉及其分支

💬知识拓展

股动脉压迫止血部位

在腹股沟韧带中点稍内侧的下方，可触及股动脉的搏动。当下肢大出血时，可在此处将股动脉压向耻骨，进行止血。

（3）腘动脉（popliteal artery） 在大收肌腱裂孔处续于股动脉，在腘窝深面下行，至腘窝下方分为胫前动脉和胫后动脉两个终支（图8-40、图8-41），并发出分支分布于膝关节及附近诸肌。

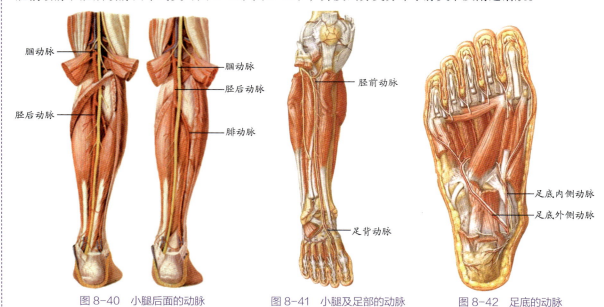

图8-40　小腿后面的动脉　　　　图8-41　小腿及足部的动脉　　　　图8-42　足底的动脉

（4）胫前动脉（anterior tibial artery） 由腘动脉发出后，随即穿过小腿骨间膜，在胫骨前肌与趾长伸肌及蹈长伸肌之间下行至足背，移行为足背动脉。胫前动脉发出分支分布于小腿前群肌和附近皮肤。

（5）足背动脉（dorsal pedal artery）是胫前动脉的直接延续（图8-41），沿蹈长伸肌腱的外侧，向前至第1跖骨间隙，分为第1趾背动脉和足底深支两终支，分布于足背、足趾等处。

（6）胫后动脉（posterior tibial artery） 是腘动脉的直接延续，沿小腿三头肌的深面下行，经内踝的后方进入足底，分为足底内侧动脉和足底外侧动脉（图8-42）。其主要分支有：

①腓动脉：自胫后动脉起始部发出，沿腓骨的内侧下降。分支分布于邻近的肌肉和腓骨。

②足底内侧动脉：较小，分布于足底内侧部。

③足底外侧动脉：胫后动脉较大的终支，向前到第五跖骨底，然后弯向内侧至第1跖骨间隙处与足背动脉的足底深支吻合，构成足底弓，发出分支至各趾的侧缘。

 知识拓展

动脉的压迫止血

指压止血点即用手指压迫出血动脉的最易止血部位。压迫动脉应选择该动脉接近骨的部位，用力压向骨面以闭合血管达到临时止血的目的。头顶或额出血，在耳的前面，用手指正对其下颌关节骨面压迫颞浅动脉；面部出血时可以在下颌体表面、咬肌前缘处向下颌骨压迫面动脉；颈部出血时用手指揿在其一侧颈根部、气管外侧、胸锁乳深肌前缘，将颈总动脉压向颈椎横突；腋窝周围和臂部出血时可在锁骨上方、胸锁乳突肌外缘，用手指向后下方将锁骨下动脉压向第1肋骨；前臂出血时用手指在臂部肱二头肌内侧将肱动脉压于肱骨上；手掌出血时可用两手的拇指，分别放于其前臂远端掌侧面的内外侧，将桡、尺动脉压于桡、尺骨上；手指出血时可用手指同时在受伤指根部的两侧将指掌侧固有动脉压向第1指骨；大腿部出血：可在腹股沟中点股动脉搏动处，用手指向其下方的股骨面压迫；足部出血时用两手的拇指分别在内踝与跟骨之间和足背皮肤皱襞的中点按压胫前动脉和胫后动脉。

体循环的动脉简表

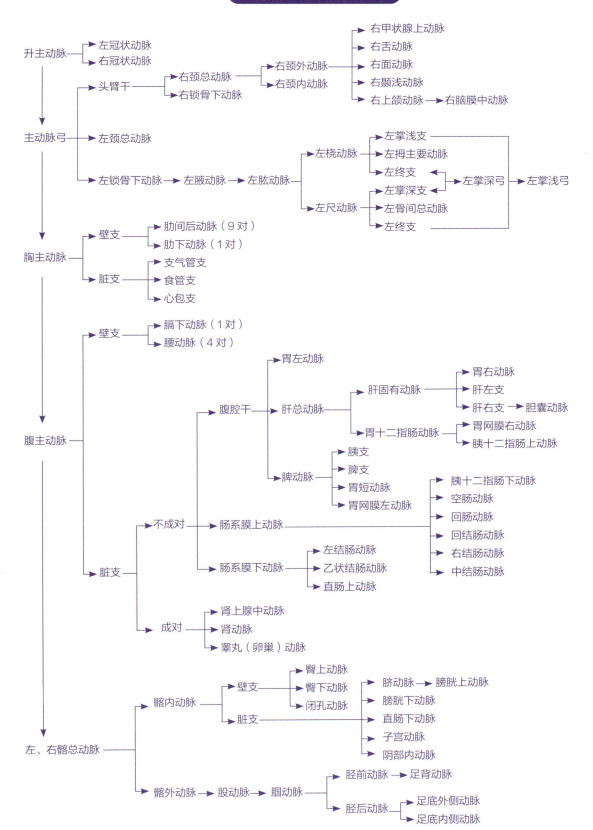

（二）体循环的静脉

静脉与动脉在结构和配布上有许多相似处，但两者的功能不同，静脉有如下特点：

①静脉起始于毛细血管，其内血流缓慢，在向心回流的过程中，不断接受属支，管径也逐渐增粗。

②静脉管壁的内面，具有半月形向心开放的静脉瓣（venous valve）（图8-43），可阻止血液逆流，四肢的静脉瓣较多，而大静脉、肝门静脉和头颈部的静脉一般无静脉瓣。

③体循环的静脉可分浅、深两类。浅静脉位于皮下浅筋膜内，称为皮下静脉。较大的皮下静脉，透过皮肤可以看到，是临床静脉注射、输液和采血的部位。浅静脉数量较多，无伴行的动脉，最终注入深静脉。深静脉位于深筋膜的深面或体腔内，除少数大静脉外，多与同名动脉伴行，称为伴行静脉。

④静脉之间有丰富的吻合，在某些部位或器官周围常形成静脉网或静脉丛。

⑤某些部位的静脉结构特殊，如硬脑膜窦和板障静脉等可引导颅脑部的静脉血回流。

体循环的静脉分为上腔静脉系、下腔静脉系和心静脉系（已述于心）（图8-44）。

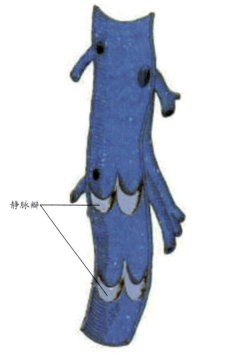

图8-43　静脉瓣

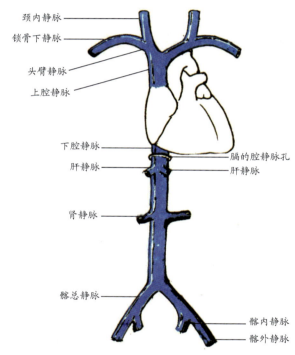

图8-44　体循环的大静脉

1. 上腔静脉系　上腔静脉系的主干是上腔静脉，它借各级属支收集头颈部、上肢、胸壁和部分胸腔器官回流的血液。

上腔静脉（superior vena cava）由左、右头臂静脉在右侧第1胸肋关节后方汇合而成，沿升主动脉右缘垂直下降，注入右心房。在注入前，有奇静脉注入上腔静脉。

头臂静脉（brachiocephalic vein）又称无名静脉。在胸锁关节的后方，由颈内静脉与锁骨下静脉汇合而成。汇合处的夹角称为静脉角。头臂静脉主要收集头颈部、上肢等处的血液。

1）头颈部的静脉

（1）颈内静脉（internal jugular vein）：上部在颈静脉孔处与颅内乙状窦相续，在颈动脉鞘内下行，至胸锁关节的后方与锁骨下静脉汇合成头臂静脉（图8-45）。

颈内静脉收集静脉血的范围相当于颈总动脉所分布的区域，其属支按部位分颅内支和颅外支两大类。

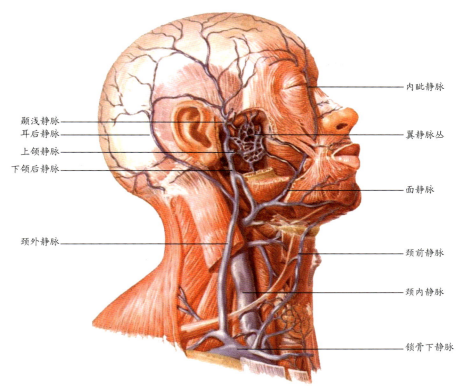

颞浅静脉
耳后静脉
上颌静脉
下颌后静脉

颈外静脉

内眦静脉

翼静脉丛

面静脉

颈前静脉

颈内静脉

锁骨下静脉

图 8-45　头颈部的静脉

①颅内支：通过硬脑膜窦收集脑膜、脑、视器、前庭蜗器及颅骨的血液。

②颅外支：

a. 面静脉（facial vein）起自内眦静脉（angular vein），与面动脉伴行，在下颌角的高度，接受下颌后静脉的前支，下行至舌骨高度，注入颈内静脉。面静脉收集面前部软组织的血液，在口角平面以上面静脉一般无静脉瓣，且借内眦静脉、眼静脉与颅内海绵窦相交通，又可经面深静脉、翼静脉丛、眼下静脉与海绵窦相交通。故面部，尤其是鼻根至两侧口角区发生感染时，若处理不当（如挤压等），细菌可经上述途径传入颅内，临床上称此区为危险三角。

b. 下颌后静脉（retromandibular vein）由颞浅静脉和上颌静脉在腮腺内汇合而成，收集同名动脉分布区域回流的血液。下颌后静脉分前、后两支，前支注入面静脉，后支与颈外静脉相交通。

（2）锁骨下静脉（subclavian vein）是腋静脉的延续，伴同名动脉走行，与颈内静脉汇合成头臂静脉。其属支主要有颈外静脉。

颈外静脉（external jugular vein）是颈部最大的浅静脉（图 8-45），由下颌后静脉的后支、耳后静脉和枕静脉合成。沿胸锁乳突肌表面下行，在该肌下端的后方，穿颈深筋膜注入锁骨下静脉。颈外静脉位置表浅，临床可作为静脉穿刺部位。

🔖 知识拓展

颈外静脉穿刺

颈外静脉末端有静脉瓣，但阻止血液逆流功能差，所以，当心脏疾病、上腔静脉阻塞或胸腔压力增高（如相互争吵、小孩啼哭）时会引起颈外静脉怒张。临床上颈外静脉常用于长期放置导管进行静脉输液和儿童静脉穿刺抽血等。

2）上肢的静脉

上肢静脉分深静脉和浅静脉。

（1）深静脉：从手部至腋窝均与同名动脉伴行。腋静脉（axillary vein）位于腋窝，收集上肢深、浅静脉血，并在第1肋外缘处移行为锁骨下静脉。

（2）浅静脉：一般有3条，即头静脉、贵要静脉和肘正中静脉（图8-46）。

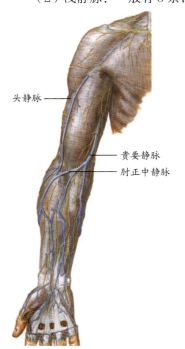

图 8-46　上肢的浅静脉

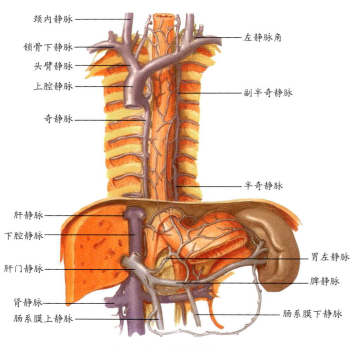

图 8-47　胸部的静脉

①头静脉（cephalic vein）：起自手背静脉网的桡侧，沿前臂桡侧、臂的外侧上行，在三角肌与胸大肌之间穿深筋膜注入腋静脉（少数注入锁骨下静脉）。

②贵要静脉（basilic vein）：起自手背静脉网的尺侧，沿前臂尺侧缘和臂的内侧面上行，至臂中部穿深筋膜注入肱静脉。

③肘正中静脉（median cubital vein）：斜行于肘窝皮下，连接头静脉与贵要静脉。该静脉常被选作静脉穿刺或抽血的部位。

3）胸部的静脉

（1）奇静脉（azygos vein）：胸腰部的静脉主干（图8-47）。右腰升静脉穿过膈进入胸腔后，改名为奇静脉。奇静脉沿胸椎体右侧上升，至第4胸椎平面弓形向前，经右肺根上方，注入上腔静脉。奇静脉收集右肋间后静脉、食管静脉、支气管静脉及半奇静脉的血液。

半奇静脉（hemiazygos vein）起自左腰升静脉，收集左侧下部的肋间后静脉及副半奇静脉的血液。

副半奇静脉（accessory hemiazygos vein）收集左侧上部的肋间后静脉的血液。

奇静脉、半奇静脉和副半奇静脉与上、下腔静脉系间有吻合，构成了腔静脉系间侧支循环的重要途径。

（2）椎静脉丛（vertebral venous plexus）位于整个椎管内、外，纵贯脊柱全长。依其部位，将椎静脉丛分为椎内静脉丛和椎外静脉丛，两静脉丛相互吻合。椎静脉丛汇集脊髓和椎骨等处的血液，注入椎静脉、肋间后静脉、腰静脉和盆腔后壁的小静脉，其上端还与颅内硬脑膜窦相交通。因此，椎静脉丛是沟通上、下腔静脉的又一重要通路。当盆部或腹部感染、肿瘤或寄生虫时（如血吸虫），可经此途径侵入颅内。

2.下腔静脉系　下腔静脉系的主干是下腔静脉(inferior vena cava)(图8-48)。它是全身最大的静脉，在第 4、5 腰椎之间，由左、右髂总静脉汇合而成。在腹主动脉的右侧沿脊柱上升，经肝的后方，穿膈的腔静脉孔进入胸腔，注入右心房。

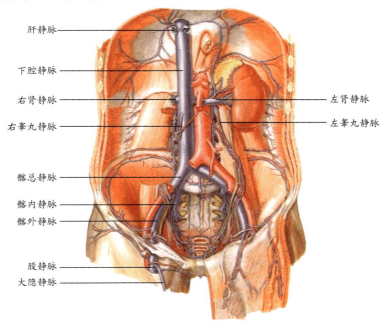

肝静脉
下腔静脉
右肾静脉　　　　　　　　　　　　　　　　　　　左肾静脉
右睾丸静脉　　　　　　　　　　　　　　　　　　左睾丸静脉
髂总静脉
髂内静脉
髂外静脉
股静脉
大隐静脉

图 8-48　下腔静脉及其属支

1）下肢的静脉

（1）深静脉：从足底静脉起始直至股静脉，均与同名动脉伴行，股静脉上行至腹股沟韧带的深面移行为髂外静脉。

（2）浅静脉：下肢的浅静脉有两条，即大隐静脉和小隐静脉。

①大隐静脉（ great saphenous vein ）起自足背静脉弓的内侧，经内踝的前方，沿小腿及股的内侧面上行，在腹股沟韧带的下方注入股静脉（图8-49）。在注入处，还接受股外侧静脉、股内侧静脉、阴部

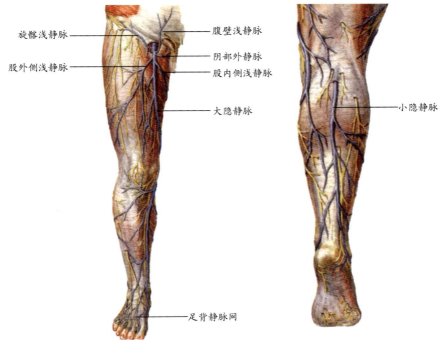

旋髂浅静脉　　　　　　　腹壁浅静脉
　　　　　　　　　　　　阴部外静脉
股外侧浅静脉　　　　　　股内侧浅静脉
　　　　　　　　　　　　大隐静脉　　　　　　　　　小隐静脉
　　　　　　　　　　　　足背静脉网

图 8-49　下肢的浅静脉

外静脉、腹壁浅静脉及旋髂浅静脉五条属支。临床上常在内踝的前上方进行大隐静脉切开或穿刺。大隐静脉位置表浅，且行程较长，故为静脉曲张的好发部位。大隐静脉高位结扎切除术时，应将其属支全部结扎，以免复发。

②小隐静脉（small saphenous vein）起自足背静脉弓的外侧，经外踝的后方，沿小腿的后面上行，至腘窝处穿深筋膜注入腘静脉（图8-49）。

2）盆部的静脉

（1）髂内静脉（internal iliac vein）：与髂内动脉伴行，其属支收集各同名动脉分布区域回流的血液。来自盆腔器官的静脉都起于相应器官周围或壁内的静脉丛，如直肠静脉丛、阴道静脉丛、子宫静脉丛等。在直肠静脉丛上部汇合成直肠上静脉，中部汇合成直肠下静脉，下部汇合成肛静脉，再分别注入肠系膜下静脉、髂内静脉和阴部内静脉。

✎ 知识拓展

痔

人长时间坐位或妊娠后期因直肠静脉丛（肛管周围部分静脉丛）血流受阻，静脉丛曲张突起称为痔。

（2）髂外静脉（external iliac vein）：股静脉的直接延续，与同名动脉伴行。收集同名动脉分布区域的血液。

（3）髂总静脉（common iliac vein）：盆部的静脉主干，由髂内静脉和髂外静脉在骶髂关节的前方汇合而成。

3）腹部的静脉

腹部的静脉主干为下腔静脉，其属支有：

（1）壁支：主要有4对腰静脉和1对膈下静脉，各腰静脉之间有纵支相连，称为腰升静脉。左腰升静脉移行为半奇静脉；右腰升静脉移行为奇静脉。

（2）脏支：成对脏器的静脉直接或间接汇入下腔静脉，不成对脏器（除肝外）的静脉先汇入肝门静脉，再经过肝后由肝静脉注入下腔静脉。

①肾静脉（renal vein）：较粗大，直接注入下腔静脉。左肾静脉较长，越过腹主动脉前面，并接收左肾上腺静脉和左睾丸（卵巢）静脉。

②肾上腺静脉（suprarenal veins）：左侧注入左肾静脉；右侧直接注入下腔静脉。

③睾丸静脉（testicular vein）：起自睾丸和附睾，在精索内彼此吻合形成蔓状静脉丛，由此丛逐渐合并，最后合成一条睾丸静脉。右睾丸静脉以锐角汇入下腔静脉，左睾丸静脉以直角注入左肾静脉。故睾丸静脉曲张以左侧多见。在女性为卵巢静脉，其回流同男性的睾丸静脉。

④肝静脉（hepatic vein）：2～3条，起自肝内的毛细血管（肝血窦），包埋于肝实质内，在肝后缘注入下腔静脉。肝静脉收集肝固有动脉和肝门静脉进入肝内的血液。

4）肝门静脉系

肝门静脉系由肝门静脉及其属支组成，收集腹腔不成对官（肝除外）的血液。

（1）肝门静脉的合成及经行。肝门静脉（hepatic portal vein）主干长6～8 cm，由肠系膜上静脉与脾静脉在胰头的后方汇合而成。先向右上斜行进入肝十二指肠韧带内，至肝门处分为左右两支入肝（图8-50）。

（2）属支：

①肠系膜上静脉（superior mesenteric vein）：伴同名动脉走行，收集同名动脉分布区的血液。

②脾静脉（splenic vein）：伴脾动脉走行，除收集脾动脉分支分布区的血液外，还接收肠系膜下静脉。

③肠系膜下静脉（inferior mesenteric vein）：收集同名动脉分布区的血液，汇入脾静脉或肠系膜上静脉。

④胃左静脉（left gastric vein）：与胃左动脉伴行，汇入肝门静脉。

⑤胃右静脉（right gastric vein）：与胃右动脉伴行，注入肝门静脉。

⑥胆囊静脉（cystic vein）：收集胆囊的静脉血，注入肝门静脉。

⑦附脐静脉（paraumbilical vein）：为数条小静脉，起于脐周静脉网，沿肝圆韧带走行，注入肝门静脉。

（3）肝门静脉与上、下腔静脉系的吻合（图8-51）。

①通过食管静脉丛与上腔静脉系的吻合。

②通过直肠静脉丛与下腔静脉系的吻合。

③通过脐周静脉网分别与上、下腔静脉系的吻合。

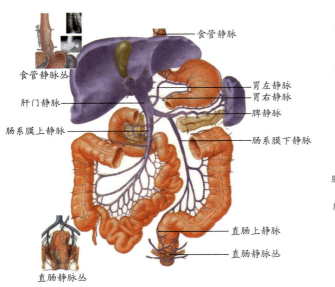

图 8-50　肝门静脉及其属支

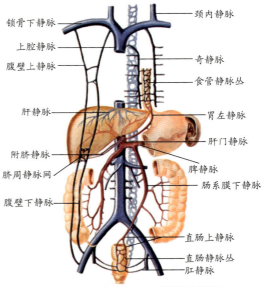

图 8-51　肝门静脉与上、下腔静脉间的吻合

肝门静脉及其属支

肝门静脉系及
上、下腔静脉系

（4）肝门静脉与上、下腔静脉系的侧支循环。

正常情况下，肝门静脉与上、下腔静脉系之间的吻合支细小，血流量很少。但当肝门静脉发生阻塞（如肝硬化）时，血液不能畅流入肝，部分血液则通过上述吻合途径形成侧支循环，流入上、下腔静脉。由于侧支血流量增多而变得粗大弯曲，于是食管、直肠及脐周围等处出现静脉曲张，甚至破裂出血。如食管静脉丛曲张破裂可以引起呕血；直肠静脉丛曲张破裂可以引起便血等。

 知识拓展

静脉输液、静脉穿刺与动静脉采血

静脉输液是临床常用的基础护理操作，静脉输液是一种经静脉输入大量无菌溶液或药物的治疗方法。静脉输液利用液体静压的原理，将液体输入体内。输液瓶是一个入口和大气相通，下连橡胶管的玻璃瓶。瓶内液体受大气压力的作用，使液体流入橡胶管形成水柱，当水柱压力大于静脉压时，瓶内的液体即顺畅地流入静脉。静脉输液主要通过静脉注射、静脉穿刺或静脉切开来完成。静脉注射是从静脉注入药物的方法，常用的静脉有四肢浅静脉、小儿头皮静脉与股静脉。临床上需快速大量输血、输液或施行某些特殊检查如心导管检查、中心静脉压测定等时，常采用静脉穿刺或静脉切开。静脉穿刺是临床应用最广泛、最基本的护理技术操作之一，也是临床治疗、抢救病人的重要给药途径之一。静脉穿刺常在颈外静脉、颈内静脉、锁骨下静脉、股静脉、大隐静脉等处进行；静脉切开常在股静脉、大隐静脉等处进行。临床上检查血液时常用静脉采血法、动脉采血法和毛细血管采血法等，静脉采血常在肘正中静脉、贵要静脉等处进行。动脉采血多在股动脉穿刺采血，也在肱动脉或桡动脉穿刺采血。毛细血管采血法已逐步被各医院淘汰。

体循环主要静脉回流简表

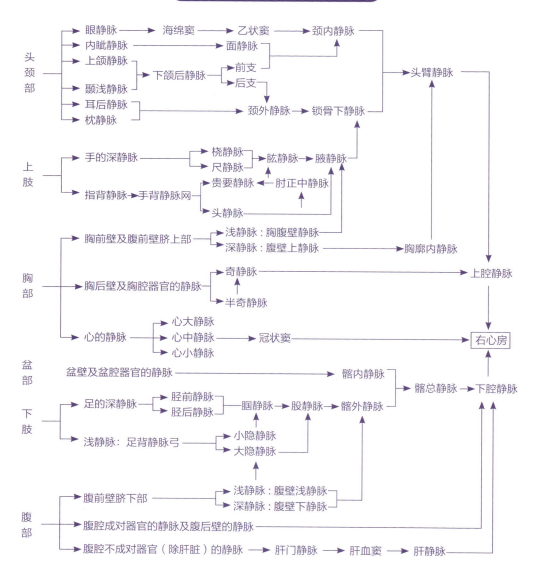

第二节　淋巴系统

 预习任务

1. 简述淋巴系统的组成。

2. 简述胸导管组成及走行、注入部位、收纳范围。

3. 简述腋淋巴结，颈外侧浅、深淋巴结，腹股沟浅、深淋巴结的位置，分群及收纳范围，以及输出淋巴管的注入部位。

4. 试述淋巴结实质的结构。

5. 脾实质分为哪几部分？各有何结构特点？

淋巴系统由淋巴管道、淋巴器官和淋巴组织构成。淋巴管道内流动着无色透明的液体，称为淋巴（液）。

当血液流经毛细血管动脉端时，部分液体物质经过毛细血管壁滤出，进入组织间隙成为组织液。组织液与细胞之间进行物质交换，大部分物质经毛细血管静脉端被重新吸收回静脉，少部分物质则透过毛细淋巴管壁渗入毛细淋巴管内成为淋巴（图 8-52、图 8-53）。

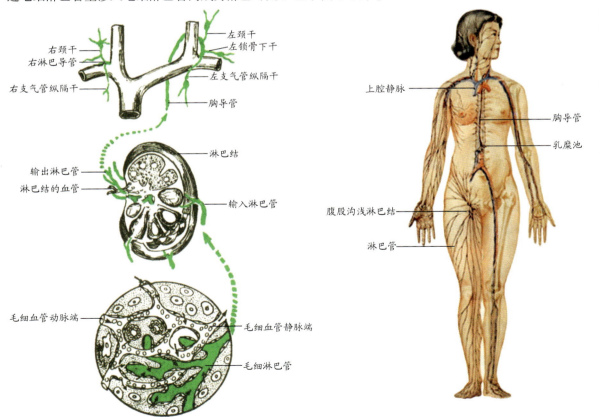

图 8-52　淋巴系统模式图　　　　　图 8-53　全身淋巴系统分布模式图

入淋巴管进入。

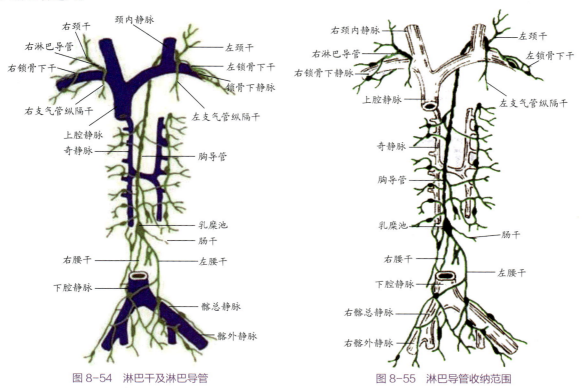

图 8-54 淋巴干及淋巴导管　　　　　图 8-55 淋巴导管收纳范围

2. **淋巴结的微细结构**　淋巴结表面有由薄层结缔组织构成的被膜，被膜的结缔组织伸入实质形成小梁，小梁相互连接成网构成淋巴结的粗支架。被膜的深面为实质，实质分为浅部的皮质和深部的髓质（图 8-56）。

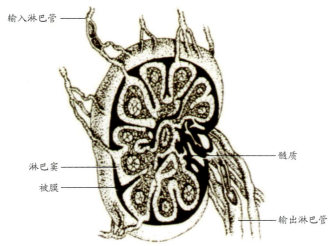

图 8-56 淋巴结

（1）皮质：由淋巴小结、副皮质区及皮质淋巴窦构成。

①淋巴小结：位于皮质的浅层，呈球形，主要含有 B 淋巴细胞。其中心部分染色浅淡称为生发中心。生发中心的 B 淋巴细胞受抗原刺激后能分裂增殖成幼稚的淋巴细胞。

②副皮质区：位于皮质的深层和淋巴小结之间，由大片的弥散淋巴组织构成，主要含有 T 淋巴细胞。副皮质区含有许多由高内皮细胞构成的毛细血管后微静脉，它是血液内淋巴细胞进入淋巴组织的重要通道。

③皮质淋巴窦：简称皮窦，包括被膜下窦和小梁周窦。窦壁由薄的内皮构成，腔内含有巨噬细胞、

淋巴细胞和网状细胞等。

（2）髓质：由髓索和髓窦构成。髓索主要由 B 淋巴细胞排列而成的条索状结构构成。髓窦与皮窦的结构相同。

3.淋巴结的功能

（1）滤过淋巴液：当淋巴流经淋巴结时，淋巴窦内的巨噬细胞可将淋巴内的细菌等抗原物质吞噬、处理，从而起滤过淋巴的作用。

（2）参与免疫应答：机体受细菌等抗原物质刺激后，激活淋巴结内的 B 淋巴细胞和 T 淋巴细胞，使其增殖转化为浆细胞和 T 淋巴细胞，行使体液免疫功能和细胞免疫功能。

4.全身重要的淋巴结群　淋巴结数量较多，常聚集成群，多位于四肢关节的屈侧或内脏器官的门附近或排列在血管周围。人体内一定部位的淋巴结群，接收一定部位和器官的淋巴回流。当发生局部感染、癌变等时，会引起相应的淋巴结群肿大或疼痛。因此，了解淋巴结群的位置、收集范围及流注去向，对诊断和治疗某些疾病有重要的临床指导意义。

（1）头颈部的淋巴结群：主要分布于头、颈交界处或沿颈内、颈外静脉排列（图 8-57、图 5-58）。其中重要的有：

①下颌下淋巴结（submandibular lymph node）：位于下颌下腺周围，收纳口腔和面部的淋巴。其输出管注入颈外侧深淋巴结。

②颈外侧浅淋巴结（superficial lateral cervical lymph node）：位于胸锁乳突肌表面，沿颈外静脉排列。收纳颈浅部及耳后、腮腺下部等处的淋巴。其输出管注入颈外侧深淋巴结。

③颈外侧深淋巴结（deep lateral cervical lymph node）：沿颈内静脉排列，其下部的数个淋巴结位于锁骨上方，称为锁骨上淋巴结。颈外侧深淋巴结直接或间接地接收头、颈部各群淋巴结的输出管。

颈外侧深淋巴结的输出管合成颈干（jugular trunk）。左颈干注入胸导管，右颈干注入右淋巴导管。

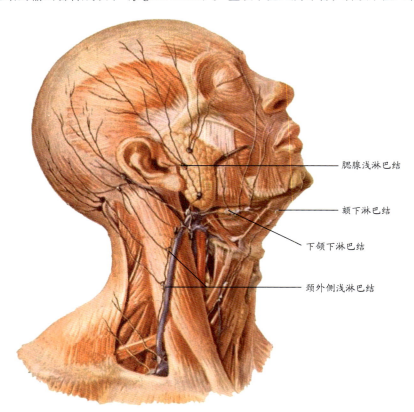

腮腺浅淋巴结

颏下淋巴结

下颌下淋巴结

颈外侧浅淋巴结

图 8-57　头颈部浅层的淋巴结

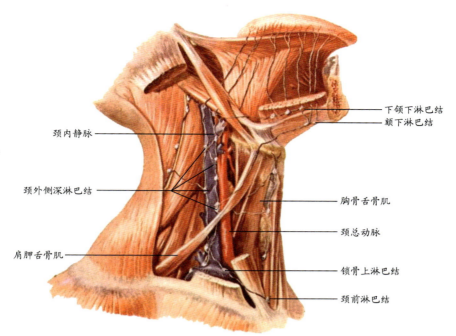

图 8-58　头颈部深层的淋巴结

🖱 **知识拓展**

胃癌或食管癌患者的淋巴转移

　　左颈干注入胸导管处常无瓣膜，故胃癌或食管癌患者，癌细胞可经胸导管转移到左锁骨上淋巴结。

　　（2）上肢的淋巴结群：上肢的淋巴群中，最大的淋巴结组是腋淋巴结（axillary lymph node）位于腋窝内，数目较多，可分为胸肌淋巴结、肩胛下淋巴结、外侧淋巴结、中央淋巴结、尖淋巴结五群。腋淋巴结收纳上肢、胸前外侧壁和乳房等处的淋巴（图 8-59），乳腺癌常转移到腋淋巴结。腋淋巴结的输出管合成锁骨下干（subclavian trunk），左侧注入胸导管，右侧注入右淋巴导管。

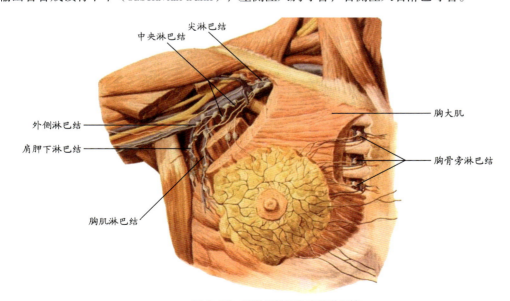

图 8-59　腋淋巴结及乳房的淋巴管

（3）胸部的淋巴结：主要包括胸壁的淋巴结和胸腔脏器的淋巴结。

①胸壁的淋巴结：胸壁浅淋巴管主要汇入腋淋巴结；胸壁深淋巴管分别汇入胸骨旁淋巴结和肋间淋巴结。

②胸腔脏器的淋巴结：

a.纵隔淋巴结：包括纵隔前淋巴结和纵隔后淋巴结。前者的输出管汇入支气管纵隔干；后者的输出管大多汇入胸导管。

b.支气管肺淋巴结（bronchopulmonary lymph node）又称肺门淋巴结（图8-60）。

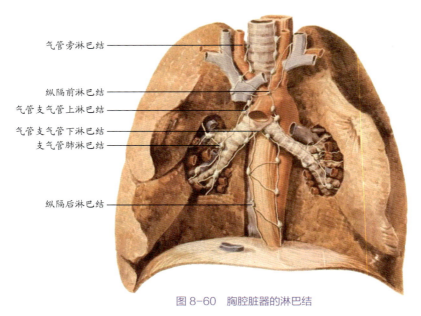

气管旁淋巴结

纵隔前淋巴结
气管支气管上淋巴结
气管支气管下淋巴结
支气管肺淋巴结

纵隔后淋巴结

胸导管和
腹盆部淋巴结

图 8-60　胸腔脏器的淋巴结

支气管肺淋巴结主要引流肺的淋巴，其输出管注入气管淋巴结。最后由气管两侧淋巴结的输出管合成左、右支气管纵隔干。左支气管纵隔干注入胸导管；右支气管纵隔干注入右淋巴导管。

（4）腹部的淋巴结（图8-61）。

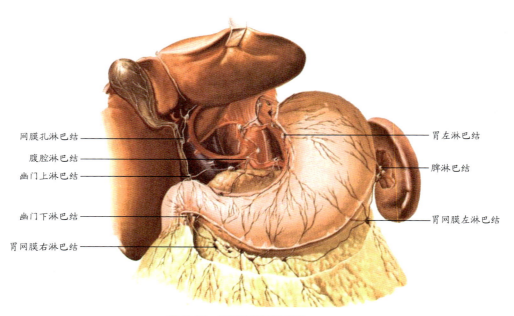

网膜孔淋巴结
腹腔淋巴结
幽门上淋巴结

幽门下淋巴结

胃网膜右淋巴结

胃左淋巴结

脾淋巴结

胃网膜左淋巴结

图 8-61　腹腔脏器的淋巴结

①腹壁和腹腔成对脏器的淋巴结：腹前壁的浅、深淋巴管在脐平面以上，分别注入液淋巴结、胸骨旁淋巴结。腹前壁脐平面以下的浅、深淋巴管注入腹股沟淋巴结。腹后壁的淋巴结和腹腔内成对脏器的淋巴结的输出管注入腰淋巴结。

腰淋巴结位于腹主动脉和下腔静脉附近，除收纳上述淋巴结的输出管外，还收纳髂总淋巴结的输出管。腰淋巴结的输出管分别汇合成左、右腰干。

②腹腔不成对脏器的淋巴结：包括腹腔淋巴结（celiac lymph node）、肠系膜上淋巴结（superior mesenteric lymph node）和肠系膜下淋巴结（inferior mesenteric lymph node）。它们均位于同名动脉起始部的周围，收纳相应动脉分布区的淋巴管，其输出管汇入单一的肠干。

（5）盆部的淋巴结主要如下：

①髂外淋巴结（external iliac lymph node）：沿髂外动脉排列，主要收纳腹股沟深淋巴结的输出管，以及从膀胱、前列腺、子宫颈等处回流的淋巴。其输出管注入髂总淋巴结。

②髂内淋巴结（internal iliac lymph node）：沿髂内动脉排列，收纳盆腔器官、会阴、臀部等处的淋巴。其输出管注入髂总淋巴结。

③髂总淋巴结（common iliac lymph node）：位于髂总动脉的周围，收纳髂内、外淋巴结的输出管。髂总淋巴结的输出管注入腰淋巴结。

（6）下肢的淋巴结主要如下：

①腹股沟浅淋巴结（superficial inguinal lymph node）：分上、下两群，上群平行排列于腹股沟韧带下方，收纳腹前壁下部、臀部、会阴和外生殖器的淋巴（图8-62）。下群沿大隐静脉上端纵行排列，收纳足内侧部、小腿前内侧以及大腿浅部的淋巴。腹股沟浅淋巴结的输出管注入腹股沟深淋巴结。

②腹股沟深淋巴结（deep inguinal lymph node）：位于股静脉根部周围，收纳腹股沟浅淋巴结的输出管、下肢的深淋巴管。腹股沟深淋巴结的输出管注入髂外淋巴结。

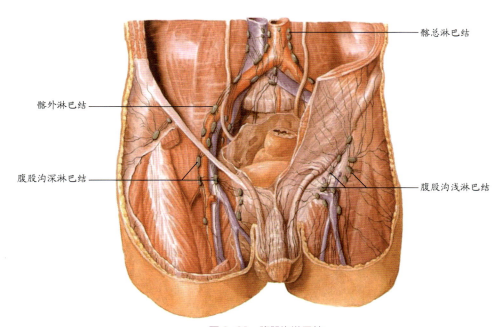

图 8-62　腹股沟淋巴结

全身淋巴流注简表

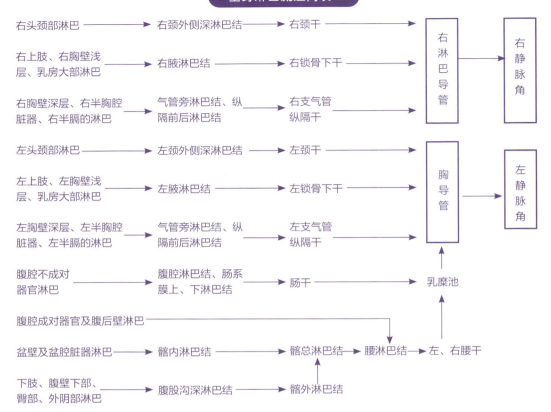

右头颈部淋巴 → 右颈外侧深淋巴结 → 右颈干 →
右上肢、右胸壁浅层、乳房大部淋巴 → 右腋淋巴结 → 右锁骨下干 →
右胸壁深层、右半胸腔脏器、右半膈的淋巴 → 气管旁淋巴结、纵隔前后淋巴结 → 右支气管纵隔干 → 右淋巴导管 → 右静脉角

左头颈部淋巴 → 左颈外侧深淋巴结 → 左颈干 →
左上肢、左胸壁浅层、乳房大部淋巴 → 左腋淋巴结 → 左锁骨下干 →
左胸壁深层、左半胸腔脏器、左半膈的淋巴 → 气管旁淋巴结、纵隔前后淋巴结 → 左支气管纵隔干 → 胸导管 → 左静脉角

腹腔不成对器官淋巴 → 腹腔淋巴结、肠系膜上、下淋巴结 → 肠干 → 乳糜池
腹腔成对器官及腹后壁淋巴 →
盆壁及盆腔脏器淋巴 → 髂内淋巴结 → 髂总淋巴结 → 腰淋巴结 → 左、右腰干
下肢、腹壁下部、臀部、外阴部淋巴 → 腹股沟深淋巴结 → 髂外淋巴结

（二）脾

1.脾的位置和形态　脾（spleen）是人体最大的淋巴器官，其形状近似于扁椭圆形，质软而脆，受暴力打击易破裂。脾位于左季肋区，平第9～11肋，其长轴与第10肋一致，正常脾脏在左肋弓下不能触及。

脾分为内、外两侧面，上、下两缘，前、后两端（图8-63）。内侧面凹陷，与腹腔脏器相邻称为脏面。脏面近中央处有一条沟，是血管、神经出入的部位，称为脾门。外侧面平滑而隆凸，与膈相对，称为膈面。上缘前部有2～3个凹陷称脾切迹，脾肿大时，可作为触诊脾的标志。

2.脾的微细结构　脾的表面有一层结缔组织构成的被膜，被膜伸入脾内反复分支形成小梁，小梁与门部结缔组织连接，构成脾的粗支架。被膜外有间皮，被膜和小梁内含有弹性纤维和少量的平滑肌细胞，小梁内含有梁动脉和梁静脉。脾的实质分为白髓、红髓和边缘区三部分（图8-64）。

脾

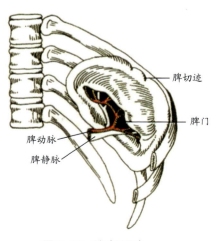

脾切迹
脾门
脾动脉
脾静脉

图 8-63　脾（脏面）

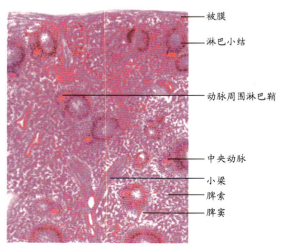

被膜
淋巴小结
动脉周围淋巴鞘
中央动脉
小梁
脾索
脾窦

图 8-64　脾的微细结构

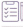

（1）白髓：由密集的淋巴细胞构成，新鲜标本呈灰白色点状结构。白髓又可分为动脉周围淋巴鞘和淋巴小结两部分。

①动脉周围淋巴鞘：围绕在中央动脉（由小梁动脉分出）周围的厚层弥散淋巴组织，主要含有 T 淋巴细胞。

②淋巴小结：又称脾小结，位于动脉周围淋巴鞘的一侧，主要由 B 淋巴细胞构成。其结构与淋巴结内的淋巴小结相似。

（2）红髓：约占脾实质的 2/3，因含有大量的红细胞，故呈红色。红髓由脾索和脾窦组成。

①脾索：富含血细胞的淋巴组织条索，脾索是脾进行滤血的主要结构。

②脾窦：血窦，窦壁上的内皮细胞呈长杆状，平行排列，形如栅栏状，内皮细胞之间有裂隙，窦壁外侧含有较多的巨噬细胞，巨噬细胞的突起可通过内皮间隙伸向窦腔。

（3）边缘区：位于红髓和白髓交界处，此区含有 T 淋巴细胞及 B 淋巴细胞，并含有较多的巨噬细胞。中央动脉侧支分支在此区形成边缘窦，边缘窦是血液和淋巴细胞进入淋巴组织的重要通道。所以边缘区是脾首先捕获抗原和发生免疫应答的重要部位。

3.脾的功能

（1）滤过血液。脾窦内血流缓慢，有利于巨噬细胞吞噬进入血液内的细菌等异物、衰老的红细胞和血小板。脾功能亢进时，会因吞噬过度而引起红细胞和血小板减少。

（2）造血功能。正常情况下，脾仅能产生淋巴细胞。但在某些病理状态下（如严重缺血），脾即可恢复造血功能产生多种血细胞。

（3）参与免疫。当细菌等抗原物质侵入机体时，可引起脾内 B 淋巴细胞和 T 淋巴细胞的免疫应答。

（4）储存血液。红髓是储存红细胞和血小板的部位，在机体需要时，可借被膜和小梁内的弹性纤维和平滑肌的收缩，把储存的血细胞释放入循环的血液中。

（三）胸腺

1.胸腺的位置和形态　胸腺（thymus）位于纵隔的前上部，上窄下宽，分为不对称的左、右两叶。胸腺有明显的年龄变化，新生儿及幼儿时期相对较大，随着年龄的增长，胸腺继续发育，至青春期以后，逐渐萎缩退化，其中胸腺组织大多被脂肪组织所取代。

2.胸腺的微细结构　胸腺表面有由结缔组织形成的被膜。被膜的结缔组织伸入胸腺内，将胸腺分隔成许多不完整的小叶，称为胸腺小叶。小叶的浅部称为皮质，深部称为髓质。

胸腺小叶主要由胸腺细胞和上皮性网状细胞构成。在胸腺皮质内，胸腺细胞排列密集，而在胸腺髓质内胸腺细胞排列稀疏。胸腺内的胸腺细胞绝大多数都是 T 淋巴细胞的前体，对抗原无反应能力。

3.胸腺的功能　胸腺的主要功能是分泌胸腺素和哺育 T 淋巴细胞。胸腺素由上皮性网状细胞分泌，它可以使从骨髓迁移来的造血干细胞分裂分化为胸腺细胞。胸腺细胞可经皮质与髓质交界处的毛细血管后微静脉进入血液循环，随血液循环播散到淋巴结和脾的特定区域，成为有免疫应答能力的 T 淋巴细胞。当 T 淋巴细胞充分繁殖并播散到其他淋巴器官后，胸腺的重要性也就逐渐降低。

📖 知识拓展

单核吞噬细胞系统

单核吞噬细胞系统（mononuclear phagocyte system）是指来源于血液中的单核细胞，具有活跃的吞噬功能的细胞系统。单核细胞随血流进入各器官组织后，由于所处的微环境各不相同，可进一步发育成不同形态和功能特点的巨噬细胞，如结缔组织内的巨噬细胞、骨组织内的破骨细胞、神经组织内的小胶质细胞、肝内的 Kupffer 细胞、肺内的尘细胞、皮肤内的 Langerhans

细胞、淋巴结和脾内的巨噬细胞等。单核吞噬细胞系统还具有捕捉、加工、传递抗原和分泌多种生物活性物质等功能，在免疫应答中起重要的辅助作用。

脉管系统由一系列连续、密闭的管道系统构成，分布于全身。根据管道内流动的液体性质不同，又将其分为心血管系统和淋巴系统两部分。

心血管系统由心脏、动脉、毛细血管和静脉组成，血液在其内循环流动。心脏是血液循环的动力器官；动脉是将血液送出心脏的血管；静脉是将血液送回心脏的血管；毛细血管是连于动脉和静脉之间的微细管道，主要用来进行物质交换。血液循环分体循环和肺循环，体循环是将动脉血送到全身换成静脉血回到心脏，肺循环是将静脉血送到肺换成动脉血回到心脏。

淋巴系统包括淋巴管道、淋巴器官和淋巴组织，淋巴液沿淋巴管向心流动，最后注入静脉，故淋巴管道被看作静脉的辅助管道。

脉管系统的主要功能是物质运输，它将消化系统所吸收的营养物质和呼吸系统所吸收的氧输送到全身各器官、组织和细胞，供其新陈代谢的需要，同时，又将其代谢产物（如二氧化碳、尿酸、尿素等）运送到肺、肾、皮肤等器官，将它们排至体外。此外，内分泌器官所产生的激素也借脉管系统送达相应的器官，以调节机体的生理机能，维持机体内环境的相对稳定。

 思考题

一、名词解释

卵圆窝　三尖瓣复合体　二尖瓣复合体　血液循环　颈动脉窦　主动脉小体　窦房结　心包腔　静脉角　乳糜池

二、问答题

1. 体循环和肺循环各经过哪些途径？
2. 心脏各腔各有哪些入口和出口？口的周缘附有什么瓣膜？
3. 全身都有哪些主要的浅静脉？各注入何处？
4. 试述肝门静脉的合成、主要属支和收集范围。
5. 试述口服药物可经哪些途径到达肺。
6. 试述臀部肌肉注射药物可经哪些途径到达心壁。
7. 试述从手背脉网注入药物可经哪些途径到达阑尾。
8. 胸导管收纳哪几条淋巴干的淋巴？
9. 简述脾的微细结构与功能。

三、单项选择题

1. 肺循环起于（　　）。
    A. 右心房　　　　　　　　　B. 右心室
    C. 左心房　　　　　　　　　D. 左心室

2. 体循环终于（　　　）。

    A. 右心房　　　　　　　　　　　　B. 右心室

    C. 左心房　　　　　　　　　　　　D. 左心室

3. 心脏左房室口有（　　　）。

    A. 二尖瓣　　　　　　　　　　　　B. 三尖瓣

    C. 主动脉瓣　　　　　　　　　　　D. 肺动脉瓣

4. 右心室（　　　）。

    A. 出口为主动脉　　　　　　　　　B. 出口上有二尖瓣

    C. 入口为肺动脉口　　　　　　　　D. 入口上有三尖瓣

5. 防止左心室的血逆流到左心房的瓣膜是（　　　）。

    A. 二尖瓣　　　　　　　　　　　　B. 三尖瓣

    C. 主动脉瓣　　　　　　　　　　　D. 肺动脉瓣

6. 右心房有（　　　）。

    A. 肺静脉口　　　　　　　　　　　B. 肺动脉口

    C. 下腔静脉口　　　　　　　　　　D. 三尖瓣

7. 左心室（　　　）。

    A. 有梳状肌　　　　　　　　　　　B. 出口为肺动脉口

    C. 入口周缘附有二尖瓣　　　　　　D. 通常有 3 个乳头肌

8. 左心室的入口是（　　　）。

    A. 左肺静脉口　　　　　　　　　　B. 左房室口

    C. 主动脉口　　　　　　　　　　　D. 冠状窦口

9. 卵圆窝（　　　）。

    A. 在室间隔上　　　　　　　　　　B. 在右心房内

    C. 在左心房内　　　　　　　　　　D. 胎生时就存在

10. 肺动脉干起始于（　　　）。

    A. 主动脉弓　　　　　　　　　　　B. 左心房

    C. 左心室　　　　　　　　　　　　D. 右心室

11. 冠状动脉（　　　）。

    A. 只是营养心的血管　　　　　　　B. 起自肺动脉起始部

    C. 前室间支来自右冠状动脉　　　　D. 左冠状动脉发出后室间支

12. 动脉韧带（　　　）。

    A. 连于肺动脉干与升主动脉之间　　B. 由肌纤维束构成

    C. 来源于动脉圆锥　　　　　　　　D. 是动脉导管闭锁的遗迹

13. 主动脉弓的分支有（　　　）。

    A. 右锁骨下动脉　　　　　　　　　B. 右颈总动脉

    C. 左锁骨下动脉　　　　　　　　　D. 左头臂干

14. 睾丸动脉起自（　　　）。

    A. 髂内动脉　　　　　　　　　　　B. 髂外动脉

    C. 髂总动脉　　　　　　　　　　　D. 腹主动脉

15. 子宫动脉起自（　　　）。

    A. 髂内动脉　　　　　　　　　　　B. 髂外动脉

C. 髂总动脉   D. 腹主动脉

16. 腹腔干的直接分支是（　　）。
    A. 胃网膜左动脉   B. 胃网膜右动脉
    C. 胃左动脉   D. 胃右动脉

17. 心肌正常收缩的起搏点是（　　）。
    A. 窦房结   B. 房室结
    C. 房室束   D. 房室结和房室束

18. 冠状窦注入（　　）。
    A. 左心房   B. 右心房
    C. 左心室   D. 右心室

19. 肠系膜上动脉起始部闭塞，不出现血运障碍的部位是（　　）。
    A. 回肠   B. 阑尾
    C. 横结肠   D. 降结肠

20. 肠系膜下动脉起始部闭塞，可能出现血运障碍的部位是（　　）。
    A. 空肠与回肠   B. 升结肠
    C. 横结肠   D. 降结肠

21. 阑尾动脉直接起自（　　）。
    A. 回结肠动脉   B. 肠系膜上动脉
    C. 肠系膜下动脉   D. 髂内动脉

22. 胰的动脉来自（　　）。
    A. 胃左动脉   B. 胃短动脉
    C. 脾动脉   D. 胃网膜左动脉

23. 有关睾丸静脉，下列说法不正确的是（　　）。
    A. 起自睾丸和附睾   B. 在精索内形成蔓状静脉丛
    C. 均直接入下腔静脉   D. 左侧的易发生曲张

24. 大隐静脉注入（　　）。
    A. 腘静脉   B. 股静脉
    C. 髂外静脉   D. 胫前静脉

25. 小隐静脉起自（　　）。
    A. 足背静脉网外侧部   B. 足背静脉网内侧部
    C. 足底静脉   D. 大隐静脉

26. 汇入胸导管的淋巴干是（　　）。
    A. 右颈干   B. 右锁骨下干
    C. 右支气管纵隔干   D. 左、右腰干

27. 胸导管（　　）。
    A. 起始于第 1 腰椎体前方的乳糜池   B. 穿膈的食管裂孔
    C. 注入右静脉角   D. 收纳右侧半身的淋巴

【参考答案】BAADA CCBBD ADCDA CABDD ACCBA DA

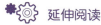 延伸阅读

天使之心

　　生于俄罗斯的一位小女孩维尔塞维亚（Virsaviya），长相甜美，讨人喜爱，但多年被胸腹综合征困扰，因为她一出生就为一种罕见疾病所苦，此疾病造成她的心脏位于体外，随时都面临死亡的威胁。从照片中我们可以清晰地看到她的心脏外面仅有一层薄薄的皮肤加以保护。据了解，这种病非常少见，每100万个新生儿中，仅有不到1个可能患上此病。当时世界各地的几家医院因为手术难度大、危险高都拒绝了给予其手术治疗。不过令人惊奇的是，她的生活并没有受到太大影响，她可以跳舞，甚至还会劈叉。真的无法想象她这6年的时光是怎样度过的，就像无法想象她的生命会在某一天戛然而止一样。年纪小小的她却能坚强面对自己身上的与众不同。Virsaviya 位于体外的那颗心脏被称为"天使之心"。

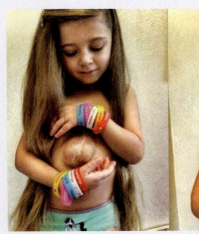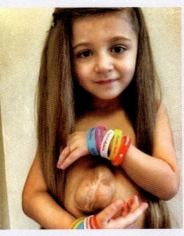

　　这颗"天使之心"让 Virsaviya 随时都可能出现生命危险，但是她坚强乐观，敢于挑战自我，创造了生命奇迹。对故事的学习，旨在培养学生热爱生命，珍惜生命的意识，进而引申出正常人体心脏的位置，激发学生的学习兴趣，增强对理论知识的理解。

（张明军　孙国运）

第九章

感 觉 器

 病例导学

　　中学生小朱坐在教室第五排，最近发现看不清黑板上的字，去医院检查后诊断为近视眼，配了一副眼镜，回家后与奶奶的老花眼镜比较发现，奶奶的眼镜为凸透镜，而自己的是凹透镜。

？ 请思考

　　1.近视与远视是怎样形成的？为什么分别用凹透镜与凸透镜来矫正？
　　2.青少年可以采用哪些措施预防近视？

　　感受器（receptor）是能感受一定刺激，并产生神经冲动的结构，包括一般感受器和特殊感受器。一般感受器由感觉神经末梢构成，广泛分布于全身各部的器官和组织内，如皮肤、骨、关节、肌、内脏、心血管等器官内的触觉、压觉、痛觉、温度觉、本体觉等感受器。特殊感受器由感觉细胞构成，仅存在于头部的某些器官内，如眼、耳、舌、鼻等器官内的视觉、听觉、味觉、嗅觉等感受器。

　　感觉器（sensory organs）是由特殊感受器及其附属结构组成，专门感受特定刺激的器官，包括眼和耳等器官。感觉器并不能产生感觉，它只接收刺激，产生神经冲动，神经冲动传到大脑皮质的感觉中枢后才能产生感觉。

　　皮肤具有多种功能，因其具有感觉的功能，故也在本章内叙述。

第一节 眼

 预习任务

1. 说出眼球壁各层的分部及各部的名称、形态结构。
2. 描述眼球内容物的位置及名称。
3. 简述眼球的折光装置及晶状体的屈光调节作用。
4. 简述房水的产生及回流途径。
5. 简述结膜的分部、泪器的组成、泪液的产生与回流途径。
6. 简述眼外肌位置及作用。

眼（eye）是感受可见光刺激的视觉器官，又称视器（visual organ），由眼球和眼副器两部分组成（图9-1）。

感觉器官 眼

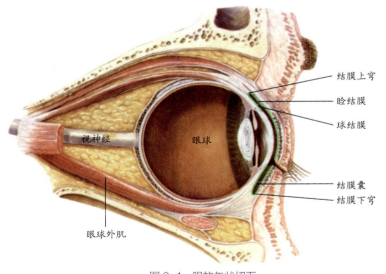

图9-1 眼的矢状切面

一、眼球

眼球（eyeball）位于眼眶内，具有屈光成像和感受光刺激，并产生神经冲动的功能，是眼的主要部分。眼球近似球形，前面的正中点称为前极，后面的正中点称为后极。后极的内侧连有视神经。眼球由眼球壁及眼球内容物组成（图9-2）。

眼球

（一）眼球壁

眼球壁包括三层结构，由外向内依次为外膜、中膜和内膜。

1. **外膜** 又称纤维膜，为眼球壁的外层，由致密结缔组织构成，厚而坚韧，具有维持眼球形态和保护眼球内部结构的作用。纤维膜分为角膜和巩膜两部分。

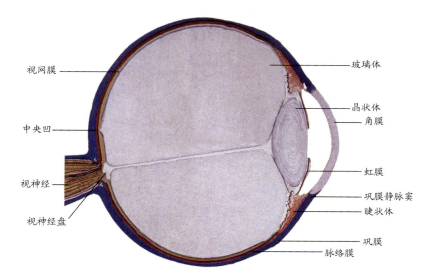

图9-2　眼球

（1）角膜（cornea）：占纤维膜的前1/6，无色透明，曲度较大，有屈光作用。角膜内无血管，但有丰富的感觉神经末梢，故感觉敏锐。

（2）巩膜（sclera）：占纤维膜的后5/6，呈乳白色，不透明。巩膜与角膜交界处的深部有一环形细管，称为巩膜静脉窦（图9-2）。

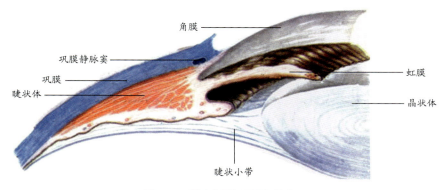

图9-3　眼球水平切面局部放大

2.中膜　又称血管膜，为眼球壁的中层，含有丰富的血管和色素细胞，呈棕黑色。血管膜由前向后分为虹膜、睫状体和脉络膜三部分。

（1）虹膜（iris）（图9-3）：血管膜的前部，位于角膜后方，为冠状位圆盘形薄膜，中央有一圆孔，称为瞳孔（pupil）。虹膜的颜色因种族而异，黄种人为棕色。虹膜内有两种不同方向的平滑肌：一种呈环形，环绕在瞳孔周围，收缩时使瞳孔缩小，称为瞳孔括约肌；另一种呈辐射状，收缩时使瞳孔开大，称为瞳孔开大肌。光线经瞳孔射入，瞳孔的开大和缩小可调节进入眼球内光线的多少。

（2）睫状体（ciliary body）：位于巩膜与角膜移行部的内面，前接虹膜，后续脉络膜，是血管膜中部环形肥厚部分。在通过眼球前、后极的经线切面上，可见睫状体的切面呈三角形。睫状体的前部有许多向内突出呈放射状排列的皱襞，称为睫状突。睫状体内也有平滑肌，称为睫状肌，收缩时使睫状体向前内移位。另外，睫状体还有产生房水的功能。

（3）脉络膜（choroid）：占血管膜的后2/3，薄而柔软，外面与巩膜结合疏松，其丰富的血管对眼球起营养作用，色素可吸收光线，防止光线放射干扰物象。

3.内膜　又称视网膜（retina），为眼球壁的内层，贴附于血管壁的内面，其中位于虹膜和睫状体内面的部分无感光作用，不能成像，称为视网膜盲部；位于脉络膜内面的部分，有感光作用，称为视网膜视部。视部的内面，在与视神经相对应的部位有一圆盘形隆起，称为视神经盘（optic disc），又称视神经乳头（optic papilla），此处无感光作用。在视神经盘的颞侧稍下方，相距约 3.5 mm 处，有一黄色小区，称为黄斑（macula lutea），其中央凹陷，称为中央凹（central fovea），是视觉最敏锐的部位（图 9-4）。

　　视网膜视部的组织结构分内、外两层（图 9-5）。内层为神经层，是视网膜的固有结构。外层为色素上皮层，由单层色素上皮细胞组成。两层之间连接疏松。临床上所谓"视网膜剥离症"，即是在两层之间发生分离。神经层含有三层神经细胞，由外向内依次为视细胞、双极细胞和节细胞。视细胞是感光细胞，即视觉感受器，分视杆细胞和视锥细胞。视杆细胞只能感受弱光，不能辨色，视锥细胞只能感受强光，能分辨颜色。三层神经细胞借轴、树突依次互相联系。节细胞的轴突沿视网膜内面向视神经盘处集中，然后穿出眼球壁，组成视神经。视神经盘处只有密集排列的神经纤维，而无视细胞。中央凹处则只有密集排列的视锥细胞。

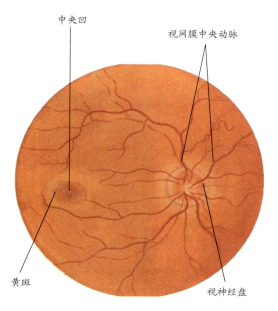

图 9-4　眼底示意图

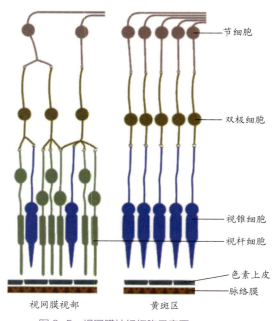

图 9-5　视网膜神经细胞示意图

（二）眼球内容物

　　眼球内容物包括房水、晶状体和玻璃体。这些结构无色透明，都具有屈光作用。

　　1. 眼房和房水

　　（1）眼房（chambers of eyeball）：为角膜与晶状体、睫状小带之间的腔隙，被虹膜分为前房和后房。前房为虹膜与角膜之间的腔隙，后房为虹膜与晶状体之间较狭小的腔隙，前房与后房借瞳孔相通。前房的周边部，即虹膜与角膜之间的夹角，称为虹膜角膜角，又称前房角，与巩膜静脉窦相邻。

　　（2）房水（aqueous humnor）：由睫状体产生，从后房经瞳孔流到前房，再由前房角进入巩膜静脉窦，最后汇入眼静脉。正常情况下，房水循环可为角膜、晶状体输送营养物质，并有维持眼压的作用。

　　如果虹膜与晶状体粘连或前房角狭窄等，则会造成房水循环障碍，从而引起眼压增高，压迫视网膜，导致视力下降或失明，称为青光眼。

　　2. 晶状体（lens）　位于虹膜后方，周围被睫状体环绕，形似两面凸的凸透镜，后面较前面隆凸。晶状体内无血管、淋巴管和神经，表面包有晶状体囊，富有弹性。睫状体周缘借一些辐射状排列的纤维与晶状体相连，这些纤维称为睫状小带（图 9-3）。

　　在眼球内容物中，晶状体是唯一可调节的屈光装置，其屈光度可随睫状肌的舒缩而变化。看近物时，

房水循环示意图

睫状肌收缩，睫状体向前内移位，靠近晶状体，睫状小带松弛，晶状体因本身弹性而变厚，屈光度增大。看远物时，睫状肌舒张，睫状体向后外移位，睫状小带拉紧，向周围牵引晶状体，使晶状体变薄，屈光度减小。总之，所视物体无论远近，通过睫状肌对晶状体的调节，总能确保在视网膜上清晰成像。

🖱 知识拓展

晶状体病变

老年人晶状体弹性减退，睫状肌对晶状体的调节能力减弱，看近物时，晶状体屈光度不能相应增大，导致视物不清，称为老视，俗称老花眼。晶状体可因代谢障碍等原因而浑浊，称为白内障。在白内障摘除后，将光学透镜放在后房内原来人眼晶状体的位置，使物体能够在视网膜上成像，看清周围的景物，称为人工晶状体植入。人工晶状体在解剖位置上取代了正常人眼晶状体的功能，通过植入人工晶状体几乎能达到患白内障前的视力水平。

3.玻璃体（vitreous body） 为充满晶状体与视网膜之间的胶状物，对视网膜起支撑作用。其周围包有玻璃体膜。当玻璃体萎缩变小时，对视网膜的支撑作用减弱，也会导致视网膜剥离。

4.眼球的屈光装置 由角膜、房水、晶状体、玻璃体四部分组成，它们能使所视物体在视网膜上清晰成像。

二、眼副器

眼副器包括眼睑、结膜、泪器、眼球外肌、眶内脂肪及筋膜等，对眼球有保护、运动和支持作用。

（一）眼睑

眼睑（eyelid）位于眼球前方，分上睑和下睑（图9-6），对眼球起保护作用。上、下睑的裂隙称为睑裂。睑裂的内、外侧角分别称内眦和外眦。眼睑的游离缘称为睑缘。睑缘上有向外生长的睫毛。睑缘处的皮脂腺称为睑缘腺，开口于睫毛毛囊。睑缘腺的急性炎症称为睑腺炎，即麦粒肿。

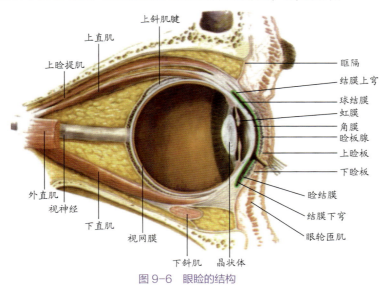

图9-6 眼睑的结构

眼睑的组织结构分5层，由前向后依次为皮肤、皮下组织、肌层、睑板和睑结膜（图9-6）。皮肤较薄，皮下组织疏松，水分潴留易形成水肿。肌层主要为眼轮匝肌，收缩时使眼睑闭合，上睑内还有提上睑肌，收缩时提上睑，开大眼裂。睑板由致密结缔组织构成，呈半月形，内有许多睑板腺，分泌油脂性液体，有润滑睑缘和防止泪液外溢的作用。睑板腺导管阻塞时，分泌物在腺内储留，可出现睑板腺囊肿，称为霰粒肿，是眼科常见病。

（二）结膜

结膜（conjunctiva）是一层富有透明血管的薄膜，一部分位于眼睑后面，称为睑结膜，与睑板连接紧密；另一部分覆盖在巩膜前面，称为球结膜，与巩膜连接疏松。上、下睑的睑结膜与球结膜返折移行处，分别形成结膜上穹和结膜下穹（图9-7）。各部分结膜共同围成的囊状腔隙称为结膜囊，通过睑裂与外界相通。正常活体，结膜红润。贫血时，结膜颜色变浅或变苍白；炎症时，结膜充血，称为结膜炎。

（三）泪器

泪器（lacrimal apparatus）包括泪腺和泪道（图9-8）。

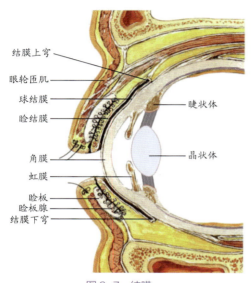

图9-7 结膜　　　　　　　　　　　图9-8 泪器

1.泪腺（lacrimal gland）　位于泪腺窝内，有10～20条排泄管，开口于结膜上穹外侧部。泪腺不断地分泌泪液，借眨眼动作涂布于眼球表面，以便湿润和清洁角膜，冲洗结膜囊内的异物，对眼球起保护作用。泪液还含有溶菌酶，有杀菌作用。

2.泪道　包括泪点、泪小管、泪囊和鼻泪管。

（1）泪点（lacrimal punctum）：在上、下睑缘内侧端各有一小孔，分别称为上、下泪点，是泪小管的入口。

（2）泪小管（lacrimal ductule）：上、下各一，位于上、下眼睑内侧部皮下，起于泪点，先分别向上或向下，继而转行向内侧，上、下泪小管汇合开口于泪囊。

（3）泪囊（lacrimal sac）：一膜性囊，位于泪囊窝内，下端移行为鼻泪管。

（4）鼻泪管（nasolacrimal duct）：位于骨鼻泪管内，为黏膜围成的管道，上接泪囊，下端开口于下鼻道前部。

（四）眼球外肌

眼球外肌（extraocular muscles）是7条位于眼球周围的骨骼肌，即上睑提肌、内直肌、外直肌、上直肌、下直肌、上斜肌和下斜肌（图9-9）。前6条都起自视神经管内的总腱环，只有下斜肌起于眶下壁的前内侧部。

1.上睑提肌（levator palpebrae superioris）　沿眶上壁向前，以腱膜止于上睑，收缩时上睑上提，开大睑裂，麻痹时则引起上睑下垂。上睑提肌腱膜深面还连有一层平滑肌，止于上睑板上缘，称为上睑板肌，受交感神经支配，也有开大睑裂的作用。

214　人体形态与结构

第二节 耳

预习任务

1. 简述前庭蜗器的组成及各部的功能。
2. 描述鼓室的位置，说出六个壁的名称。
3. 简述咽鼓管的位置、分部、作用及幼儿咽鼓管的特点。
4. 说出位置觉和听觉感受器的名称。
5. 简述骨迷路与膜迷路的组成及两者间的关系。
6. 描述外耳道的弯曲，简述外耳道分部及幼儿外耳道特点。

耳（ear）又称前庭蜗器（vestibulocochlear organ），包括前庭器和蜗器两部分，是位觉和听觉器官，故也称位听器。二者在功能上不相同，结构上却关系密切。耳分为外耳、中耳和内耳三部分（图9-11）。其中外耳和中耳传导声波，内耳是位觉感受器和听觉感受器之所在，感受位觉和听觉。

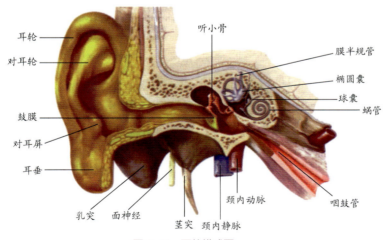

图 9-11 耳的模式图

感觉器官 耳

一、外耳

外耳（external ear）包括耳郭、外耳道和鼓膜三部分。

（一）耳郭

耳郭（auricle）位于头部两侧，以弹性软骨为支架，外覆皮肤。其皮下组织很少，血管神经丰富。其下部有一无软骨部分，称为耳垂（图9-12）。

（二）外耳道

外耳道（external acoustic meatus）为长约2.5 cm弯曲管道，位于外耳门至鼓膜之间，分为外侧1/3部的软骨部（以软骨为基础）和内侧2/3的骨部（以颞骨为基础）。其走向由外向内先向前上，次稍向后，然后复向前下。外耳道软骨部具有可动性，检查外耳道和鼓膜时，向后上方牵拉耳郭，可使外耳道变直，以便观察。婴儿外耳道骨部和软骨部尚未发育完全，其鼓膜的位置近乎水平，检查其鼓膜时，需将耳郭向后下方牵拉。

外耳道软骨部的皮肤内含有耵聍腺，分泌耵聍，有保护作用，如过多则形成耵聍栓塞，影响听力。外耳道皮肤与骨膜或软骨膜结合紧密，皮下组织少，故外耳道发生疖肿时，神经末梢压迫较重而疼痛剧烈。

（三）鼓膜

鼓膜（tympanic membrane）位于外耳道与中耳鼓室之间，为椭圆形半透明薄膜，其外侧面朝向前下外方倾斜。鼓膜中心部向内凹陷，称为鼓膜脐。鼓膜上 1/4 区在活体呈淡红色，为松弛部。下 3/4 区在活体呈灰白色，为紧张部，其前下方有一三角形反光区，称为光锥（图 9-13）。

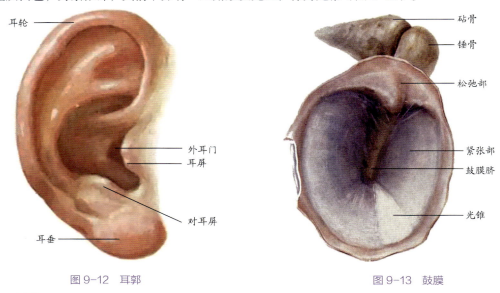

图 9-12 耳郭　　　　　　　　图 9-13 鼓膜

二、中耳

中耳（middle ear）位于外耳和内耳之间，大部分在颞骨岩部内，是传导声波的主要部分，包括鼓室、咽鼓管、乳突窦和乳突小房。

（一）鼓室

鼓室（tympanic cavity）是颞骨岩部内的一个不规则含气小腔，内有听小骨和听小骨肌，室内覆有黏膜，此黏膜与咽鼓管和乳突小房内的黏膜相延续。鼓室有 6 个不规则的壁（图 9-14）：

①上壁，是盖壁，即鼓室盖，为一薄层骨板，与颅中窝相邻。

②下壁，称为颈静脉壁，由薄骨板与颈内静脉起始部分隔。

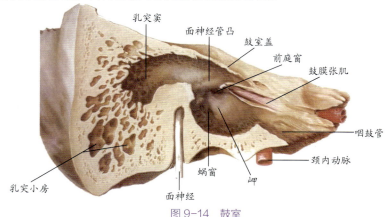

图 9-14 鼓室

③前壁，为颈动脉壁，与颈动脉管邻近，上方有咽鼓管开口。

④后壁，称为乳突壁，此壁有乳突窦开口，可经乳突窦与乳突小房相通，在开口稍下方有一锥形突起，称为锥隆起，内藏镫骨肌。

⑤外侧壁，名鼓膜壁，该壁大部分借鼓膜与外耳道分隔。

⑥内侧壁，即迷路壁，由内耳迷路的外壁构成，此壁中部的隆起称为岬。岬的后上方的卵圆形孔称为前庭窗。岬的后下方的圆孔称为蜗窗，为第二鼓膜封闭。前庭窗的后上方有一弓形隆起，称为面神经管凸，管内有面神经通过，其管壁较薄，在中耳炎症或手术时易损伤面神经。

鼓室内有三块听小骨，由外向内侧排列为锤骨、砧骨和镫骨（图9-15）。锤骨形似小锤，有一头和一柄，锤骨柄连于鼓膜内面，头与砧骨相关节。镫骨形如马镫，镫骨底借韧带连于前庭窗边缘，并封闭该窗。砧骨则分别与锤骨和镫骨相连。三块听小骨之间构成听小骨链，似一曲折的杠杆系统，将声波的振动由鼓膜传递到前庭窗。

鼓室内有两块听小骨肌。鼓膜张肌位于咽鼓管上方的小管内，止于锤骨柄，收缩时牵拉锤骨柄，紧张鼓膜。镫骨肌位于锥隆起内，止于镫骨，收缩时向外方牵拉镫骨，以减低镫骨底对内耳的压力。两肌共同作用可降低声波振动强度，保护鼓膜和内耳。

（二）咽鼓管

咽鼓管（auditory tube）是连通咽与鼓室的管道，分为鼓室近侧端的骨部和鼻咽近侧端的软骨部，管壁内面的黏膜与鼓室黏膜连续。咽鼓管的咽口平时处于闭合状态，当吞咽或尽力开口时张开，空气便经咽鼓管进入鼓室，使鼓膜内外两侧气压平衡，维持鼓膜的正常形态和张力。幼儿咽鼓管短而平直，管腔较大，故咽部感染易经此侵入鼓室而引发中耳炎。

（三）乳突小房和乳突窦

乳突小房（mastoid cell）是颞骨乳突内的含气小腔，彼此之间相互连通。乳突窦（mastoid sinuses）是一个介于乳突小房和鼓室之间的腔。乳突小房和乳突窦的壁内衬以黏膜，且与鼓室黏膜相延续。

三、内耳

内耳（internal ear）位于颞骨岩部内鼓室与内耳道之间（图9-16），由一些弯曲的管道组成，又称迷路。迷路（labyrinth）包括骨迷路和膜迷路两部。骨迷路是颞骨岩部内的骨性结构。膜迷路则是套在骨迷路内的膜性结构。膜迷路内、外空间充满了液体，分别称内淋巴和外淋巴，两者互不相通。

内耳

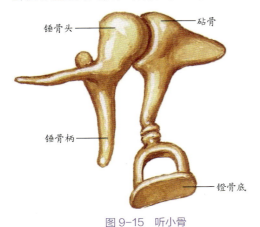

图9-15　听小骨

图9-16　内耳在颞骨内的投影

（一）骨迷路

骨迷路（bony labyrinth）由后外向前内可分为骨半规管、前庭和耳蜗三部分（图9-17）。它们互相连通，沿颞骨岩部的长轴排列。

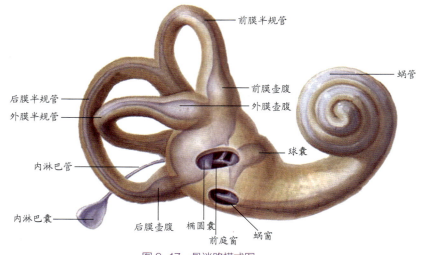

图 9-17　骨迷路模式图

1. 骨半规管（bony semicircular canal）　为 3 个相互垂直排列的半环形小管，分别称为前骨半规管、后骨半规管和外骨半规管。每个骨半规管都有两个脚，其中一脚膨大，形成壶腹骨脚，另一脚不膨大，称为单骨脚。前、后两个骨半规管的单骨脚合并一个总骨脚，因此 3 个半规管实际共有 5 个孔开口于前庭。

2. 前庭（vestibule）　是骨迷路中部的一个不规则椭圆形小腔。前庭外侧壁上部有前庭窗开口。前庭内侧壁为内耳道底，有神经穿行。后壁有 5 个小孔与 3 个骨半规管相通。前壁有一大孔通向耳蜗。

3. 耳蜗（cochlea）　形似蜗牛壳，位于前庭的前方。其尖端朝向前外侧，称为蜗顶。其底朝向后内侧，对向内耳道底，称为蜗底。其骨性中轴称为蜗轴。耳蜗由蜗螺旋管环绕蜗轴约两圈半构成，以盲端终于蜗顶。骨螺旋板是由蜗轴发出的一螺旋形骨板，其游离缘伸入蜗螺旋管内，将蜗螺旋管分隔为上、下两半。上半部称为前庭阶，下半部称为鼓阶，两者在蜗顶借蜗孔相通（图 9-18）。

耳蜗轴切面

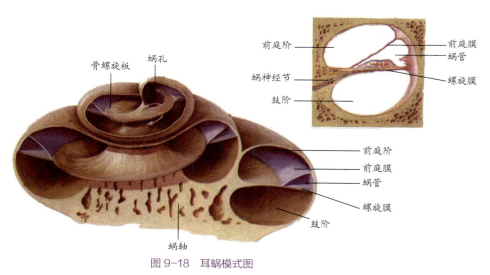

图 9-18　耳蜗模式图

（二）膜迷路

膜迷路（membranous labyrinth）形态与骨迷路相似，也分为相互连通的三部分，即膜半规管、椭圆囊和球囊、蜗管（图 9-19）。

1. 膜半规管（membranous semicircular duct）　为 3 个半环形膜性管，较细小，分别套在同名骨半规管内。每管在骨壶腹内的部分也相应膨大，称为膜壶腹（图 9-19）。其壁内面隆起，称为壶腹嵴，是位觉感受器，感受身体或头部的旋转变速运动。

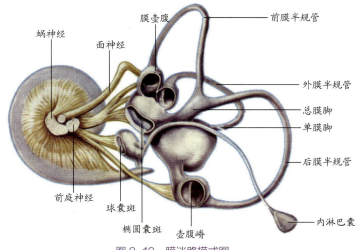

蜗神经　面神经　膜壶腹　前膜半规管

外膜半规管

总膜脚
单膜脚

后膜半规管

内淋巴囊

前庭神经　球囊斑　椭圆囊斑　壶腹嵴

图 9-19　膜迷路模式图

2.椭圆囊和球囊　椭圆囊（utricle）和球囊（saccule）为位于前庭内的两个膜性小囊（图9-19）。椭圆囊位于后上方，后壁有5个开口与3个膜半规管连通。前壁借一细管连通球囊，并延长为内淋巴管。球囊位于前下方，下端以连合管连于蜗管。两囊的囊壁内面各有一白小斑，分别称为椭圆囊斑和球囊斑，也称位觉斑，感受身体的直线变速运动和静止状态。

3.蜗管（cochlear duct）　套在蜗螺旋管内，随蜗螺旋管旋转两圈半，起端借细管与球囊相连通，另一端达蜗顶，顶端为细小的盲端。蜗管横断面呈三角形，有上、下、外侧三个壁。蜗管外侧壁与蜗螺旋管外壁紧密相结。蜗管上壁称为蜗管前庭壁，将前庭阶和蜗管隔开，膜的中间是薄层结缔组织，两面衬以单层扁平上皮。下壁称为蜗管鼓壁（又称基底膜），与鼓阶相隔。螺旋膜的上面，有突向蜗管内腔的隆起，随蜗管延伸成蜗旋形，称为螺旋器（spiral organ of corti），又称Corti器，位于蜗管的蜗管鼓壁上，是听觉感受器。

4.膜迷路的功能

（1）前庭功能：当头部位置运动变化时，椭圆囊、球囊、膜半规管中的椭圆囊斑、球囊斑和壶腹嵴产生直线变速运动的感觉和不同的旋转变速运动的感觉。同时还能引起各种姿势调节反射和内脏功能的变化，称为前庭反应。

（2）感音功能：声波传至内耳的途径有两条。一条是空气传导，声波经外耳道引起鼓膜振动，再经听骨链传到前庭窗，引起前庭阶外淋巴的波动，外淋巴的波动经前庭膜传到内淋巴，内淋巴的波动影响螺旋膜，刺激螺旋器，从而发出冲动经蜗神经传入脑，产生听觉，此途径也称为气传导。气传导是正常情况下听觉产生的主要途径。另一条是骨传导，声波经颅骨振动传入颞骨内的内淋巴，从而产生的声波传导途径。正常情况下骨传导敏感性比气传导差得多，几乎不能感到其存在。但是，当气传导被严重破坏时，骨传导对保存部分听力有一定意义。

📖 知识拓展

梅尼埃病

梅尼埃病是以膜迷路积水为基本病理改变，以发作性眩晕、耳聋、耳鸣和耳胀满感为临床特征的特发性内耳疾病。其诊断主要依靠全面系统的病史收集、全面的检查和客观的综合分析，在排除其他可引起眩晕的疾病后，可作出临床诊断。其治疗多采用以调节自主神经功能、改善内耳微循环，解除迷路积水为主的药物综合治疗或手术治疗。

第三节　皮肤

预习任务

1. 简述皮肤的组成与功能。

2. 说出表皮的分层与每层的名称。

3. 说出真皮的组成。

4. 皮肤的附属器有哪些？它们的功能是什么？

皮肤（skin）被覆于体表，由表皮和真皮组成，借皮下组织和深部的组织相连。皮肤内有毛、指（趾）甲、皮脂腺、汗腺等附属器（图9-20）。皮肤具有重要的保护作用，能阻挡细菌和异物侵入并阻止体内液体丢失；能感受外界刺激；调节体温；排泄代谢产物等功能。

一、表皮

表皮（opidermis）位于皮肤浅层，属于角化的复层扁平上皮。细胞主要为角质形成细胞，参加表皮角化过程。另一类为非黑质形成细胞，如朗格汉斯细胞、黑色素细胞、梅克尔细胞。朗格汉斯细胞具有捕捉抗原、参与免疫应答的作用；黑色素细胞参与决定肤色及防止紫外线对人体的伤害；梅克尔细胞的功能尚不清楚。

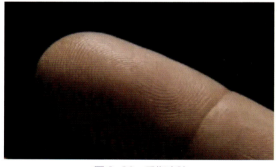

图9-20　手指皮肤

表皮由基底到表面分为五层，依次是基底层、棘层、颗粒层、透明层和角质层。

1.基底层　附着于基膜上，由一层立方形或柱状细胞组成，胞质嗜碱性，此层细胞有较强的分裂增殖能力。

2.棘层　由4～10层多边形细胞组成，细胞表面有许多细小的棘状突起，并以桥粒方式相连。

3.颗粒层　由2～3层梭形细胞组成，细胞核已趋退化，胞质内有较大的透明角质颗粒。

4.透明层　由几层扁平细胞组成，胞核及细胞器已消失，细胞呈均质透明状，HE染色呈红色。

5.角质层　由多层扁平的角质细胞组成，细胞核与细胞器已完全消失，胞质内主要含有均质状嗜酸性的角蛋白。此层是皮肤的重要保护层，具有较强的耐酸、碱和抗摩擦作用。

在正常情况下，表皮由基底层开始增殖，并逐渐分化、移动和脱落，其细胞增殖和脱落保持动态平衡，从而维持表皮一定的厚度。

二、真皮

真皮（dermis）　位于表皮深面，主要由致密结缔组织构成，分为浅层的乳头层和深面的网状层两层结构。

　　1.乳头层　结缔组织向表皮突入形成许多真皮乳头，乳头内含有丰富的毛细血管和触觉小体。

　　2.网状层　较厚，结缔组织纤维粗大并互相交织成稠密的网，且含有许多弹性纤维，使皮肤具有较强的韧性和弹性。网状层内还有许多血管、神经、毛囊、皮脂腺、汗腺和环层小体等。

　　皮下组织即浅筋膜，在真皮的深面，由疏松结缔组织和脂肪组织构成，含有较多的血管、淋巴管和神经。皮下组织不属于皮肤的组成部分。皮肤借皮下组织与深部组织相连，使皮肤具有一定的可动性。皮下组织的厚度随年龄、性别和部位而异，临床进行皮下注射时，药物即注入此层，而皮内注射则是将药物注入真皮。

三、皮肤的附属器

　　皮肤的附属器有毛、皮脂腺、汗腺和指（趾）甲等（图9-21）。

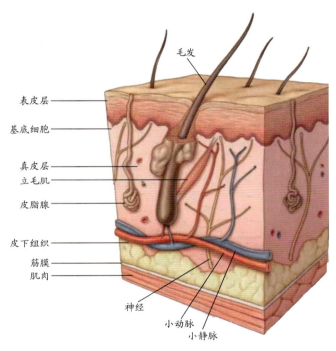

图 9-21　皮肤附属器模式图

　　1.毛　除手掌及足底外，人体皮肤均有毛分布。毛分为毛干和毛根两部分。毛干露于皮肤的表面；毛根埋入皮肤内，其周围包有上皮组织和结缔组织，形成毛囊。毛根和毛囊末端融合膨大，形成毛球。毛球底面内陷，结缔组织随同血管和神经伸入其内，形成毛乳头。毛球是毛和毛囊的生长点，毛乳头对毛的生长起诱导作用。毛的一侧有一束平滑肌纤维连接于毛囊和真皮之间，称为立毛肌，受交感神经支配，收缩时使毛竖立。

　　2.皮脂腺　位于毛囊和立毛肌之间，属泡状腺，其导管开口于毛囊。皮脂腺的分泌物称为皮脂，对皮肤和毛有保护作用。

　　3.汗腺　为管状腺，其分泌部位于真皮深层，盘曲成团。汗腺的分泌物为汗液，汗液经导管排到皮肤表面。汗腺能调节体温和水盐平衡，并可排泄废物。腋窝、会阴部皮肤内含有一种大汗腺，其分泌物含有较多的蛋白质，当被细菌分解后产生臭味，严重者称为狐臭。

　　4.指（趾）甲　由多层排列紧密的角化细胞组成，露在体表的为甲体，埋入皮肤内的叫甲根，甲体下面的皮肤为甲床。甲根附着处的上皮称为甲母质，是甲的生长点，拔甲时不可破坏。甲体周缘的皮肤为甲襞，甲襞与甲体之间形成甲沟。

📝 **知识拓展**

皮肤年龄的变化

出生前皮肤的主要结构已基本形成，出生后 20 ~ 30 岁的主要变化是皮肤表面积增大、表皮和真皮增厚以及青春期出现的毛和腺的变化。大约在 30 岁以后，皮肤逐渐衰老。皮肤衰老分为内在性衰老和日光性衰老。

一、内在性衰老

内在性衰老多为生理性的，与年龄因素有关，表现为皮肤萎缩，以致出现皱纹、干燥、弹性丧失等。表皮萎缩表现为随着年龄增长，细胞的增殖活动和更新速度逐渐下降；表皮与真皮连接变平坦，导致两者间的接触面积减少，影响表皮营养，削弱了表皮附着能力，轻微损伤后易剥离。中年以后，黑色素细胞数量减少 20% ~ 30%，朗格汉斯细胞也变少，相关的免疫功能降低。毛逐渐脱色素和脱落，皮肤内的腺体退化及功能减弱。真皮萎缩表现为成纤维细胞减少，导致胶原合成下降；弹性组织变性断裂；皮肤的血管减少，毛细血管脆性增大。皮肤内感受器不同程度减少，感觉的敏感性下降。

二、日光性衰老

日光性衰老与日光慢性照射有关。日光中的紫外线对皮肤有辐射作用，可导致皮肤生理性衰老，还可使弹性纤维变粗，弹性下降；胶原纤维破坏增加，黑色素细胞增多，朗格汉斯细胞减少及其对肿瘤的监视功能下降。日光性衰老在一定程度上可以避免。

· 小 结 ·

视器由眼球和眼副器两部分组成，眼球壁由外向内依次分为眼球纤维膜、眼球血管膜和视网膜三层。眼球纤维膜又分为前 1/6 的角膜和后 5/6 的巩膜。眼球血管膜由前向后依次分为虹膜、睫状体和脉络膜。视网膜根据贴附部位的不同又可以分为虹膜部、睫状体部、脉络膜部（具有感光作用）。在视网膜后方，有视神经盘（又称视神经乳头），此处无感光作用，为生理性盲点，在该处颞侧约 3.5 mm 处有黄斑，其中央凹陷称为黄斑中央凹，是视觉最敏锐的部位。眼球内容物包括房水、晶状体和玻璃体。这些结构与角膜均有屈光作用。眼副器包括眼睑、结膜、泪器、眼球外肌和眶内结缔组织等，对眼球起保护、运动和支持作用。

前庭蜗器由外耳、中耳和内耳三部分组成。外耳和中耳是声波的传导装置，内耳有接收声波和位觉刺激的感受器。外耳包括耳廓、外耳道和鼓膜；中耳包括鼓室、咽鼓管、乳突窦和乳突小房；内耳分为骨迷路和膜迷路，膜迷路嵌套在骨迷路内，两者形状大致相似。骨迷路包括骨半规管、前庭和耳锅，膜迷路包括半规管、椭圆囊和球囊、蜗管。

皮肤覆盖在人体表面，是人体最大的器官，其面积 1.2 ~ 2 m^2，具有保护、感受、分泌、吸收、调节体温和排泄废物等功能。皮肤分为浅层的表皮和深层的真皮。表皮由浅入深依次分为角质层、透明层、颗粒层、棘层和基底层；真皮分为乳头层和网状。皮肤的附属器包括毛发、皮脂腺、汗腺和（趾）甲。

思考题

一、名词解释

感觉器　视神经盘　黄斑　中央凹　螺旋器

二、问答题

1. 光线进入眼球内到达视网膜要经过哪些结构？
2. 试述泪液的产生部位及排出途径。
3. 试述房水的产生部位及循环途径。
4. 当视近物时，晶状体的屈度如何调节？
5. 试述鼓室各个壁的名称、毗邻关系及临床意义。
6. 试述小儿咽鼓管的特点及临床意义。
7. 听觉和位觉感觉器各位于何处？
8. 声波由外界传导到听觉感受器都经过哪些结构？
9. 试述皮肤的构成及表皮各层的主要结构特点。

三、单项选择题

1. 属于眼球外膜的结构是（　　）。
   A. 视网膜　　　　　　　　　　B. 脉络膜
   C. 虹膜　　　　　　　　　　　D. 巩膜
2. 盲点是指（　　）。
   A. 视网膜盲部　　　　　　　　B. 视网膜视部
   C. 中央凹　　　　　　　　　　D. 视神经盘
3. 房水产生于（　　）。
   A. 睫状体　　　　　　　　　　B. 虹膜
   C. 晶状体　　　　　　　　　　D. 巩膜静脉窦
4. 眼球的折光装置不包括（　　）。
   A. 角膜　　　　　　　　　　　B. 虹膜
   C. 晶状体　　　　　　　　　　D. 房水
5. 临床上检查成人鼓膜时，应将耳郭拉向（　　）。
   A. 上　　　　　　　　　　　　B. 后上
   C. 下　　　　　　　　　　　　D. 后下
6. 听觉感受器是（　　）。
   A. 球囊斑　　　　　　　　　　B. 椭圆囊斑
   C. 壶腹嵴　　　　　　　　　　D. 螺旋器
7. 与鼓室相通的管道是（　　）。
   A. 外耳道　　　　　　　　　　B. 内耳道
   C. 咽鼓管　　　　　　　　　　D. 蜗管
8. 感受头部旋转变速运动的感受器是（　　）。
   A. 螺旋器　　　　　　　　　　B. 壶腹嵴
   C. 椭圆囊斑　　　　　　　　　D. 球囊斑
9. 视杆细胞的功能是（　　）。
   A. 司昼光觉、无色觉　　　　　B. 司暗光觉及色觉
   C. 司昼光觉及暗光觉　　　　　D. 司暗光觉、无色觉

10. 皮内注射是将药液注射到（　　）。

　　A. 表皮角质层　　B. 表皮与真皮之间　　C. 真皮层　　D. 皮下浅筋膜

【参考答案】DDABB DCBDC

⚙ 延伸阅读

让无数人重见光明！

目前，白内障仍是我国致盲的首要原因。据推测，我国现有贫困白内障患者约 100 万例。我国白内障等致盲性眼病主要发生在农村地区，广大农村是开展白内障复明手术的主战场，县医院是主阵地。

"百万贫困白内障患者复明工程"项目是由卫生部（现为国家卫生健康委员会）、财政部和中国残疾人联合会共同牵头，被列入国家医改的重大公共卫生服务项目，旨在让更多的贫困白内障患者接受复明手术，解决其因病致盲的问题并减轻其就医负担。项目的内容是 2009—2011 年对全国贫困白内障患者进行筛查，并为 100 万例贫困白内障患者进行复明手术，对手术费用给予补助，每救治 1 例贫困白内障患者，中央财政补助手术费用 800 元。

此项目启动以来，共计为全国 21.1 万名贫困白内障患者实施了复明手术。

党和政府的好政策，让数以万计的人重见光明！这是社会主义制度优越性的体现。

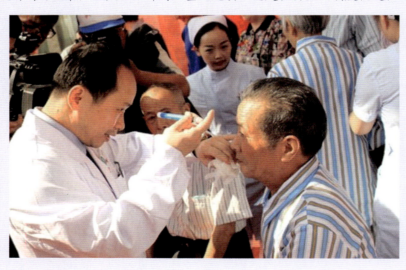

（朱健）

第十章

神经系统

 病例导学

　　患者，女，45岁，因剧烈头痛、恶心呕吐3小时入院。患者运动后突然出现剧烈头痛，并伴恶心呕吐，随即出现神志不清，四肢抽搐，大小便失禁，来院就诊。

　　体格检查：神志不清，血压190/115 mmHg，心率80次/分，律齐，未闻及病理性杂音，失语，头眼向左侧偏斜，右口角低，右侧肌张力高，腱反射亢进，右侧肢体落鞭实验（+）。左侧肢体肌张力、腱反射均正常，并能自主活动，右侧巴氏征（+），左侧病理征均为（-），颈软，克氏征（-）。

　　辅助检查：EKG（-），头颅CT示左侧内囊区有一异常高密度影，周围伴低密度水肿区，左侧侧脑室受压。

　　既往史：高血压6年。

　　入院诊断为脑溢血（左侧内囊区）。

? 请思考

1. 简述内囊的位置及形态。
2. 描述内囊损伤后的主要表现。

第一节　概述

 预习任务

1. 说出神经系统的组成。
2. 说出神经系统常用术语有哪些。
3. 简述反射的定义及反射弧的组成。

一、神经系统的作用和地位

神经系统（nervous system）在人体各器官、系统的活动中起着主导作用。神经系统特别是大脑皮质，在人类长期进化过程中，随着生产劳动、语言交流和社会活动的发生和发展，获得了高度发展。大脑皮质不仅是各种感觉和运动的最高中枢，而且也是思维活动的结构基础，大脑皮质的发展，进一步促进了劳动和语言的发展，从而使人类脱离了一般动物的范畴，不仅能适应外界环境，更能主观能动地认识和改造客观世界，使自然为人类服务。

二、神经系统的组成和区分

神经系统主要由神经组织构成。神经系统在形态结构和生理功能上都是一个不可分割的整体。为描述和学习方便，本书将神经系统分为中枢神经系统（central nervous system）和周围神经系统（peripheral nervous system）两大部分。

中枢神经系统包括脑和脊髓，分别位于颅腔和椎管内；周围神经系统是指脑和脊髓以外的所有神经成分，包括脑神经和脊神经（图10-1）。脑神经与脑相连，脊神经与脊髓相连。分布于全身皮肤、骨骼肌、骨和骨连结的神经，称为躯体神经，主要分布于内脏、心、血管和腺的神经，称为内脏神经，又称自主神经。

躯体神经和内脏神经都含有感觉和运动两种纤维，内脏运动神经又可分为交感神经和副交感神经。

三、神经系统活动的方式

神经系统活动的基本方式是反射。反射（reflex）是机体在神经系统调节下，对内、外环境的刺激所作出的反应。实现反射活动的形态结构基础是反射弧（图10-2）。反射弧（reflex arc）包括五个环节，即感受器→传入（感觉）神经→中枢→传出（运动）神经→效应器。

感受器是指机体能够接受刺激，产生兴奋的结构。传入神经是把感受器所产生的兴奋传向中枢的神经纤维。中枢在脑和脊髓内，主要由中间神经元组成。传出神经是指兴奋自中枢传向效应器的神经纤维。效应器是机体能够接受神经兴奋作用，产生相应生理反应的结构。

最简单的反射活动只有两级神经元，即传入神经元和传出神经元参与。一般的反射弧，在传入和传出神经元之间有一个或多个中间神经元参加，中间神经元越多，引起的反射活动就越复杂。人类大脑皮质的思维活动就是通过大量中间神经元的反射活动来完成的。如果反射弧任何一部分损伤，反射活动就会出现障碍。临床上常使用检查反射的方法来诊断神经系统的疾病。

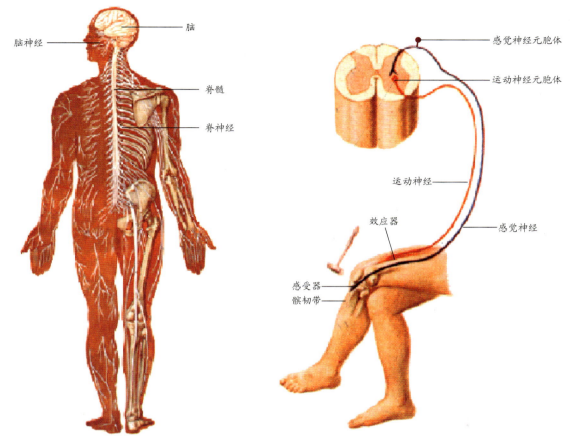

神经系统

图 10-1　神经系统的概况　　　　　　图 10-2　反射弧示意图

四、神经系统常用的术语

神经系统的结构比较复杂，根据神经元的胞体和神经纤维的配布及其所在的部位，常给予不同的名称。

（1）灰质和白质：都位于中枢神经系统内。 灰质（gray matter）主要由神经元的胞体及其树突聚集而成，因其色泽灰暗而得名。位于大脑和小脑表层的灰质，分别称为大脑皮质和小脑皮质。白质（white matter）主要由神经纤维集聚而成，因多数纤维具有髓鞘而呈白色。

（2）神经节和神经核：两者都是神经元的细胞体集聚成的团块。其中位于中枢神经系统内的称为神经核（nucleus），位于周围神经系统的则称为神经节 （ganglion）。

（3）纤维束和神经：在中枢神经系统内起止、行程和功能基本相同的神经纤维聚集成纤维束（fasciculus）。在周围神经系统中，神经纤维聚集成索状，称为神经 （nerves）。

（4）网状结构（reticular formation）：只存在于中枢神经系统内，由灰质和白质混杂而成，即神经纤维交织成网，灰质团块散在其中。

第二节　中枢神经系统

 预习任务

1. 一侧脊髓半横断可能损伤什么结构？可能出现哪些临床表现？
2. 简述内侧丘系、脊髓丘系的起止部位、交叉部位和功能。
3. 试述小脑的位置和主要功能。
4. 简述内囊的位置及内囊损伤的临床表现。

一、脊髓

（一）脊髓的位置和外形

脊髓（spinal cord）位于椎管内（图 10-3），上端在枕骨大孔处与延髓相连，在成人下端一般平第 1 腰椎的下缘，但存在个体差异，一般认为女性脊髓下端较男性略低，新生儿的脊髓下端与第 3 腰椎平齐。

脊髓为细长而前后略扁的圆柱状结构，长 40 ～ 45 cm。脊髓有两处膨大，位于上部的称为颈膨大，连有分布到上肢的神经；位于下部的称为腰骶膨大，连有分布到下肢的神经。人类的上肢较发达，颈膨大比腰骶膨大更明显。脊髓的近末端部分变细，呈圆锥状，称为脊髓圆锥（conus medullaris）。脊髓圆锥的下端续以无神经组织的细丝，其末端附于尾骨的背面（图 10-4），称为终丝（filum terminale）。

脊髓的表面有六条纵贯脊髓全长，彼此大致平行的沟、裂。位于脊髓前面正中的称为前正中裂，较深。位于脊髓后面正中的称为后正中沟，较浅。借上述两条沟、裂，可将脊髓分为左、右对称的两部分。前正中裂和后正中沟的两侧，各有一条浅沟，分别称为前外侧沟和后外侧沟。前、后外侧沟内分别连有脊神经的前根和后根。

（二）脊髓的节段与椎骨的对应关系

脊髓的两侧连有 31 对脊神经。每对脊神经所连的一段脊髓，称为一个脊髓节段。因此，脊髓也可分为 31 个节段，即 8 个颈段、12 个胸段、5 个腰段、5 个骶段和 1 个尾段（图 10-5）。

在胚胎早期，脊髓和脊柱长度基本相等，脊髓各节段与相应的椎骨大致平齐，所有的脊神经均大致呈水平方向行向相应的椎间孔。自胚胎 3 个月后，脊髓增长比脊柱迟缓，由于脊髓的上端与脑相连，位置固定，因此脊髓各节段与椎骨的关系发生变化，即脊髓各节段逐渐高于相应的椎骨。出生时脊髓下端与第 3 腰椎平齐，至成年脊髓下端仅达第 1 腰椎下缘，由于脊髓相对升高，致使腰、骶和尾神经根行至相应的椎间孔之前，在椎管和骶管内斜行向下一段距离，并在脊髓圆锥以下，围绕终丝形成马尾（图 10-4）。

按照脊髓和椎管的位置关系，以及性别和年龄因素等，临床腰椎穿刺多选择第 3 ～ 4 或第 4 ～ 5 腰椎棘突间隙进行。

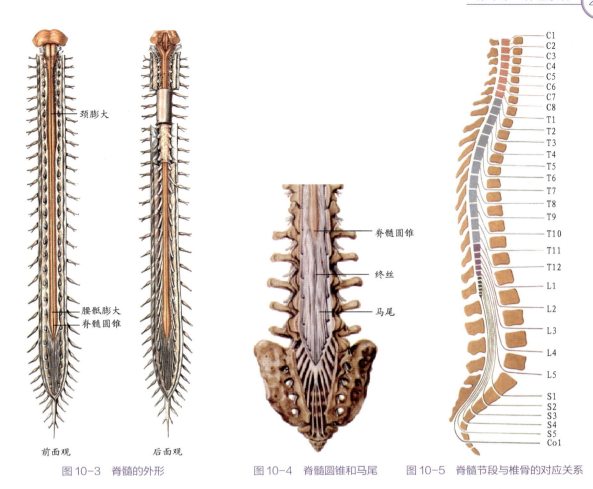

图 10-3 脊髓的外形　　　图 10-4 脊髓圆锥和马尾　　图 10-5 脊髓节段与椎骨的对应关系

（三）脊髓的内部结构

脊髓由灰质和白质构成。脊髓中央的纵行小管，称为中央管，上通第四脑室，下达脊髓圆锥，内含脑脊液。中央管周围是灰质，灰质的周围是白质（图 10-6）。

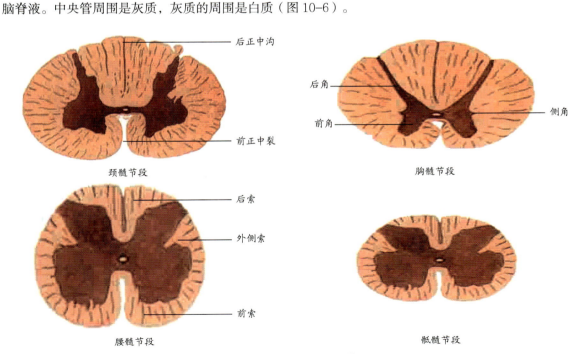

图 10-6 脊髓的横断面

1.灰质　在脊髓的横断面上，灰质呈蝶形，在脊髓的整体上，则呈蝶形柱状（图10-7）。每侧灰质向前扩大的部分，称为前角（柱），其内含有运动神经元，其轴突组成脊神经前根，构成脊神经的躯体运动纤维，直接支配骨骼肌运动。前角运动神经元主要有两种类型，即 α 神经元，是支配骨骼肌运动的主要神经元；γ 神经元，与维持骨骼肌张力和腱反射功能有关，故脊髓前角受损时，引起同侧骨骼肌运动障碍、张力低下、反射消失、肌萎缩等，临床上称为软瘫。

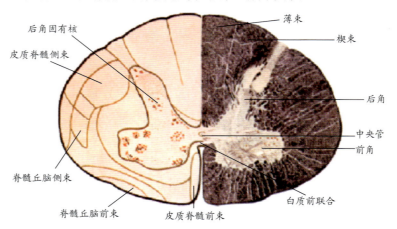

图10-7　脊髓的内部结构

灰质的后部狭长，称为后角（柱），内含联络神经元，其发出的树突与脊神经后根的纤维形成突触，其轴突有的进入白质，组成上行的纤维束入脑，将脊神经后根传入的感觉冲动继续传至脑的高级中枢，有的则在不同节段间起联络作用。

脊髓胸段和上腰段（即胸1～腰3节段）的前角与后角之间，灰质有突向外侧的侧角（柱）。其内含有交感神经元的胞体。它发出的轴突随脊神经的前根出椎管。脊髓的第2～4骶段，虽无侧角，但在前角的基底部，相当于胸段侧角的部位，含有副交感神经元，称为骶副交感核（sacral parasympathetic nucleus），它发出的轴突，也随脊神经前根出椎管。脊髓的前、后角之间有网状结构。

2.白质　每侧白质（图10-6、图10-7）均可借脊髓表面的沟、裂分为三个索：①后索：位于后正中沟和后外侧沟之间；②外侧索：位于后外侧沟和前外侧沟之间；③前索：位于前外侧沟和前正中裂之间。各索都由多个纤维束组成。上行纤维束起自脊神经节和脊髓的灰质，它将脊神经传入的感觉神经冲动继续上传入脑；下行纤维束起自脑的不同部位，下行终于脊髓的不同节段，将脑发出的冲动传至脊髓。上述两种纤维束多位于白质的周围部。此外，紧靠灰质的周边，还有较多的纤维束，称为固有束。它起于脊髓的不同节段，在脊髓内上升或下降几个节段后，终于脊髓。固有束主要在脊髓内不同节段间起联络作用，参与节间反射。

（1）上行（感觉）纤维束。

①薄束和楔束（fasciculus gracilis and fasciculus cuneatus）：位于后索内，传导躯干和四肢的意识性本体觉（深感觉即肌、腱、关节的位置觉、运动觉和振动觉）、精细触觉（两点辨别觉和纹理觉）的冲动。薄束位于后正中沟的两侧，传导来自下半身的冲动，故此束纵贯脊髓全长；楔束位于薄束外侧，传导来自上半身（头面部除外）的神经冲动，故只见于脊髓上部。

②脊髓丘脑束（spinothalamic tract）：位于脊髓外侧索的前部和前索中，分别形成脊髓丘脑侧束和脊髓丘脑前束。它们将来自躯干和四肢的痛觉、温度觉及触、压觉的冲动上传入脑。

（2）下行（运动）纤维束：主要有皮质脊髓侧束、红核脊髓束和前庭脊髓束等。

①皮质脊髓侧束（lateral corticospinal tract）：位于脊髓侧索内，将对侧大脑皮质的冲动，传至脊髓前角运动神经元，管理骨骼肌的随意运动。

②红核脊髓束（rubrospinal tract）：位于脊髓侧索，皮质脊髓侧束的前方，起于中脑的红核，止于脊髓前角运动神经元，调节肌群间的协调运动。

③前庭脊髓束（vestibulospinal tract）：位于前索的前缘，起于脑桥和延髓的前庭神经核，逐节止于脊髓前角运动神经元，与调节伸肌的紧张度、维持身体平衡有关。

此外还有皮质脊髓前束、网状脊髓束等。

（四）脊髓的功能

脊髓在结构和功能等方面都比较原始，它能在脑的控制下完成许多较复杂的功能。脊髓不但能完成非意识的简单反射，而且还具有传导功能。

1.反射功能　脊髓的各节段可单独或与邻近的节段构成反射中枢，其反射的结构基础是：脊神经的后根、脊髓的灰质、固有束和脊神经前根。临床常检查的浅、深反射，其中枢分别位于被检查部位的相应脊髓节段内。如腰部损伤，单就浅反射而言，可以引起下腹壁反射消失。脊髓还是牵张反射的中枢。

脊髓内含有交感神经元和副交感神经元。因此，脊髓内有内脏反射的低级中枢。如排尿、排便反射，发汗和性反射等。当脊髓受损时可引起排尿、排便、发汗及性功能障碍。

2.传导功能　脊髓内的上、下行纤维束是实现其传导功能的重要结构。脊髓通过上行的纤维束，将脊神经分布区的感觉冲动传至脑；通过下行的纤维束和脊神经，将脑发出的冲动传到效应器（脑神经分布区除外）。因此，脊髓是脑与躯干和四肢感受器、效应器发生联系的重要枢纽。

二、脑

脑位于颅腔内，可分为端脑、间脑、小脑和脑干四部分（图10-8）。

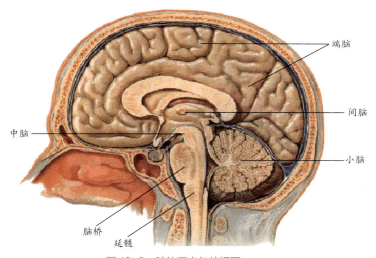

图 10-8　脑的正中矢状切面

脑的整体观

（一）脑干

上接间脑，下续脊髓，背侧与小脑相连。脑干自上而下分为中脑、脑桥和延髓三部分。延髓、脑桥和小脑之间的室腔，称为第四脑室，中脑内的管腔称中脑水管。

1.脑干的外形

（1）腹侧面。延髓（medulla oblongata）的上部膨大，下部缩细，表面有与脊髓相续的同名沟、裂。延髓上部前正中裂的两侧各有一纵行隆起，称为锥体（pyramid）。它由大脑皮质到脊髓的皮质脊髓束构成。自锥体的下端皮质脊髓束的大部纤维左、右交叉，构成锥体交叉，因此，前正中裂在延髓的下部不明显。锥体的外侧是前外侧沟（图10-9）。

脑干的外形

脑干

脑桥（pons）的下缘借延髓脑桥沟与延髓分界，上缘与中脑相连。脑桥的腹侧面膨隆，向两侧逐渐细窄，并与背侧的小脑相连。脑桥膨隆部的正中有一条纵行的浅沟，称为基底沟。

中脑（midbrain）的腹侧面有一对柱状结构，称为大脑脚（cerebral peduncle）。两脚之间的凹窝，称为脚间窝（interpeduncular fossa）。

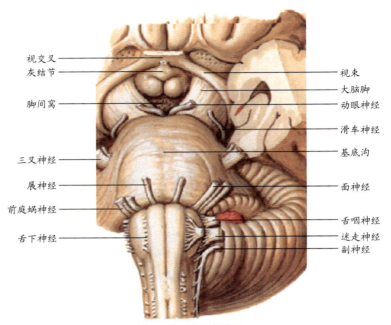

图 10-9　脑干腹侧面

（2）背侧面。延髓下部后正中沟的两侧各有两个纵行的隆起，内侧的称为薄束结节（gracile tubercle），外侧的称为楔束结节（cuneate tubercle）。楔束结节的外侧是后外侧沟。延髓上部和脑桥共同形成的菱形凹窝，称菱形窝。

中脑的背侧面有上、下两对隆起，上方的一对称为上丘（superior colliculus），下方的一对称为下丘（inferior colliculus）。上丘与视觉反射有关，下丘与听觉反射有关（图 10-10）。

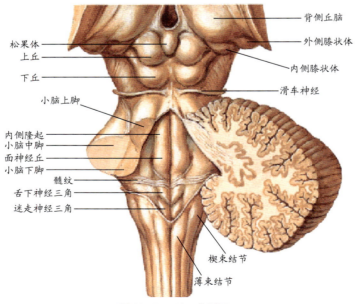

图 10-10　脑干背侧面

人的脑神经共有12对,除嗅神经和视神经分别连于端脑和间脑外,其余10对脑神经均与脑干相连。

①与延髓相连的脑神经。经后外侧沟与延髓相连者自上而下依次是舌咽神经、迷走神经和副神经。舌下神经则由前外侧沟穿出。

②与脑桥相连的神经。经延髓脑桥沟与脑桥相连者由内侧向外侧依次是展神经、面神经和前庭蜗神经。三叉神经连于脑桥腹侧面开始变细处。

③与中脑相连的脑神经。动眼神经由脚间窝穿出,滑车神经自下丘的下方出中脑。

2.脑干的内部结构 脑干也由灰质、白质和网状结构构成。但其配布形式与脊髓不同,脑干的灰质主要位于背侧部,且分散成许多团块,称为神经核;白质多位于腹侧部和外侧部,由功能不同的纤维束构成;在神经核和纤维束之间是网状结构。

(1)灰质:脑干的神经核大致可分为两类,即与脑神经相连的脑神经核,与纤维束有联系的中间核或非脑神经核。

脑神经核又可分为与运动有关的脑神经运动核和与感觉有关的脑神经感觉核(图10-11)。脑神经核的名称和位置多与其相连的脑神经的名称和连脑部位大致相对应,即延髓内含有与舌咽神经、迷走神经、副神经及舌下神经有关的脑神经核;脑桥内含有与展神经、面神经、前庭蜗神经及三叉神经有关的脑神经核;中脑内则含有与动眼神经和滑车神经有关的脑神经核。

脑干内与传导束有联系的主要中间核有:延髓中的薄束核和楔束核,分别位于薄束结节和楔束结节的深面,与本体感觉和精细触觉冲动的传导有关;中脑内的黑质和红核,与调节骨骼肌的张力有关。

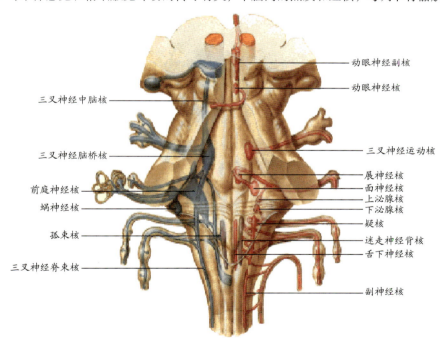

三叉神经中脑核
三叉神经脑桥核
前庭神经核
蜗神经核
孤束核
三叉神经脊束核

动眼神经副核
动眼神经核
三叉神经运动核
展神经核
面神经核
上泌腺核
下泌腺核
疑核
迷走神经背核
舌下神经核
副神经核

图 10-11 脑神经核投影(背面观)

(2)白质:主要由纤维束构成,包括上行和下行传导束。

①内侧丘系(medial lemniscus):上行传导束,由薄束核和楔束核发出的传导本体感觉和精细触觉的传入纤维,呈弓形绕过中央管的腹侧,左右交叉称内侧丘系交叉,交叉后组成内侧丘系继续向上,终于背侧丘脑的腹后外侧核。

②脊髓丘系(apinal lemniscus):上行传导束,传导对侧躯干和四肢的痛、温、触觉的脊髓丘脑束进入脑干后,形成脊髓丘系,行于延髓的外侧,内侧丘系的背外侧,向上终于背侧丘脑的腹后外侧核。

③三叉丘系:由三叉神经感觉核发出的传入纤维交叉至对侧,组成三叉丘系,行于内侧丘系的背

外侧上行，终于背侧丘脑的腹后内侧核。

④锥体束（pyramidal tract）：下行纤维束，由大脑发出的控制骨骼肌随意运动的下行纤维束经内囊后肢和膝、中脑大脑脚底，进入脑桥基底部下行入延髓锥体。锥体束分为皮质核束和皮质脊髓束。皮质核束（corticonuclear tract）向下止于脑神经运动核。皮质脊髓束（corticospinal tract）在延髓形成锥体，大部分纤维在锥体下端左右交叉，形成锥体交叉，80% 纤维交叉后下行在脊髓外侧索，称为皮质脊髓侧束；其余 20% 纤维不交叉，下行于脊髓前索内，称为皮质脊髓前束。

（3）网状结构：位于脑干的中央部，与中枢神经系统的各部都有广泛的联系。它是上行非特异性投射系统的结构基础。

3.脑干的功能

（1）传导功能：脑干内的纤维束和中间核等是大脑皮质与脊髓、小脑联系的结构基础和神经冲动传导的通路。

（2）反射功能：脑干内有多个反射的低级中枢；中脑内有瞳孔对光反射中枢；脑桥内有角膜反射中枢；延髓内有咽反射中枢。临床常借检查上述反射，了解病情，辅助诊断，延髓内还有呼吸运动和心血管运动中枢，这两个中枢又称为"生命中枢"，一旦受到损害，可危及生命。

（3）网状结构的功能：有参与对躯体运动的调节，维持大脑皮质觉醒等功能。

（二）小脑

1.小脑的位置和外形　小脑（cerebellum）位于颅后窝内，在脑桥和延髓的后上方。小脑两侧膨大，称为小脑半球；中间部缩细，连两侧小脑半球，称为小脑蚓（图 10-12）。根据小脑进化的先后，小脑可分为原小脑、旧小脑和新小脑三部。原小脑即绒球小结叶，位于小脑下面的前份，体积最小；旧小脑位于上面的前份；新小脑是原小脑、旧小脑以外的部分。小脑半球的下面，靠近小脑蚓的两侧，有一对隆起，称为小脑扁桃体（图 10-12）。小脑扁桃体靠近枕骨大孔，当颅内压突然增高时，可被挤压嵌入枕骨大孔，压迫延髓，危及生命，临床上称为小脑扁桃体疝或枕骨大孔疝。

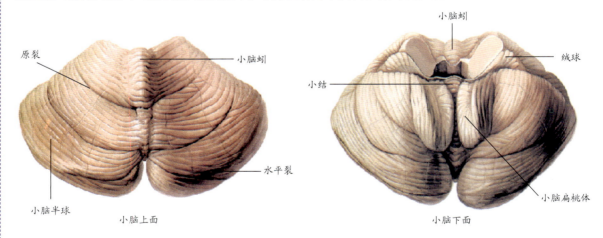

图 10-12　小脑外形

2.小脑的内部结构　小脑的内部结构与脊髓和脑干不同。小脑的表层是灰质，称为小脑皮质；深部为白质，称为髓质。髓质内又含有数对灰质团块，总称小脑核，最大的是齿状核（图 10-13）。

小脑的主要功能是维持躯体平衡，调节肌张力，协调随意运动。

3.第四脑室　位于延髓、脑桥和小脑之间的室腔，形如四棱锥形。底即菱形窝，顶朝向小脑。第四脑室向下与脊髓中央管相通，向上经中脑水管与第三脑室相通，并借一个正中孔和两个侧孔与蛛网膜下隙相通。

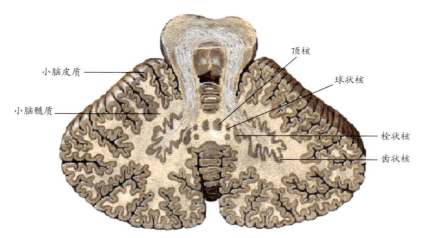

图 10-13　小脑核

小脑皮质

小脑髓质

顶核

球状核

栓状核

齿状核

（三）间脑

间脑（diencephalon）位于中脑的前上方，大部分被大脑半球所掩盖。其主要组成部分是背侧丘脑和下丘脑等。间脑的室腔称为第三脑室。它借室间孔通侧脑室，经中脑水管与第四腔室相通。

1.背侧丘脑（dorsal thalamus）　又称丘脑。位居间脑的背侧份，是一对卵圆形的灰质块（图 10-14）。背侧丘脑的腹后外侧份，称腹后外侧核。背侧丘脑的腹后内侧份，称腹后内侧核。全身各部的躯体感觉冲动，都需经腹后外、内侧核中继后，才能传至大脑皮质。

背侧丘脑后下方的两侧各有一对隆起，位于内侧的称内侧膝状体，与听觉冲动传导有关；位于外侧的称外侧膝状体，与视觉冲动传导有关。

2.下丘脑　位于背侧丘脑的前下方。它由前向后包括视交叉、漏斗及其末端相连的垂体和漏斗后方的一对乳头体。视交叉前连视神经，向后延为视束。

下丘脑的内部结构比较复杂，含有多个核群（图 10-15），其中重要的有视上核，位于视交叉的上方；室旁核位于第三脑室的侧壁。视上核和室旁核均能分泌催产素和加压素，经各自神经元的轴突，穿经漏斗直接输送至垂体，由垂体释放进入血液。

下丘脑的功能比较复杂，它不仅在内脏活动和激素分泌活动中起重要作用，而且对体温调节、摄食、水电解质平衡和情绪改变等也有重要作用。

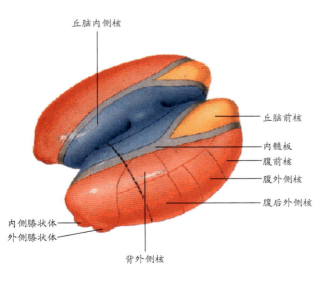

丘脑内侧核

丘脑前核

内髓板

腹前核

腹外侧核

腹后外侧核

内侧膝状体

外侧膝状体

背外侧核

图 10-14　背侧丘脑

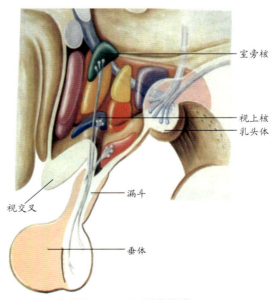

室旁核

视上核

乳头体

漏斗

视交叉

垂体

图 10-15　下丘脑的核群

（四）端脑

端脑（telencephalon）主要由左、右两侧大脑半球（cerebral hemisphere）组成。人类的大脑半球高度发达，笼罩在间脑、中脑和小脑的上面。两侧大脑半球之间的深裂，称为大脑纵裂，裂底为连接两侧大脑半球的白质板，称为胼胝体。两侧大脑半球后部与小脑之间的深裂，称为大脑横裂。

1. 大脑半球的外形　大脑半球的表面凹凸不平，凹进去的沟，总称大脑沟。沟之间的隆起称为大脑回。每侧大脑半球都可分为上外侧面、内侧面和下面，并借三条叶间沟分为五个叶。

（1）大脑半球的叶间沟和分叶。

三条叶间沟是：

①外侧沟（lateral sulcus）：大部分在大脑半球的上外侧面，是一条自前下向后上行的深沟。

②中央沟（central sulcus）：在大脑半球的上外侧面，自半球上缘中点的稍后方向前下斜行，几乎到达外侧沟。

③顶枕沟（parietooccipital sulcus）：位于半球内面的后部，自胼胝体后端的稍后方斜向后上，并略延至半球的上外侧面。

每侧大脑半球的五个叶是（图 10-16）：

①枕叶（occipital lobe）：位于顶枕沟的后方。

②颞叶（temporal lobe）：位于枕叶的前方，外侧沟的下方。

③顶叶（parietal lobe）：位于外侧沟的上方，顶枕沟和中央沟之间。

④额叶（frontal lobe）：位于外侧沟之上，中央沟的前方.

⑤岛叶（insula）隐于外侧沟的深面，略呈三角形。

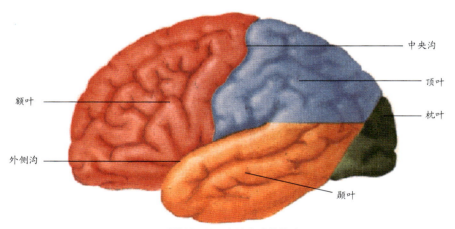

图 10-16　大脑半球的分叶

（2）大脑半球各面的重要沟、回。

上外侧面（图 10-17）：

①额叶：中央前沟位于中央沟的前方且大致与中央沟平行。两沟之间的脑回，称为中央前回。自中央前沟的中部，向前发出上、下两条大致与半球上缘平行的沟，分别称为额上沟和额下沟。额上沟和额下沟将额叶中央前回之前的部分分为上、中、下三部分，分别称为额上回、额中回和额下回。

②颞叶：上部有两条大致与外侧沟平行的颞上沟和颞下沟，两者之间的脑回称为颞上回、颞中回和颞下回。在颞上回的后部，外侧沟的下壁处，有数条斜行的短回，称为颞横回。

③顶叶：在中央沟的后方，有一条与它平行的中央后沟，两沟之间的大脑回称为中央后回，围绕颞上沟末端的大脑回称为角回。围绕外侧沟末端的大脑回称为缘上回。

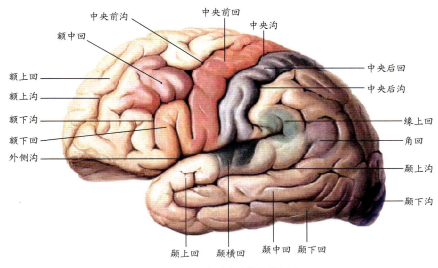

图 10-17　大脑半球的上外侧面

内侧面（图 10-18）：位于胼胝体背侧和头端的大脑回称为扣带回。扣带回中部的背侧，有中央前、后回在半球内侧面的延续部，合称为中央旁小叶，前面部分称为前部，后面部分称为后部。

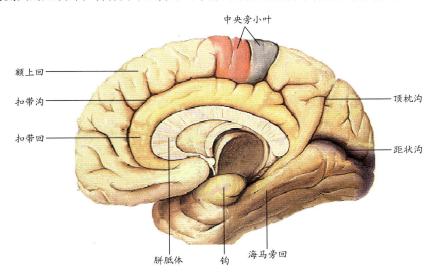

图 10-18　大脑半球的内侧面

自胼胝体后端的下方开始，有一弓形伸入枕叶的深沟，称为距状沟。距状沟的前下方，自枕叶向前伸入颞叶的沟，称为侧副沟。侧副沟前部上方的大脑回，称为海马旁回。海马旁回前端向后返曲的部分称为钩。

海马旁回、钩和扣带回等大脑回，因其位置处于大脑半球与间脑交界处边缘，故合称为边缘叶。边缘叶与杏仁体、下丘脑等及其有关的皮质下结构，在结构和功能上密切联系，共同构成边缘系统。边缘系统不仅与嗅觉有关，还主要与内脏活动、情绪活动和记忆等密切相关。

下面（图 10-19）：额叶的下方有一对椭圆形的嗅球，分居大脑纵裂的两侧。它的后端缩细，向后延为嗅束。嗅球和嗅束都与嗅觉冲动传导有关。

2. 大脑半球的内部结构　大脑半球的表层是灰质，称为大脑皮质。皮质的深部是白质，称为大脑髓质。在大脑半球的基底部，包埋于髓质的灰质团块，称为基底核。半球内的室腔，称为侧脑室。

脑的正中矢状切

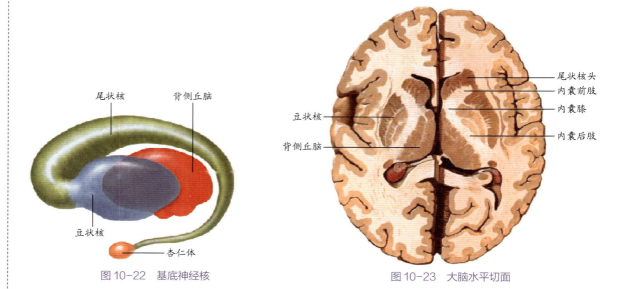

图 10-22 基底神经核

图 10-23 大脑水平切面

①内囊：位于背侧丘脑、尾状核和豆状核之间，由上行的感觉纤维束和下行的运动纤维束构成（图10-23、图10-24）。在端脑的水平切面上，内囊呈"＞＜"状，可分三部，即内囊前肢：位于尾状核前部的膨大和豆状核之间；内囊后肢：位于背侧丘脑和豆状核之间，其内含有皮质脊髓束和丘脑皮质束；内囊膝：内囊前、后肢相接的部分，含有皮质核束。

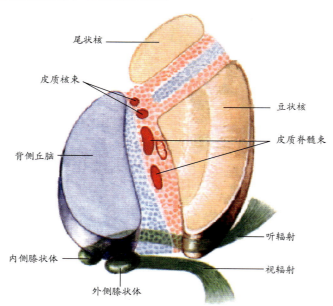

图 10-24 内囊结构模式图

内囊是投射纤维高度集中的区域，所以此处的病灶即使不大，亦可导致严重的后果。如果营养一侧内囊的小动脉破裂（俗称脑溢血）或栓塞时，内囊膝和后肢受损，导致对侧半身深、浅感觉障碍、对侧半身随意运动障碍、双眼对侧半视野偏盲，即临床所谓的"三偏综合征"。

②胼胝体：位于大脑纵裂的底，属连合纤维。在脑的正中矢状切面标本上，其前部呈钩状，后部粗厚，弯向后下。胼胝体的纤维广泛联系两侧大脑半球。

（4）侧脑室：位于大脑半球内，左、右各一，各借室间孔与第三脑室相通。

来自两眼视网膜鼻侧半的纤维交叉，而来自视网膜颞侧半的纤维不交叉。因此，在视束中，含有来自对侧眼球的鼻侧半视网膜的纤维（已交叉）和同侧眼球的颞侧半视网膜的纤维（不交叉）。

第三级神经元胞体在外侧膝状体内，其轴突组成视辐射，经过内囊后肢，终于距状沟上、下方大脑皮质的视觉中枢。

在视束中，尚有少数纤维终于上丘和顶盖前区。顶盖前区与瞳孔对光反射有关。上丘发出的纤维，参加顶盖脊髓束，与视觉反射有关。

视野，眼球固定向前平视，所看到的空间范围称为视野。中心视野，是黄斑部所感受的空间范围，一般所说的视野，是指周边视野。

2.瞳孔对光反射通路　以强光照射一侧眼时，引起双侧瞳孔缩小的反应，称为瞳孔对光反射。被光照侧眼的反应，称为直接对光反射。未被照侧眼的反应，称为间接对光反射。

对光反射通路由视网膜起始，经视神经，视交叉到视束，视束中的部分纤维再到顶盖前区，与该区的神经元相突触。顶盖前区为对光反射的中枢，一侧顶盖前区神经元的轴突与两侧动眼神经副核（E-W核）相突触，动眼神经副核的纤维（节前纤维），经动眼神经到睫状神经节，在此突触后，节后纤维进入眼球，支配瞳孔括约肌和睫状肌，调节瞳孔和晶状体的变化，因此光照一侧眼，两侧瞳孔缩小。对光反射通路如下：视网膜→视神经→视交叉→视束→顶盖前区→动眼神经副核→两侧动眼神经→睫状神经节→睫状短神经→瞳孔括约肌和睫状肌。

（四）听觉传导通路

听觉的传导通路，一般也由三级神经元组成（图10-29）。

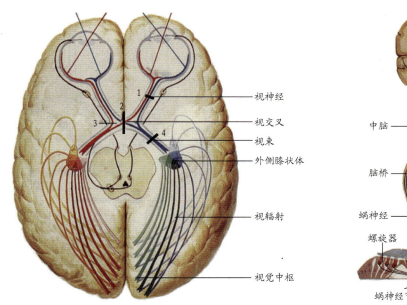
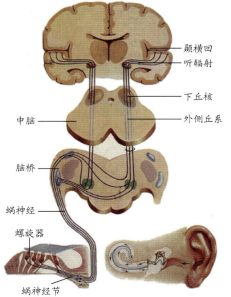

图10-28　视觉传导通路及对光反射通路　　　　图10-29　听觉传导通路

视觉传导通路和瞳孔对光反射通路

第一级神经元胞体在耳蜗螺旋神经节内，是双极细胞，周围突达内耳螺旋器（Corti 器），中枢突组成蜗神经，终于蜗神经前核和蜗神经后核。

第二级神经元胞体在蜗神经前核和蜗神经后核内，其纤维大部分在脑桥内交叉，组成斜方体，斜方体的纤维转折向上，移行为外侧丘系；小部分不交叉的纤维，也进入同侧的外侧丘系。外侧丘系的大部分纤维终于内侧膝状体，小部分纤维终于下丘。

第三级神经元，胞体在内侧膝状体内，其轴突组成听辐射，经内囊后肢至颞横回。

由于外侧丘系传递左、右两耳的听觉信号，所以一侧听觉中枢损伤时，不会引起明显的听觉障碍。

二、运动传导通路

运动传导通路包括锥体系和锥体外系两部分，其机能是管理骨骼肌的随意运动。

（一）锥体系

锥体束主要管理骨骼肌的随意运动，由上、下两级运动神经元组成。上运动神经元为大脑皮质的锥体细胞，胞体位于中央前回和中央旁小叶前部的皮质中。其轴突组成下行纤维束，因通过延髓的锥体，称为锥体束。其中，终于脑神经运动核的纤维，称为皮质核束；终于脊髓前角运动细胞的纤维，称为皮质脊髓束。下运动神经元为脑神经运动核和脊髓前角运动细胞，其轴突分别组成相应的脑神经和脊神经的运动纤维。

1.皮质核束　上运动神经元是中央前回下部的锥体细胞，其轴突组成皮质核束下行，经过内囊的膝部、中脑的大脑脚底、脑桥的基底部和延髓锥体。皮质核束的纤维在下降过程中，大部分纤维交叉，终于对侧的脑神经运动核；另一部分纤维不交叉，终于本侧脑神经运动核（图10-30）。受双侧皮质核束控制的脑神经核有动眼神经核、滑车神经核、展神经核、三叉神经运动核、面神经核的上半部、疑核和副神经核。只接受对侧皮质核束控制的两对脑神经运动核为面神经核下半部和舌下神经核。

如果一侧上运动神经元损伤，累及中央前回下部、内囊膝部、大脑脚底、脑桥基底等处，使一侧皮质核束损伤，则发生对侧睑裂以下的表情肌和对侧舌肌瘫痪。表现为对侧鼻唇沟消失，口角下垂，不能鼓腮；舌向前伸时，舌尖偏向病灶的对侧（健侧），但舌肌不萎缩。而眼外肌、额肌、咀嚼肌和咽喉肌因还接受健侧皮质脑干束控制，故不发生完全性瘫痪。所以把脑神经核以上的运动神经元损伤（如皮质核束等）引起的瘫痪，称为核上瘫。

下运动神经元，脑神经运动核及其轴突组成的神经根或神经损伤引起的肌肉瘫痪称为核下瘫。面神经核下瘫的特点是，患病侧的表情肌全部瘫痪，表现为该侧额纹消失、眼不能闭、口角下垂、鼻唇沟消失等。舌下神经核下瘫时，患侧舌肌瘫痪、伸舌时舌尖偏向患侧，核下瘫时间长久时，就会出现舌肌萎缩（图10-31）。

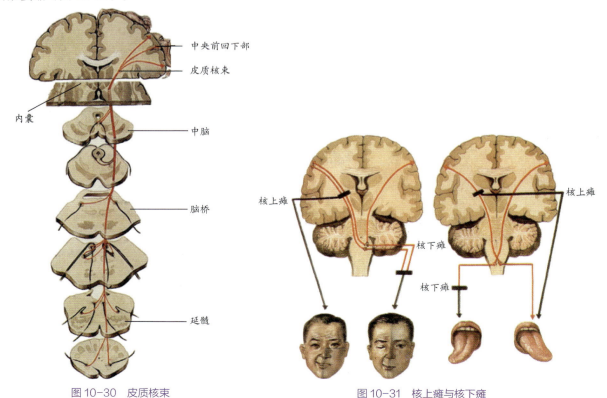

图10-30　皮质核束

图10-31　核上瘫与核下瘫

2.皮质脊髓束　中央前回的中、上部和中央旁小叶前部的锥体细胞的轴突,合成皮质脊髓束,下行经过内囊后肢的前2/3、大脑脚底中3/5、脑桥的基底部和延髓的锥体。在延髓锥体下端,80%左右的纤维,经锥体交叉越过中线,到达脊髓对侧的外侧索,下行称为皮质脊髓侧束;另外有一小部分在延髓不交叉的纤维在脊髓同侧前索内下降,称为皮质脊髓前束(图10-32)。此两束在下行过程中逐节支配脊髓的前角运动细胞。皮质脊髓前束的纤维,逐节越过脊髓白质前连合,交叉到对侧,终于对侧前角运动细胞,也有部分纤维不交叉支配同侧前角运动细胞;皮质脊髓侧束支配同侧前角运动细胞。一般认为皮质脊髓前束,只下降到上部胸髓,支配躯干肌。

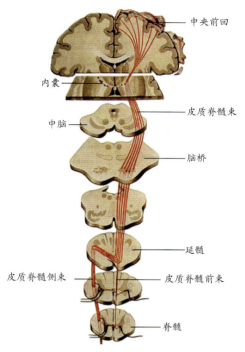

图10-32　皮质脊髓束

通常称锥体细胞和皮质脊髓束为上运动神经元,即上单位;脊髓前角运动细胞为下运动神经元,即下单位。

脊髓前角的 α 运动神经元和 γ 运动神经元的轴突,组成运动纤维,随脊神经到达效应器,支配骨骼肌的随意运动。

锥体系任何部位的损伤,都可引起其支配区肌肉的随意运动障碍,发生瘫痪。在正常反射活动中,上运动神经元对下运动神经元的活动有一定的抑制作用。上运动神经元和下运动神经元损伤时,其临床表现是不同的。上运动神经元损伤时,下运动神经元便失去大脑皮质的控制,则低级反射亢进。相反,下运动神经元损伤时,由于低级反射弧被破坏,肌肉失去下运动神经元的控制,一切反射都消失。

(二)锥体外系

除锥体系以外的下行传导通路,统属于锥体外系。在种系发生上,锥体系比较古老,鱼类即已出现,鸟类的一切运动均由锥体外系管理。对于哺乳类,由于大脑皮质和锥体系的高度分化,锥体外系的活动则从属于锥体系。

锥体外系的下行传导束有皮质—纹状体系、皮质—脑桥—小脑系、红核脊髓束、顶盖脊髓束、前庭脊髓束、网状脊髓束、内侧纵束和橄榄脊髓束等。这些束的纤维与脑神经运动核和脊髓前角运动细胞相突触。

锥体外系的主要机能:①调节肌肉的张力;②协调肌肉的活动;③维持和调整姿势、体态,进行规律性和习惯的运动,如手势和走路时的双臂摆动等;④进行粗大的随意活动。

总之,大脑皮质对躯体运动的管理是通过锥体系和锥体外系两类传导通路实现的,二者在机能上互相协调、相互依从,共同完成各种复杂的随意运动。

三、视觉传导通路受损分析

单侧视神经损伤时,患侧眼全盲;视交叉中部的交叉纤维损伤(如垂体肿瘤压迫),可致双眼颞侧视野偏盲;视交叉外侧部损伤时(不交叉纤维损伤),引起患侧眼鼻侧视野偏盲;一侧视束、外侧膝状体、视辐射或视中枢损伤时,可出现双眼对侧视野同向性偏盲,分别对应图10-28中的1、2、3、4。

第四节 脑、脊髓的被膜、血管和脑脊液循环

✒ 预习任务

1. 硬脑膜形成的特殊结构有哪些？
2. 描述脑脊液产生的部位和循环途径。
3. 试述大脑动脉环的组成、位置及意义。
4. 大脑中动脉被阻塞后可导致哪些地方供血不足？

一、脑和脊髓的被膜

脑和脊髓的表面由外向内依次包有硬膜、蛛网膜和软膜三层膜。它们对脑和脊髓有支持、保护和营养作用。

（一）脊髓的被膜

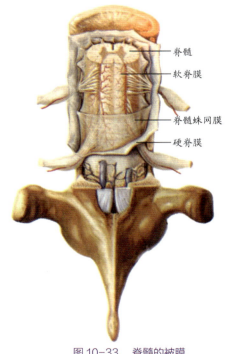

图 10-33 脊髓的被膜

脊髓的被膜

1.硬脊膜（spinal dura mater）（图 10-33） 厚而坚韧，包被在脊髓和脊神经根外面。上端附着在枕骨大孔边缘，下端达第 2 骶椎水平，包裹脊髓和马尾，并在椎间孔外侧延续为脊神经外膜。硬脊膜与椎管内壁骨膜之间有狭窄腔隙，称为硬膜外隙（epidural space），内含静脉丛、淋巴管、疏松结缔组织，有脊神经根通过，腔内略呈负压，临床上行硬膜外麻醉，就是将麻药注入此腔，以阻滞脊神经的传导。

2.脊髓蛛网膜（spinal arachnoid mater） 紧贴硬脊膜内，为一层薄而透明的结缔组织膜。上端与脑蛛网膜延续，下端达第 2 骶椎水平,蛛网膜向内发出结缔组织细丝（小梁），与软脊膜相连，形似蜘蛛网，因而得名。蛛网膜与软膜之间有较宽的腔隙，称为蛛网膜下隙（subarachnoid space），腔内充满脑脊液，形成脊髓、马尾外的液体垫，起保护作用。在脊髓圆锥至第 2 骶椎之间，蛛网膜下隙扩大，称为终池。脊髓的蛛网膜下隙与脑的蛛网膜下隙相通，临床上常在第 3、4 或第 4、5 腰椎间进行腰椎穿刺，穿刺针进入终池内，抽取脑脊液或注射药物进行临床诊断或治疗。

3.软脊膜（spinal pia mater） 紧贴脊髓表面并深入脊髓沟裂内,富含血管。在脊髓的两侧,脊神经前、后根之间，软脊膜形成两条齿状韧带，齿尖向外穿蛛网膜附着于硬脊膜上，有固定脊髓的作用。

（二）脑的被膜

1.硬脑膜（cerebral dura mater） 由颅骨内骨膜与硬膜二层合成（图 10-34、图 10-35）。二层中

含硬脑膜的血管和神经。硬脑膜与颅盖骨结合疏松，与颅底骨结合紧密。因而颅顶损伤致硬脑膜血管破裂时，易在颅骨与硬膜之间形成硬膜外血肿；颅底骨折时，硬膜与蛛网膜伴随骨折同时撕裂，造成脑脊液外漏。

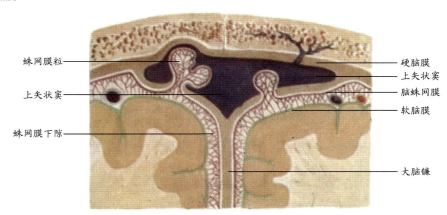

图 10-34 脑的被膜及硬膜静脉窦

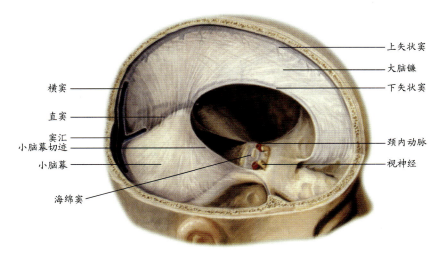

图 10-35 硬脑膜及硬脑膜窦

硬脑膜内层折叠成双层板状的幕隔，伸入脑间，对脑起承托和固定作用。主要有：

（1）大脑镰（cerebral falx）：呈镰刀形，前端附着在颅前窝鸡冠上，后连小脑幕，呈矢状位插入大脑纵裂内，下至胼胝体上方。

（2）小脑幕（tentorium of cerebellum）：位于大脑横裂中，呈新月形，后缘附于横窦沟，前外侧附着在颞骨岩部上缘，前缘游离呈凹形，称为小脑幕切迹，邻中脑。幕下有小脑，脑桥、延髓和第四脑室。当颅内压增高时，幕上大脑海马旁回和钩可被挤入小脑幕切迹下方，压迫中脑，形成小脑幕切迹疝，危及生命。

硬脑膜两层在某些部位分开，内衬内皮细胞，构成特殊的静脉管道，称为硬脑膜窦（sinus of dura mater），输送颅内静脉血。因窦壁无平滑肌，故损伤后，易造成严重出血。

（1）上矢状窦（superior sagittal sinus）：位于大脑镰上缘，从前向后导流血液至窦汇。

（2）下矢状窦（inferior sagittal sinus）：位于大脑镰下缘，较小，由前向后导流血液入直窦。

（3）直窦（straight sinus）：位于大脑镰与小脑幕结合处，向后与上矢状窦汇合在枕内隆突处，形成窦汇。

（4）横窦（transverse sinus）和乙状窦（sigmoid sinus）：横窦自窦汇向左、右延伸，在横窦沟中向外行至颞骨岩部后端转向下，续乙状窦，乙状窦沿乙状窦沟达颈静脉孔，出孔后移行为颈内静脉。

（5）海绵窦（cavernous sinus）：位于蝶鞍两侧，是硬脑膜二层间不规则腔隙，腔内有许多纤维小梁交织，故而得名。海绵窦交通广泛，前有眼静脉汇入，后借岩上窦汇入乙状窦，借岩下窦汇入颈内静脉，窦内有颈内动脉和展神经穿行，窦的外侧面有动眼神经、滑车神经、眼神经和上颌神经穿过。因而，面部感染引起海绵窦炎，累及窦内结构，产生复杂症状。

硬脑膜窦血流方向如下：

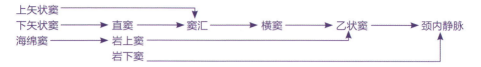

2.脑蛛网膜（cerebral arachnoid mater）　无血管和神经，薄而透明，包绕整个脑，但不深入脑沟。该膜与硬膜间有潜在性间隙，二者易于分离，与软膜之间借结缔组织相连，其间为蛛网膜下隙，内含脑脊液和较大血管。脑的蛛网膜下隙与脊髓蛛网膜下隙在枕骨大孔处相通。蛛网膜下隙在某些部位较宽大，形成蛛网膜下池。如小脑延髓池，第四脑室的脑脊液流入该池后再流入蛛网膜下隙。临床上可经枕骨大孔进针作小脑延髓池穿刺。在上矢状窦两侧，蛛网膜呈颗粒状突入窦内，称为蛛网膜粒（arachnoid granulations），脑脊液经此渗入硬脑膜窦。

3.软脑膜（cerebral pia mater）　紧贴脑实质，并随血管深入沟、裂及脑实质中，对脑起营养作用。在脑室附近、软脑膜、毛细血管和室管膜上皮共同突入脑室内形成产生脑脊液的主要结构——脉络丛。

二、脑和脊髓的血液供应

（一）脊髓的血管

1.动脉　脊髓的动脉来自椎动脉、肋间后动脉和腰动脉的分支（图10-36）。椎动脉进入颅腔后，发出脊髓前动脉和脊髓后动脉，沿脊髓表面下降。脊髓前、后动脉在下降的过程中，先后与来自肋间后动脉和腰动脉的分支吻合，并在脊髓表面形成血管网，由血管网发出分支营养脊髓。

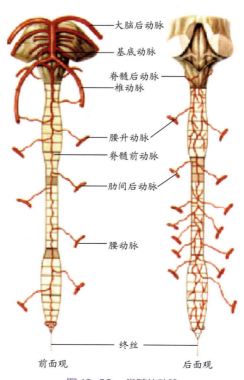

图10-36　脊髓的动脉

2.静脉　脊髓的静脉与动脉伴行，其中多数注入硬膜外隙的椎静脉丛。

（二）脑的血管

脑的功能复杂，代谢旺盛，血管丰富。

1.动脉　脑的动脉来自颈内动脉和椎动脉（图 10-37、图 10-38）。颈内动脉的分支供应大脑半球的前 2/3 和部分间脑；椎动脉供应大脑半球后 1/3、部分间脑、脑干和小脑。

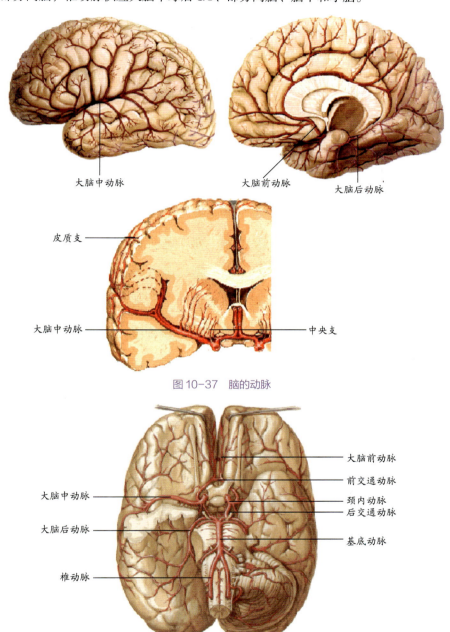

大脑中动脉　　大脑前动脉　　大脑后动脉

皮质支

大脑中动脉　　中央支

图 10-37　脑的动脉

大脑前动脉
前交通动脉
颈内动脉
后交通动脉
基底动脉

大脑中动脉
大脑后动脉
椎动脉

图 10-38　脑的动脉及大脑动脉环

（1）颈内动脉。经颈动脉管入颅腔，向前穿过海绵窦后，陆续发出分支，其中主要有眼动脉、大脑前动脉和大脑中动脉。大脑前动脉后行于胼胝体背侧，主要供应顶枕沟以前的大脑半球内侧面和上外侧面的上部及部分间脑，两侧大脑前动脉经前交通动脉吻合。大脑中动脉沿外侧沟向后上行走，布于大脑半球上外侧面的大部及岛叶、纹状体和内囊，大脑半球的血液 80% 来自此动脉，故这条动脉的主干或其分支阻塞，会严重影响大脑半球的血液供应。颈内动脉经后交通动脉与大脑后动脉吻合。

（2）椎动脉。左、右椎动脉入颅腔后，在延髓脑桥沟处，汇合成一条基底动脉。基底动脉沿脑桥的基底沟向前上至脑桥的上缘，分为两条大脑后动脉，分别布于大脑半球内侧面的后1/3和下面。椎动脉和基底动脉沿途发出分支，供应延髓、脑桥和小脑。

（3）大脑动脉环。大脑前动脉、前交通动脉、后交通动脉、颈内动脉和大脑后动脉，在大脑的基底面借交通支相互吻合成环，围绕在视交叉、漏斗和乳头体周围，称为大脑动脉环（图10-38）。此环在保证脑的血液的供应中，有一定作用。

大脑动脉环和大脑前、中、后动脉的分支有两类。

①皮质支：较短，布于大脑皮质和大脑髓质浅层。

②中央支：细长，发自大脑动脉环或自大脑前、中、后动脉的起始部发出，几乎以垂直方向进入脑实质，供应大脑髓质的深部、基底核、内囊和间脑等深部结构。当动脉硬化、血压过高时，供应内囊的中央支（主要来自大脑中动脉，又称豆纹动脉），易破裂出血，引起相应部位的脑组织损伤，产生严重的后果。

2. 静脉　大脑的静脉不与动脉伴行，可分深、浅两组，浅静脉收集大脑皮质及大脑髓质浅部的静脉血，注入邻近的静脉窦。深静脉收集大脑髓质深部、基底核、内囊、间脑及脑室脉络丛的静脉血，最后汇成一条大静脉，注入直窦。

三、脑脊液及其循环

脑脊液（cerebrospinal fluid）是无色透明的液体，充满脑室及蛛网膜下隙内。成人脑脊液的总量达100～120 mL。脑脊液主要由各脑室的脉络丛产生。侧脑室脉络丛产生的脑脊液，经室间孔流入第三脑室，并与第三脑室脉络丛产生的脑脊液一起经过中脑水管流向第四脑室，再汇合第四脑室脉络丛产生的脑脊液，经正中孔和两个侧孔流入蛛网膜下隙，最后经蛛网膜粒渗入上矢状窦（图10-39）。如脑脊液循环通路受阻，可引起颅内压升高甚至脑积水。脑脊液循环途径可简示如下：

侧脑室→室间孔→第三脑室→中脑水管→第四脑室→正中孔和两个侧孔→蛛网膜下隙→蛛网膜粒→上矢状窦。

大脑动脉环

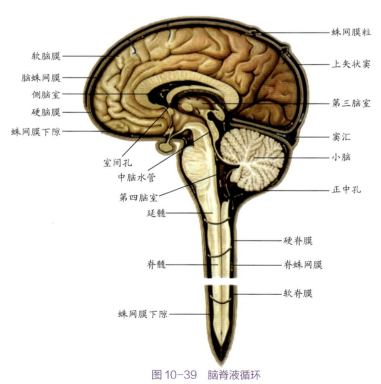

图 10-39　脑脊液循环

脑脊液对脑和脊髓具有营养、缓冲震动、分散压力的作用。此外脑脊液不断地循环，可带走脑和脊髓的代谢产物并调整颅内压等。临床常采集脑脊液，进行检查，以助某些疾病的诊断。

四、血脑屏障

中枢神经的神经元正常活动，需要有一个非常稳定的环境。这个环境内的轻度变化，如 pH 值、氧浓度、离子浓度等的改变，都能影响神经元的功能活动。而保证这种稳定性的实现，有赖于脑屏障的存在。20 世纪末有人将染料台盼蓝注入活体动物的静脉中，最后发现除脑和脊髓外，全身其他组织都被染成了蓝色。由此实验引导出了脑屏障的概念，即中枢神经毛细血管与神经元之间物质交换情况，有别于其他组织器官，有的物质不能从脑的毛细血管进入脑组织中，但同一物质却能自血流进入其他组织器官。近年来的研究认为脑屏障应包括三部分：血－脑屏障（BBB）、血－脑脊液屏障（BLB）和脑脊液－脑屏障（LBB）。

（一）血－脑屏障

血－脑屏障（blood-brain barrier，BBB）位于血液与脑、脊髓的神经细胞之间，其结构基础是：①脑、脊髓内连续的毛细血管内皮细胞；②毛细血管基膜；③毛细血管基膜外星形胶质细胞终足形成的胶质膜。

（二）血－脑脊液屏障

血－脑脊液屏障（blood-CSF barrier）位于脑室脉络丛的血液与脑脊液之间，其结构基础是脉络丛的上皮细胞之间有闭锁小带（紧密连接）相连。

（三）脑脊液－脑屏障

脑脊液－脑屏障（CSF-brain barrier）位于脑室和蛛网膜下隙的脑脊液与脑、脊髓的神经细胞之间，其结构基础是室管膜上皮、软脑膜和软膜下胶质膜。但此屏障中室管膜上皮细胞间主要为缝隙连接，不能有效地限制大分子通过，软脑膜的屏障作用也很低。因此，脑屏障的化学成分与脑组织细胞外液的成分基本相同。

第五节　周围神经系统

预习任务

1. 简述手部皮肤的神经分布。
2. 试述肱骨骨折可能会损伤哪些神经，分别会出现哪些临床表现。
3. 简述胸神经在胸腹部皮肤的分布规律。
4. 简述坐骨神经的起始、走行、分布及损伤后表现。

一、脊神经

（一）脊神经的组成及分支

脊神经（spinal nerves）共31对，其中颈神经8对，胸神经12对，腰神经5对，骶神经5对，尾神经1对。每条脊神经都含有躯体感觉纤维和躯体运动纤维。躯体感觉纤维来自脊神经节的神经元，躯体运动纤维来自脊髓灰质前角运动神经元，因此，每条脊神经都是混合神经（图10-40）。第1颈神经自第1颈椎的上方出椎管；第2～7颈神经分别从同序数的颈椎的上方出椎管；第8颈神经自第7颈椎的下方出椎管；胸神经和腰神经均各自经同序数椎骨下方的椎间孔出椎管；第1～4骶神经由同序数的骶前、后孔穿出；第5骶神经和尾神经则经骶管裂孔出骶管。由此可见，椎间孔周围的病变，可影响脊神经，产生相应的感觉和运动功能障碍。

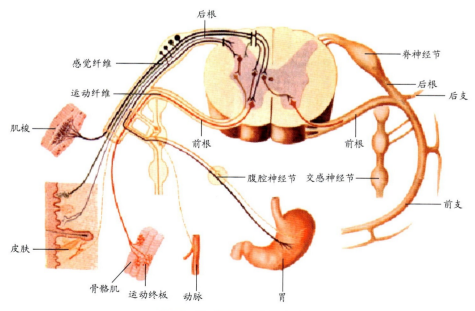

图10-40　脊神经的纤维成分

脊神经出椎间孔后，立即分为前、后两支。前支粗长，主要分布于躯干的前外侧壁、四肢的皮肤和骨骼肌；后支细小，主要分布于躯干背侧的深层肌和皮肤。

（二）脊神经前支及其形成的神经丛

脊神经前支，除第 2 ~ 11 胸神经的前支大部分外，其他脊神经的前支都分别交织成丛，由丛发出分支分布于各自的分布区。脊神经前支形成的神经丛左右对称，有颈丛、臂丛、腰丛和骶丛。

1. 颈丛

（1）组成和位置。颈丛（cervical plexus）由第 1 ~ 4 颈神经的前支构成，位于胸锁乳突肌的深面。

（2）分布范围。

①皮支：经胸锁乳突肌的后缘中点的附近，穿过深筋膜浅出，呈放射状分布于颈前外侧部、肩部、头后外侧部及耳廓等处的皮肤（图 10-41）。因此，临床做颈部表浅手术时，常在此处作局部阻滞麻醉。

②深支：颈丛的深支主要支配颈深部肌、舌骨下肌群及膈等。

（3）主要分支。颈丛最重要分支是膈神经。膈神经是混合神经，自颈丛发出后下行，经胸廓上口入胸腔，越过肺根的前方，沿心包外侧面下降入膈（图 10-42）。其运动纤维支配膈，感觉纤维主要布于胸膜、心包及膈下面中央部的腹膜。

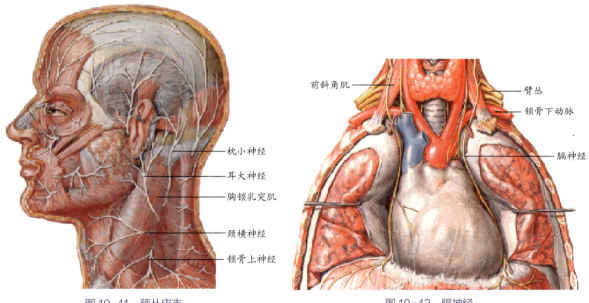

图 10-41　颈丛皮支　　　　　　　　　　　图 10-42　膈神经

2. 臂丛

（1）组成和位置。臂丛（brachial plexus）由第 5 ~ 8 颈神经的前支和第 1 胸神经前支的大部分纤维组成。臂丛经锁骨下动脉的后方进腋窝，围绕腋动脉排列（图 10-43）。

（2）分布范围。臂丛的分支主要分布于胸、背部的浅层肌、上肢肌和皮肤。

（3）主要分支。

①肌皮神经（musculocutaneous nerve）：其肌支支配臂肌前群，皮支前臂外侧皮神经分布于前臂桡侧半的皮肤（图 10-44）。

②正中神经（median nerve）：伴肱动脉下降至肘窝，向下行于前臂肌前群浅、深两层之间，经腕入手掌。正中神经发出的肌支支配除两块半肌（肱桡肌、尺侧腕屈肌、指深屈肌尺侧半）以外所有的前臂肌前群、手掌外侧肌群（拇收肌除外），以及中间群的小部分（第 1、2 蚓状肌）；皮支布于手掌外侧部和桡侧三个半指掌面的皮肤（图 10-44、图 10-45）。

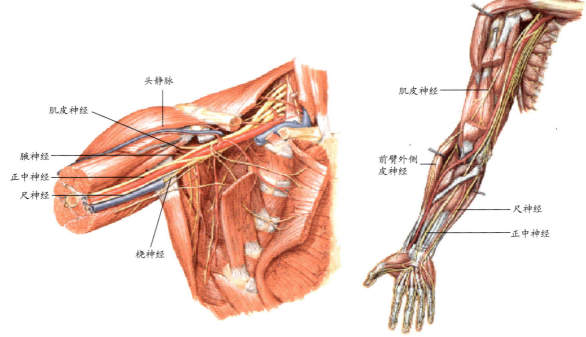

图 10-43　臂丛的组成　　　　　　　　图 10-44　肌皮神经、正中神经和尺神经

③尺神经（ulnar nerve）：初伴肱动脉下降，继向后下绕过肱骨内上髁后面转到前臂掌面，伴尺动脉下降，经腕入手掌，尺神经的肌支支配前臂肌前群尺侧一块半肌（见正中神经）、手掌肌内侧群和中间群的大部，以及使拇指内收的拇收肌。皮支在手掌布于尺侧一个半指及其相应的手掌皮肤，在手背布于尺侧两个半指及相应的手背皮肤（图 10-44、图 10-45）。

④桡神经（radial nerve）：上肢最粗大的神经，沿肱骨后面的桡神经沟行向下外，经前臂背侧深、浅两层伸肌之间下降。桡神经的肌支支配臂肌和前臂肌的后群，皮支布于臂和前臂背面、手背桡侧两个半指及其相应的手背皮肤。肱骨中段骨折容易同时损伤桡神经，而引起桡神经皮支分支区感觉障碍，主要表现为因前臂肌后群瘫痪而呈"垂腕"状态（图 10-45、图 10-46）。

⑤腋神经（axillary nerve）：沿肱骨外科颈行向后外，布于三角肌、肩关节及肩部的皮肤（图 10-46）。

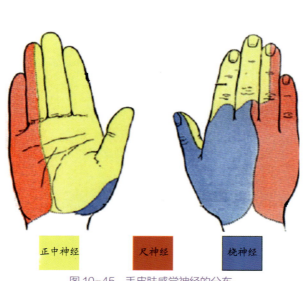

正中神经　　　尺神经　　　桡神经

图 10-45　手皮肤感觉神经的分布

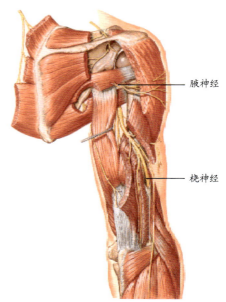

图 10-46　腋神经和桡神经

知识拓展

上肢骨折，神经损伤的表现

1. **肱骨下端骨折，正中神经损伤的表现**　①运动障碍：前臂不能旋前，屈腕力减弱，拇指、示指及中指不能屈，拇指不能做对掌运动；②感觉障碍：皮支分布区感觉障碍，尤以拇、示、中指远节最为明显；③肌肉萎缩：鱼际肌萎缩，手掌变平坦，称为"猿手"［图10-47（a）］。

2. **肱骨内上髁骨折，尺神经损伤的表现**　①运动障碍：屈腕力减弱，拇指不能内收，其他各指不能内收和外展，无名指与小指不能屈曲；②感觉障碍：尺神经分布区感觉迟钝，而小鱼际肌及小指感觉丧失；③肌肉萎缩：小鱼际平坦，由于骨间肌及蚓状肌萎缩，各掌指关节过伸，第4、5指间关节屈曲，表现为"爪形手"［图10-47（b）］。

3. **肱骨中段骨折，桡神经损伤的表现**　①运动障碍：不能伸腕和伸指，拇指不能外展；②感觉障碍：前臂背侧皮肤及手背桡侧半感觉迟钝，"虎口"区皮肤感觉丧失；③肌肉萎缩：出现"垂腕征"［图10-47（c）］。

4. **肱骨外科颈骨折，腋神经损伤的表现**　①运动障碍：肩关节外展幅度减小；②感觉障碍：三角肌区皮肤感觉障碍；③肌肉萎缩：三角肌萎缩，肩部失去圆隆的外形，肩峰突出，形成"方肩"［图10-47（d）］。

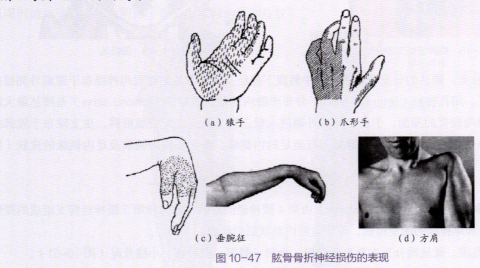

（a）猿手　　　　（b）爪形手

（c）垂腕征　　　　（d）方肩

图10-47　肱骨骨折神经损伤的表现

3.胸神经前支　胸神经前支除第1对和第12对的部分纤维，分别参加臂丛和腰丛外，其余均不成丛（图10-48）。上11对胸神经的前支各自行于相应的肋间隙内，称为肋间神经；第12对胸神经的前支，行于第12肋的下方，称为肋下神经。肋间神经伴肋间后血管，在肋间内、外肌之间，循肋沟向前走行，沿途发出分支布于肋间肌、胸前外侧壁的皮肤和胸膜。下5对肋间神经的远侧部和肋下神经，行经腹内斜肌和腹横肌之间向前下，最终入腹直肌鞘，并沿途发出分支布于腹前外侧壁各肌及相应的皮肤和壁腹膜。

胸神经前支，在胸、腹部皮肤的分布有明显的节段性。如第2胸神经的前支布于胸骨角平面；第4胸神经的前支布于乳头平面（男性）；第6、8、10胸神经的前支，则分别布于剑突、肋弓和脐平面；第12胸神经前支布于脐和耻骨联合上方连线中点的平面。因此，临床常以感觉障碍的平面，推断脊髓损伤的节段。

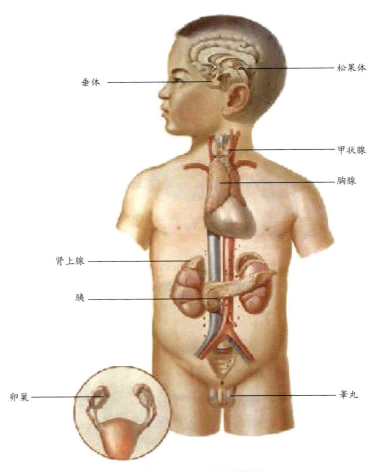

垂体

松果体

甲状腺

胸腺

肾上腺

胰

卵巢

睾丸

图 11-1　内分泌系统概况

内分泌系统组成
及内分泌腺的结构特点

　　内分泌腺的结构特点是：腺细胞通常排列成索状、团状或围成滤泡状，无导管，腺细胞周围毛细血管丰富。腺细胞合成和分泌的生物活性物质称为激素（hormone）。多数激素通过血液循环作用于远隔的特定器官、组织和细胞，少数激素通过弥散作用直接影响邻近的细胞，称此为旁分泌（paracrine）。激素所作用的器官、组织和细胞分别称为该激素的靶器官、靶组织、靶细胞。激素在血液内的含量虽小，但对机体的生长、发育、新陈代谢和生殖活动等起重要调节作用。内分泌腺的体积和质量都很小，最大的甲状腺不过几十克。内分泌腺有丰富的血液供应和神经分布，其结构和功能活动有显著的年龄变化。

　　内分泌系统是机体内重要的调节系统，激素与神经系统互相协调，共同完成生理功能的调节。

第一节　甲状腺

一、甲状腺的形态和位置

甲状腺（thyroid）呈"H"形，分为左、右两个侧叶，中间以峡部相连。侧叶贴于喉下部和气管上部的两侧，上达甲状软骨中部、下抵第6气管软骨环（图11-2）。峡部常位于第2～4气管软骨环之前。有时从峡部向上伸出一个长短不一的锥状叶，长者可达到舌骨。甲状腺表面有纤维囊包裹，囊外还有颈筋膜包绕。甲状腺借筋膜形成的韧带固定于喉软骨上，故吞咽时甲状腺可随喉上下移动。

甲状腺的微细结构

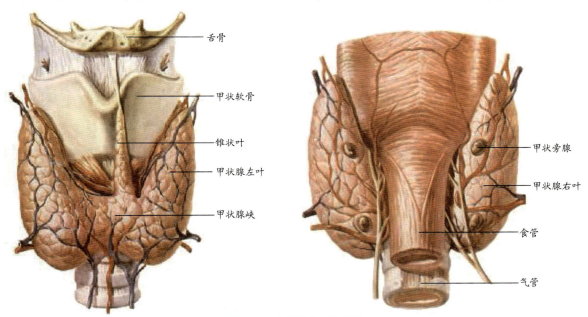

舌骨

甲状软骨

锥状叶

甲状腺左叶

甲状腺峡

甲状旁腺

甲状腺右叶

食管

气管

图 11-2　甲状腺和甲状旁腺

二、甲状腺的微细结构

甲状腺表面有薄层结缔组织被膜，被膜结缔组织深入腺实质，把实质分成许多不完整的小叶，每个小叶内含有20～40个滤泡（follicle）。滤泡呈球形或椭圆形，滤泡腔内充满胶质（colloid），被伊红染成红色，为碘化的甲状腺球蛋白。滤泡壁主要由单层的滤泡上皮细胞围成。滤泡间有少量结缔组织、丰富的毛细血管网和成群的滤泡旁细胞（图11-3）。

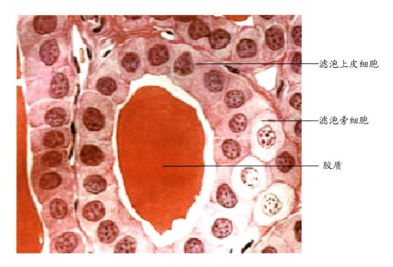

滤泡上皮细胞

滤泡旁细胞

胶质

图 11-3　甲状腺微细结构模式图

（一）滤泡上皮细胞

滤泡上皮细胞（follicular epithelial cell）是组成滤泡的主要细胞，一般为立方形，但可因其功能状态不同而有形态变化。功能活跃的滤泡上皮细胞增高，呈低柱状，滤泡腔内胶质较少；而功能不活跃的滤泡上皮细胞变矮，可呈扁平状，滤泡腔内胶质较多。电镜下，滤泡上皮细胞的游离面有少量微绒毛；胞质内有发达的粗面内质网，可见散在的线粒体、溶酶体和高尔基复合体，胞质顶部可见分泌颗粒和吞饮小泡；细胞基底面有质膜内褶。

滤泡上皮细胞可以合成、贮存和分泌甲状腺激素。滤泡上皮细胞从血液中摄取氨基酸和碘离子，氨基酸在粗面内质网内合成甲状腺球蛋白肽链，经高尔基复合体加工，分泌到滤泡腔。滤泡上皮摄取的碘在过氧化物酶的作用下活化后，进入滤泡腔，与甲状腺球蛋白结合成碘化的甲状腺球蛋白，构成胶状物的主要成分。

根据机体需要，在垂体分泌的促甲状腺素作用下，滤泡上皮细胞又以吞饮的方式将滤泡腔内的碘化甲状腺球蛋白重吸收到胞质内，溶酶体内的蛋白水解酶将其分解成四碘甲状腺原氨酸（T_4）和少量三碘甲状腺原氨酸（T_3），T_4 和 T_3 从滤泡上皮细胞基底部透过基膜释放入血（图 11-4）。

甲状腺素的主要功能是增进机体的新陈代谢，提高神经兴奋性，促进生长发育，尤其对婴幼儿的骨骼和中枢神经系统的发育影响很大。若婴幼儿时期甲状腺素分泌不足则发育迟缓、身材矮小、智力低下，形成呆小症。

（二）滤泡旁细胞

滤泡旁细胞（parafollicular cell）常成群分布于滤泡间的结缔组织内或单个散在于滤泡上皮细胞之间，细胞较大，在苏木精－伊红染色标本中胞质着色略淡，银染法可见胞质内有嗜银颗粒。该细胞以胞吐方式释放颗粒内的降钙素（calcitonin）。降钙素是一种多肽，可促进成骨细胞的活动，使骨盐沉积于类骨质，并抑制肾和胃肠道对钙的直接或间接吸收，从而使血钙降低。

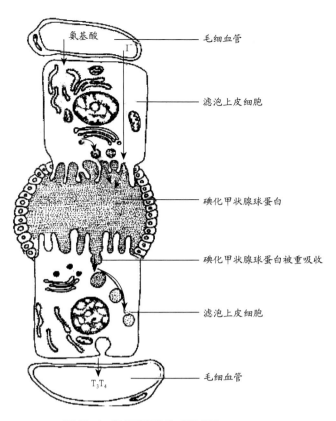

氨基酸

毛细血管

滤泡上皮细胞

碘化甲状腺球蛋白

碘化甲状腺球蛋白被重吸收

滤泡上皮细胞

T_3T_4

毛细血管

图 11-4 甲状腺素的生成模式图

🖱 知识拓展

1.CGRP 近年发现，甲状腺滤泡旁细胞还能合成和分泌降钙素基因相关肽（calcitonin gene related peptide，CGRP），是一种神经肽，参与机体多种调节机制，尤其是心血管系统，能使心肌收缩力增强，对小血管有强烈扩张作用。此外，滤泡旁细胞的分泌颗粒中还含有生长抑素。

2.甲状腺功能亢进症 甲状腺功能亢进症是指由各种原因导致的甲状腺功能增强，是一种临床上十分常见的内分泌疾病。甲状腺激素分泌过多或因甲状腺激素（T_3、T_4）在血液中水平增高所导致的机体神经系统、循环系统、消化系统、运动系统等多系统的一系列高代谢综合征以及高兴奋症状和眼部症状，可伴有甲状腺肿大。

第二节　甲状旁腺

 预习任务

说出甲状旁腺的位置、形态和分泌的激素。

一、甲状旁腺的形态和位置

甲状旁腺（parathyroid gland）呈扁椭圆形，棕黄色，形状大小似黄豆，一般有上、下两对（图11-2）。上一对多位于甲状腺侧叶后面的上、中1/3交界处，下一对常位于甲状腺下动脉附近。甲状旁腺多附于甲状腺侧叶后面的纤维囊上，有时也可埋于甲状腺组织内，而使手术时寻找困难。

二、甲状旁腺的微细结构

甲状旁腺表面包有薄层结缔组织被膜，实质的腺细胞排列成团或索状，细胞团、索之间有丰富的毛细血管和少量结缔组织。其腺细胞分主细胞和嗜酸性细胞两种（图11-5）。

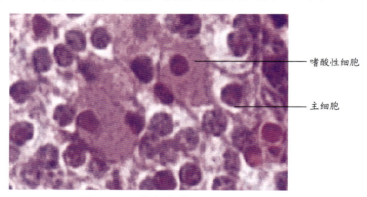

嗜酸性细胞

主细胞

图 11-5　甲状旁腺微细结构模式图

（一）主细胞

主细胞（chief cell）数量最多，呈圆形或多边形，体积较小，HE染色标本中胞质染色浅，核圆，位于细胞中央。电镜下可见粗面内质网、高尔基复合体和分泌颗粒，还有一些糖原和脂滴。主细胞合成和分泌甲状旁腺素（parathyroid hormone），甲状旁腺素主要作用于骨细胞和破骨细胞，使骨盐溶解，并能促进肠及肾小管吸收钙，从而使血钙升高。在甲状旁腺素和降钙素的共同调节下，维持机体血钙浓度的稳定。甲状腺手术时，应注意保留甲状旁腺。甲状旁腺分泌不足时，可引起血钙下降，出现手足抽搐，甚至死亡。

（二）嗜酸性细胞

嗜酸性细胞（oxyphil cell）7～10岁才出现，随着年龄增长而增多，单个或成群存在于主细胞之间，比主细胞大，呈多边形，核小而色深，胞质内充满嗜酸性颗粒。此细胞功能不明。实际上，甲状旁腺的基本细胞是主细胞，嗜酸性细胞是由主细胞演变而来的，其间还有多级的过渡型细胞。

第三节　肾上腺

预习任务

说出肾上腺的位置、形态和分泌的激素。

一、肾上腺的形态和位置

肾上腺（adrenal gland）是成对器官，呈黄色，位于肾的上方，与肾共同包在肾筋膜和脂肪囊内。左侧者近似半月形，右侧者呈三角形。

肾上腺表面包以结缔组织被膜，少量结缔组织伴随血管和神经伸入实质内。肾上腺实质由周围的皮质和中央的髓质两部分构成。肾上腺皮质来源于胚胎的中胚层，腺细胞具有类固醇激素分泌细胞的结构特点。肾上腺髓质来自外胚层，腺细胞具有含氮类激素分泌细胞的结构特点。

二、肾上腺的微细结构

（一）皮质

皮质占肾上腺体积的 80%～90%。根据皮质细胞的形态结构和排列等特征，由表及里可将肾上腺皮质分为三个带（图 11-6），即球状带、束状带和网状带。

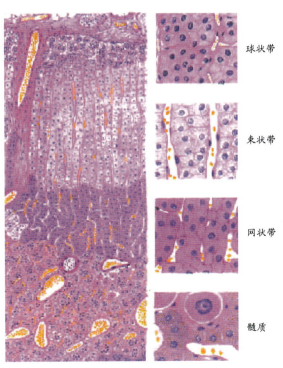

图 11-6　肾上腺微细结构

1. **球状带（zona glomerulosa）** 紧贴被膜下，较薄，约占皮质总体积的15%。细胞排列成球状团块，细胞团之间为窦样毛细血管和少量结缔组织。细胞较小，呈矮柱状或多边形，细胞核小，染色深，胞质少，弱嗜酸性，含少量细小脂滴。球状带细胞分泌盐皮质激素（mineralocorticoid），主要是醛固酮（aldosterone），能促进肾远曲小管和集合管重吸收 Na^+ 及排出 K^+，使血 Na^+ 浓度升高，K^+ 浓度降低，维持血容量于正常水平。

2. **束状带（zona fasiculata）** 位于球状带的深部，最厚，约占皮质总体积的78%。腺细胞排列成单行或双行的细胞索，索间为窦样毛细血管和少量结缔组织。细胞较大，呈多边形，胞核圆，着色浅，胞质内富含脂滴。在HE染色标本中，脂滴被溶解，故胞质呈泡沫状。束状带细胞分泌糖皮质激素（glucocorticoid），主要为皮质醇（cortisol），可促使蛋白质及脂肪分解并转变为糖，即糖异生，此外，还有抑制免疫应答及抗炎症等作用。束状带细胞受腺垂体分泌的促肾上腺皮质激素的调节。

3. **网状带（zona reticularis）** 位于皮质的最内层，紧靠髓质，占皮质总体积的7%。网状带细胞小，排列成索状，细胞索相互吻合成网，网眼中为窦样毛细血管和少量结缔组织。网状带细胞主要分泌雄激素、少量糖皮质激素和雌激素，也受促肾上腺皮质激素的调节。

（二）髓质

髓质位于肾上腺的中央，主要由排列成索或团状的嗜铬细胞（chromaffin cell）组成，其间为血窦和少量结缔组织。嗜铬细胞呈多边形，如用含铬盐的固定液固定标本，胞质内出现黄褐色的嗜铬颗粒。髓质内还有少量散在的交感神经节细胞。电镜下根据颗粒内含物的不同，嗜铬细胞分为两种：数量多的为肾上腺素细胞，分泌肾上腺素（adrenaline）；另一种为去甲肾上腺素细胞（noradrenaline），分泌去甲肾上腺素。肾上腺素和去甲肾上腺素均为儿茶酚胺类物质，它们的分泌受交感神经的调控，当交感神经节前纤维释放乙酰胆碱作用于髓质细胞时，引起激素的释放。肾上腺素的主要作用是提高心肌的兴奋性，使心率加快，心脏和骨骼肌血管扩张。去甲肾上腺素的主要作用是促进全身小血管收缩、升高血压，使心脏、脑和骨骼肌内的血流加速。

第四节 垂体

预习任务

1. 腺垂体分泌哪些激素?
2. 神经垂体释放哪些激素?

垂体（hypophysis）是不成对的器官，呈椭圆形，色灰红，位于蝶骨体上面的垂体窝内，上端借漏斗连于下丘脑。根据发生和结构特点，垂体可分为前方的腺垂体和后方的神经垂体两部分。腺垂体又分为远侧部、中间部和结节部；而神经垂体包括神经部和漏斗柄，漏斗柄上方连于下丘脑的正中隆起（图11-7）。

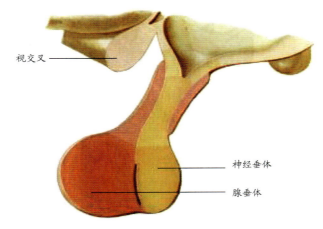

视交叉

神经垂体

腺垂体

图11-7 垂体矢状切面

一、腺垂体

（一）远侧部

远侧部（pars distalis）是构成腺垂体的主要部分，约占垂体的75%。腺细胞排列成团索状，少数围成小滤泡，细胞间有丰富的窦状毛细血管和少量结缔组织。HE染色标本中，腺细胞可分为两大类：嗜色细胞（chromophil cell）和嫌色细胞（chromophobe cell）。嗜色细胞又分为嗜酸性细胞和嗜碱性细胞两种（图11-8）。

1. 嗜酸性细胞 数量较多，约占远侧部腺细胞总数的40%，细胞呈圆形或椭圆形，胞体较大，直径14～19 μm，胞质内含许多粗大的嗜酸性颗粒。根据所分泌的激素不同，嗜酸性细胞又分生长激素细胞和催乳激素细胞。

（1）生长激素细胞（somatotroph）：数量较多，能合成和释放生长激素（growth hormone，GH），此激素能促进体内多种代谢过程，尤其是促进骨骼的生长。幼年时期，该激素分泌不足，可导致生长激素缺乏性侏儒症，分泌过多会引起巨人症；成人时期，该激素分泌过多则发生肢端肥大症。

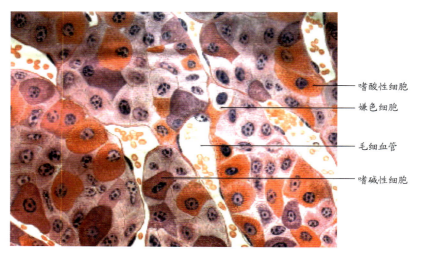

图 11-8　腺体远侧部组织结构图

（2）催乳激素细胞（mammotroph）：数量较少，妊娠和哺乳期妇女含有大量催乳激素细胞，而非妊娠和非哺乳期的妇女，此细胞数量少，男性更少。催乳激素细胞分泌催乳激素（prolactin），促进乳腺发育和乳汁分泌。

2.嗜碱性细胞　数量少，约占远侧部腺细胞总数的10%。细胞大小不等，直径 15～25 μm，呈椭圆形或多边形，胞质内含有嗜碱性颗粒。按所分泌激素的不同，嗜碱性细胞又可分为促甲状腺激素细胞、促性腺激素细胞和促肾上腺皮质激素细胞三种。

（1）促甲状腺激素细胞（thyrotroph）：呈多角形，分泌促甲状腺激素（thyroid stimulating hormone，TSH），能促进甲状腺滤泡的增生及甲状腺素的合成和释放。

（2）促性腺激素细胞（gonadotroph）：数量较多，细胞较大，分泌卵泡刺激素（follicule stimulating hormone，FSH）和黄体生成素（luteinizing hormone，LH）。两种激素可共存于同一细胞。在女性卵泡刺激素可促进卵泡发育，在男性则刺激生精小管的支持细胞合成雄激素结合蛋白，促进精子的发生。黄体生成素在女性是在卵泡刺激素作用的基础上，促进排卵和黄体的形成及分泌，在男性则刺激睾丸间质细胞分泌雄激素，故又称间质细胞刺激素（interstitial cell stimulating hormone，ICSH）。近年来，国内外学者应用过氧化物酶标记抗体法及电镜免疫细胞化学法研究，认为卵泡刺激素及黄体生成素可能由一种细胞产生。

（3）促肾上腺皮质激素细胞（corticotroph）：细胞形态不规则，有突起。此细胞分泌促肾上腺皮质激素（adrenocorticotropic hormone，ACTH）和促脂素（lipotrophin hormone，LPH）。前者主要促进肾上腺皮质束状带分泌糖皮质激素，后者作用于脂肪细胞，使其分解产生脂肪酸。

3.嫌色细胞　数量多，约占远侧部腺细胞总数的50%，多数细胞体积小，呈圆形或多角形，胞质少，着色浅，细胞界限不清。嫌色细胞可能是嗜色细胞的初期阶段，或是脱颗粒的嗜色细胞，也可能是未分化的细胞，具有分化为其他腺细胞的能力。

（二）中间部

中间部位于远侧部和神经部之间的狭小区域。有少量嗜碱性细胞和嫌色细胞，细胞排列成滤泡状，滤泡腔内含有胶质。中间部的功能尚不清楚。

（三）结节部

结节部包围在神经垂体漏斗的表面，漏斗前面的部分稍厚，后面薄或缺如。结节部内可见嫌色细胞及少量的嗜酸性细胞和嗜碱性细胞，这些细胞的功能尚不清楚。

二、神经垂体

神经垂体（neurohypophysis）主要由无髓神经纤维和神经胶质细胞（垂体细胞）组成，并含有丰富的窦样毛细血管和少量网状纤维。下丘脑的视上核和室旁核内的神经内分泌细胞，其轴突经神经垂体的漏斗终于神经部，构成该部的无髓神经纤维。神经内分泌细胞合成的分泌颗粒，沿轴突运输到神经部，常在轴突内聚集成串珠样膨大，在苏木精－伊红染色标本上，显示出大、小不等的嗜酸性团块，称为赫令体（Herring body）。神经胶质细胞又称垂体细胞，对神经纤维有支持和营养作用（图 11-9）。

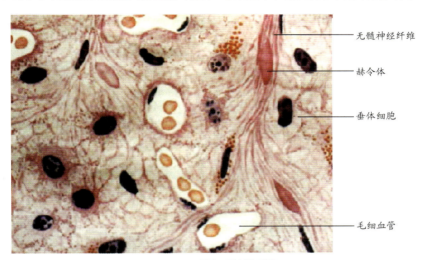

图 11-9 神经垂体模式图

神经垂体本身无内分泌功能，只是储存和释放来自下丘脑的内分泌激素，即抗利尿激素和催产素。

抗利尿激素（antidiuretic hormone，ADH）：又称加压素，来自视上核神经内分泌细胞，可促进肾远曲小管和集合管对水的重吸收，使尿量减少；超过生理剂量时，可使小动脉平滑肌收缩，血压升高。

催产素（oxytocin）：来自室旁核神经内分泌细胞，可引起妊娠子宫平滑肌收缩，加速分娩过程，并能促进乳腺分泌。

📖 知识拓展

（1）生长激素缺乏性侏儒症：由于垂体前叶合成和分泌生长激素不足而引起的生长发育障碍的疾病，临床表现为身长低于同性别、同年龄儿童平均身长的两个标准差，四肢比例匀称，智力正常。

（2）巨人症和肢端肥大症：系腺垂体分泌生长激素（GH）过多，使得组织、骨骼及内脏的增生肥大及内分泌代谢紊乱引起的疾病。发病在青春期前、骺部未闭合者为巨人症。发病在青春期后、骺部已闭合者为肢端肥大症。多数病人起病在青春期前，至成人后继续发展，形成"肢端肥大性巨人症"。

第五节　松果体

　　松果体（pineal body）为一淡红色的椭圆形小体，位于背侧丘脑的后上方，经细柄连于第三脑室顶的后部，儿童期较发达，一般 7 岁以后开始退化，成年后不断有钙盐沉着，常可在 X 线片见到，临床上可作为颅片定位的一个标志。松果体分泌的激素有抑制性成熟的作用。

·小　结·

　　内分泌系统包括内分泌腺、内分泌组织和内分泌细胞。内分泌腺或内分泌细胞分泌的生物活性物质称为激素。

　　重要的内分泌腺有甲状腺、甲状旁腺、肾上腺和垂体。甲状腺合成分泌甲状腺激素和降钙素；甲状旁腺合成分泌甲状旁腺素；肾上腺皮质合成分泌盐皮质激素、糖皮质激素和少量性激素；肾上腺髓质合成分泌肾上腺素、去甲肾上腺素；腺垂体可以分泌生长激素、催乳激素、促甲状腺激素、促肾上腺皮质激素、卵泡刺激素和黄体生成素等；神经垂体贮存释放抗利尿激素和催产素等。

　　内分泌组织、内分泌细胞分散于其他器官、组织中。

 思考题

　　一、名词解释

　　激素　赫令体

　　二、单项选择题

　　1 下列关于内分泌腺的说法正确的是（　　　）。

　　　　A. 是体内唯一不受神经调节的器官　　　　B. 分泌物可经导管排出

　　　　C. 分泌物直接进入血液　　　　D. 无毛细血管分布

　　2. 根据染色反应，腺垂体的细胞不含（　　　）。

　　　　A. 嗜酸性细胞　　　　B. 中性粒细胞

　　　　C. 嗜碱性细胞　　　　D. 嫌色细胞

　　3. 内分泌器官不包括（　　　）。

　　　　A. 肾上腺　　　　B. 胰腺

　　　　C. 甲状腺　　　　D. 甲状旁腺

　　4. 下列关于肾上腺的说法正确的是（　　　）。

　　　　A. 是成对的器官　　　　B. 位于两肾下端

　　　　C. 左侧呈三角形　　　　D. 右侧呈半月形

5. 下列选项不属内分泌组织的是（　　　）。

　A. 卵泡　　　　　　　　　　　　B. 黄体

　C. 甲状旁腺　　　　　　　　　　D. 胰岛

【参考答案】CBBAC

 延伸阅读

"鄂东老男孩"的故事

身残志坚，乐观积极面对生活

　　鄂东老男孩，本名文刚，家住湖北省黄冈市，40多岁，身高只有1.4 m，是一位袖珍人，即侏儒症患者。即便如此，他却从一位乡村的普通家电维修工逆袭成为拥有百万粉丝的网络红人。他是怎么成功的？他的身上又有哪些故事？

　　因为身高上的缺陷，老男孩从小就被人议论嘲笑，遭受身边人异样的眼光，但这些却并没有让他成为一个自卑消极的人，老男孩乐观坚强，积极面对生活，开启了自己精彩的人生。

　　老男孩高中毕业后，自己买了几本关于家电维修的书籍，在家自学研究，不久后便开了一家维修店，凭借过硬的维修技术，来找他维修电器的人越来越多。但是随着生活水平的提高，很多人宁可买新的电器，也不愿意修旧的电器，这样，维修店的生意慢慢惨淡下来。

　　2014年，老男孩决定离开家乡，出去打工。闯荡几年，他不仅自己维修技术提高了，结交了很多朋友，也丰富了自己的阅历。

　　2017年，老男孩回到了家乡，他决定重开维修店，只不过这次更换了服务对象和维修方式——外出给老年人修理家电。生活在山区的老男孩，深知老年人出行的不方便，而且舍不得花钱买新电器，老男孩决定开始上门给他们维修。

　　不论刮风下雨，总能看到老男孩在路上骑着车奔赴各个村庄的身影。他为人诚实，维修家电收费合理，技术熟练，深受乡村老人们的喜爱。同时，老男孩还会顺便将维修家电的过程、街景、故乡人文情怀等发布到网络平台上，也会分享一些简单的维修技术。

　　老男孩视频题材新颖，为人淳朴、有爱心，渐渐地，视频播放量就达到了10万，成了一名有名的视频博主。

　　2020年，老男孩开始学习直播带货，在网上售卖家乡的农产品，通过自己在网络上的影响力，帮助大家脱贫致富。

　　老男孩仅凭一人之力，带动了全村的经济发展。

　　老男孩乐观向上、心怀抱负的生活态度激励着我们每一个人，即使身体有残缺，只要我们有目标，为之努力奋斗，任何困难都不能阻挡我们前进的步伐。

（梅盛平）

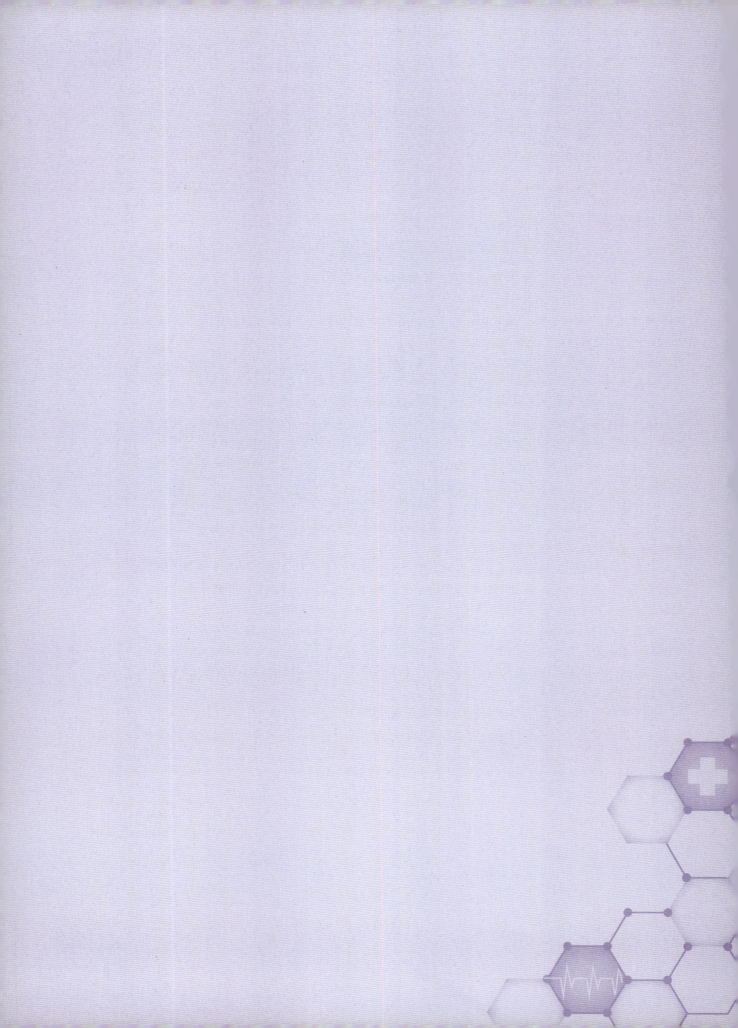

病例导学

张某,女,35 岁,停经 2 个月,突感下腹剧烈疼痛 1 小时,伴休克急诊入院。1 个月前在门诊检查尿妊娠试验阳性,诊断早孕。急诊检查:体温 37.2 ℃,脉搏 104 次 / 分,血压 80/60 mmHg,心肺无异常,腹肌紧张,全腹有压痛,以左侧为重,移动性浊音不明显。妇科检查:外阴正常,阴道通畅,有少量流血、后穹隆饱满,触痛明显,宫颈剧痛,在左侧附件可触及拳头大小包块、质软、不活动、轻压痛。随即做阴道后穹穿刺,抽出暗红色不凝固血液 15 mL。初步诊断为宫外孕 (左侧输卵管妊娠)。

❓ 请思考

1. 什么是受精? 什么是植入?
2. 受精部位和胚泡植入正常部位分别在哪里?

人体胚胎学 (embryology) 是研究人体在发生、生长及发育过程中,形态结构变化规律的科学。人体胚胎在母体子宫中的发育是一个连续的过程,从受精开始到胎儿出生大约需要 38 周 (266 天),如果从末次月经算起要经历 40 周 (约 280 天)。通常将胚胎发育分为胚期和胎期。①胚期:从受精至第 8 周末,包括受精、卵裂、胚泡形成和二胚层胚盘的出现、三胚层的形成和分化,各主要器官原基的建立。此末期,胚胎已初具人形。②胎期:从第 9 周至出生,此期内胎儿逐渐长大,各器官的结构和功能逐渐完善。根据临床实际工作的需要,将第 26 周胎儿至出生后第 4 周的新生儿发育时期,称为围产期 (perinatal stage)。此期的母体和胎儿、新生儿的保健医学,称为围产医学。

本章主要讲述生殖细胞、受精、胚期发育、胚胎与母体的关系及先天畸形等。

第一节　人体胚胎早期发育

 预习任务

1. 什么是受精？受精的部位、过程及意义是什么？

2. 说出胚泡的结构。

3. 胚泡植入的正常部位在哪里？植入需要哪些条件？

4. 什么是蜕膜？蜕膜分哪几部分？

5. 说出二胚层胚盘的组成。

6. 简述三胚层的分化。

一、生殖细胞

生殖细胞又称配子，包括精子和卵子，均为单倍体细胞，即仅有23条染色体，其中一条是性染色体（图12-1）。

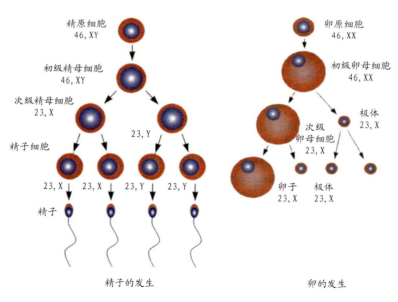

图12-1　精子和卵的发生示意图

（一）精子的成熟与获能

精子发生始于青春期，并持续于整个成年期。在睾丸生精小管内形成的精子，还需在附睾内经两周左右时间继续发育成熟，逐渐获得运动能力，但尚无受精能力，这是因为精子头部的外表有一层来自精液的糖蛋白，能够阻止顶体酶释放。精子在女性生殖管道内运行的过程中，该糖蛋白被此处分泌物中的酶降解，从而获得受精能力，此现象称为获能（capacitation）。获能的本质就是暴露精子表面与卵子识别的装置，解除顶体反应的抑制，使精子得以穿入卵内完成受精过程。精子在女性生殖管道内的受精能力仅维持 1 天左右。

（二）卵子的成熟

卵泡发生始于胎儿期，但是不连续的。青春期开始，在垂体分泌的卵泡刺激素和黄体生成素的刺激下，卵泡发育成熟并排卵。停滞于第一次减数分裂前期的初级卵母细胞在排卵前完成第一次减数分裂，并迅速进行第二次减数分裂，停留在分裂中期，在受精时才完成第二次减数分裂。若卵细胞未受精，则于排卵后 12 ~ 24 小时退化。

二、受精

受精（fertilization）指精子与卵子（卵细胞）相互融合形成受精卵的复杂过程。

（一）受精的地点和条件

受精一般发生在输卵管壶腹部，受精的时间约在排卵后 24 小时以内。受精的条件为：①足够数量的发育正常并已获能的精子与发育正常的卵子。②生殖管道通畅，两性生殖细胞在一定时间能顺利相遇。③生殖管道内适宜的内环境。故采用避孕套、输卵管粘堵、输精管结扎等措施阻止精子与卵子相遇，可达到节育的目的。

（二）受精的过程

当获能的精子与卵子相遇，精子发生顶体反应，释放顶体酶，溶解卵细胞周围的放射冠和透明带。精子头部外侧的细胞膜与卵细胞膜融合，随即精子的细胞核和细胞质进入卵内。精子进入卵后，激发卵子迅速完成第二次减数分裂，排出一个第二极体。此时精子和卵子的细胞核分别称为雄原核和雌原核，二者逐渐在细胞中部靠拢，核膜随即消失，染色体混合，形成 23 对染色体组成的二倍体合子，即受精卵（fertilized ovum）（图 12-2）。受精的过程包括精子和卵子的识别和接触、精子穿越放射冠和透明带，次级卵母细胞完成第二次成熟分裂及雌雄原核融合形成合子（zygote）。

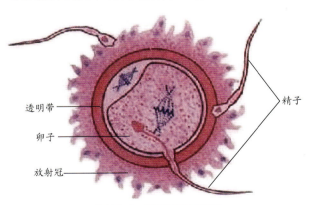

透明带
卵子
放射冠
精子

图 12-2 受精过程示意图

（三）受精的意义

①标志着新个体生命的开始：受精激活了代谢缓慢的卵子，使之形成一个代谢旺盛、富有强大生命力的受精卵，从而启动细胞不断地分裂和分化，直至形成新的个体。

②恢复细胞染色体为二倍体核型，保持物种的稳定性：受精使单倍体的精子和卵子形成二倍体的合子，合子继承了父母双方的遗传物质并重新组合，使新个体既具有亲代的遗传性，又具有不同于亲代的特异性。

③决定性别：带有 Y 染色体的精子与卵子结合发育为男性胎儿，带有 X 染色体的精子与卵子结合则发育为女性胎儿。

🖱 知识拓展

试管婴儿

试管婴儿是体外受精联合胚胎移植（IVF-ET）技术的俗称，是指分别将卵子与精子取出后，置于试管内使其受精，再将胚胎前体——受精卵移植回母体子宫内发育成胎儿。试管婴儿是通过人工方法诞生的婴儿。第一例试管婴儿是于1978年由英国产科医生帕特里克·斯特普托和生理学家罗伯特·爱德华兹合作研究成功的。

三、卵裂和胚泡形成

（一）卵裂

受精卵不断进行有丝分裂的过程称为卵裂（cleavage）。卵裂产生的细胞称为卵裂球（blastomere）（图12-3）。受精卵在进行卵裂的同时，逐渐沿输卵管向子宫方向移动。随着卵裂球数目的增加，受透明带的约束，细胞逐渐变小，到第3天时形成一个由12～16个卵裂球组成的实心细胞团，形似桑椹，称为桑椹胚（morula）。受精后72 h，桑椹胚进入子宫腔。

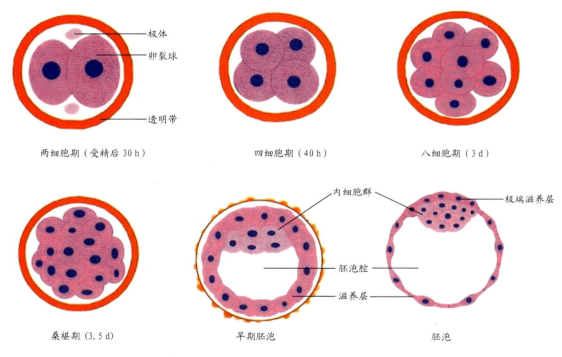

图12-3　卵裂及胚泡形成示意图

（二）胚泡形成

桑椹胚继续分裂，细胞间逐渐出现一些小腔隙，最后汇合成一个大腔。此时整个胚呈囊泡状，故称为胚泡（blastocyst）。胚泡壁为单层扁平细胞，称为滋养层，中央的腔为胚泡腔。位于胚泡腔一侧的一群细胞，称为内细胞群。这群细胞是多能干细胞，将来分化为胚胎的各种组织结构系统。覆盖在内细胞群外面的滋养层称为极端滋养层。随着胚泡体积增大，透明带逐渐变薄溶解消失，胚泡滋养层与子宫内膜接触，植入开始（图12-4）。

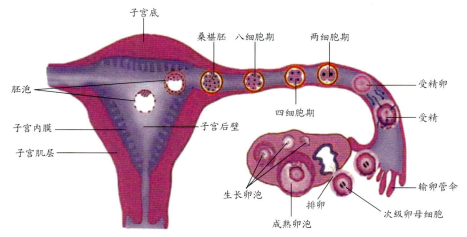

图 12-4 排卵、受精、卵裂、植入示意图

四、植入与植入后子宫内膜的变化

胚泡逐渐埋入子宫内膜的过程称为植入（implantation），又称着床（imbed）。植入开始于受精后第 5 ～ 6 天，至第 11 ～ 12 天完成。

（一）植入过程

植入时，内细胞群顶端的极端滋养层先与子宫内膜接触，分泌蛋白水解酶，溶解子宫内膜并形成一个缺口，胚泡则沿着缺口处逐渐埋入子宫内膜。在植入过程中，滋养层细胞迅速分裂增生，并分化为内、外两层。外层细胞互相融合，细胞界线消失，称为合体滋养层；内层仍保持明显的细胞界线，由单层立方细胞组成，称为细胞滋养层。细胞滋养层的细胞具有分裂能力，可不断形成新的细胞补充入合体滋养层。当胚泡全部植入子宫内膜后，植入处的子宫内膜缺口附近的上皮细胞迅速修复，植入完成（图12-5）。

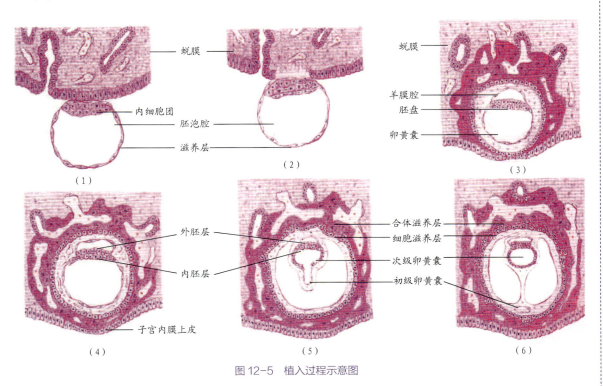

图 12-5 植入过程示意图

（二）植入的部位

胚泡的植入部位通常在子宫体和底部，最多见于后壁，胎盘在植入部位形成。若植入部位靠近子宫颈，则将形成前置胎盘，覆盖子宫内口，分娩时可导致胎儿娩出困难或胎盘早期剥离。若植入部位在子宫以外部位，则称为宫外孕，常发生在输卵管，偶尔可见于子宫阔韧带、肠系膜，甚至卵巢表面等处。宫外孕胚胎多早期死亡，或引起植入处血管破裂导致大出血（图12-6），能发育到正常分娩期的非常少见。

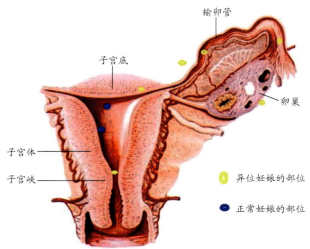

图12-6　异常植入示意图

（三）植入的条件

植入必须在雌激素和孕激素的协同调节下进行，子宫内膜处于分泌期；胚泡适时进入子宫腔以及透明带准时消失；子宫内环境保持正常。常用的避孕方法，如在宫腔内放置节育环等，就是通过人为干扰植入过程达到避孕目的。

（四）植入后子宫内膜的变化

植入后的子宫内膜称为蜕膜（decidua）。此时，处于分泌期的子宫内膜进一步增厚，血液供应更丰富，腺体分泌更旺盛，基质细胞变肥大，富含糖原和脂滴，称为蜕膜细胞。子宫内膜的这些变化称为蜕膜反应。根据蜕膜与胚的位置关系，将子宫内膜分为三部分：①基蜕膜，即位于胚深部的蜕膜；②包蜕膜，即覆盖在胚表面的蜕膜；③壁蜕膜，即子宫其余部分的蜕膜。包蜕膜与壁蜕膜之间为子宫腔。包蜕膜随着胚胎的长大凸向子宫腔，并向壁蜕膜靠近，至第3个月末与壁蜕膜相贴，子宫腔消失（图12-7）。

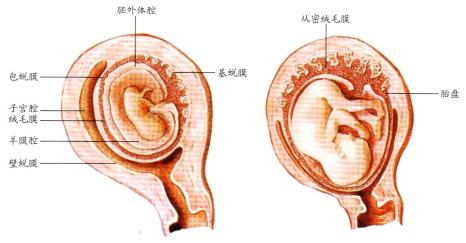

图12-7　胚胎与子宫蜕膜的关系

五、胚层的形成和分化

（一）二胚层胚盘的形成

1. 内胚层和卵黄囊的形成　在受精后第2周胚泡植入时，内细胞群靠近胚泡腔一侧的细胞分裂、增生，形成一层整齐的立方细胞，称为内胚层（endoderm）。内胚层的周缘向下延伸，形成一个由单层扁平细胞围成的囊，称为卵黄囊，故内胚层构成卵黄囊的顶。

2. 外胚层和羊膜腔的形成　在内胚层形成的同时，其上方其余内细胞群形成一层柱状细胞，称为外胚层（ectoderm）。继之，在外胚层与滋养层之间形成一个腔，称为羊膜腔，腔壁为来自细胞滋养层细胞分裂增生形成的羊膜上皮。羊膜与外胚层的周缘连续，故外胚层构成羊膜腔的底。内胚层与外胚层紧密相贴，中间有一层基膜相隔，逐渐形成一个圆盘状结构，称为二胚层胚盘。胚盘（embryonic disc）是人体发育的原基。滋养层、羊膜腔和卵黄囊则是提供营养和起保护作用的附属结构。

3. 胚外中胚层的形成　在二胚层胚盘形成的同时，细胞滋养层向内增生，形成松散分布的星形细胞，充填于整个胚泡腔，称为胚外中胚层，此时胚泡腔消失。随后，胚外中胚层细胞间出现小腔隙，并逐渐融合成一个大腔，称为胚外体腔。胚外体腔的出现将胚外中胚层分成两部分，附着于卵黄囊表面和羊膜囊表面的，称为胚外中胚层脏层，附着于滋养层内面的称为胚外中胚层壁层。随着胚外体腔的扩大，只在羊膜腔与细胞滋养层之间连有部分的胚外中胚层，称为体蒂。体蒂将参与脐带的组成（图12-8）。

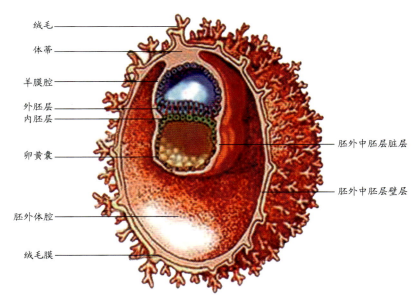

图12-8　第3周初胚的剖面

（二）三胚层胚盘的形成

1. 原条的出现和中胚层的形成　至第3周初，外胚层细胞迅速增殖，在外胚层正中线的一侧形成一条增厚区，称为原条（primitive streak）。原条的出现，确定了胚盘的头尾端和中轴，原条所在侧为尾端。原条头端细胞增生形成一个球形细胞团，称为原结。继而在原条的中线出现浅沟，原结的中心出现浅凹，分别称为原沟和原凹。原沟深部的细胞在内、外胚层之间向头尾和两侧迁移扩展，形成胚内中胚层（intraembryonic mesoderm），它在胚盘边缘与胚外中胚层连续。此时的胚盘由三胚层组成。由于头端大，尾端小，故此时的胚盘呈梨形（图12-9）。

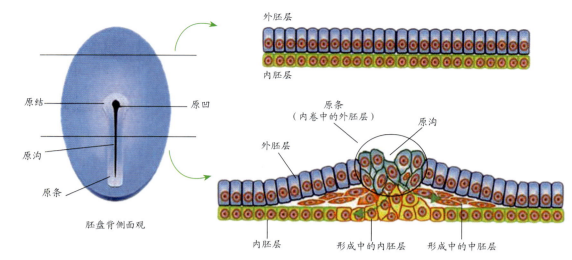

图 12-9　第 16 天人胚，示中胚层的形成

2.脊索的形成　原结的细胞增生，经原凹在内、外胚层之间沿中线向头端伸展，形成一条单独的细胞索，称为脊索（notochord），它在早期胚胎起一定支架作用。随着胚胎的发育，脊索继续向头端生长，原条则相对缩短，最终消失。若原条细胞残留，则可在人体骶尾部分化形成由多种组织构成的畸胎瘤（图12-10）。

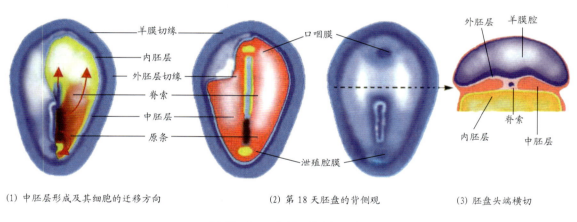

（1）中胚层形成及其细胞的迁移方向　　　（2）第18天胚盘的背侧观　　　（3）胚盘头端横切

图 12-10　三胚层及脊索的形成示意图

3.口咽膜和泄殖腔膜的形成　在脊索的头端和原条的尾端，各有一个没有中胚层的小区，此处的内、外胚层直接相贴呈薄膜状，分别称为口咽膜和泄殖腔膜。中胚层在向头端伸展时，绕过口咽膜于其前方汇合形成生心区，为心脏发生的原基。

（三）三胚层的分化

人胚第 4 周初到第 8 周末，三个胚层逐渐分化形成各器官的原基。

1.外胚层的分化　脊索形成后，诱导其背侧中线的外胚层增厚呈板状，称为神经板。继而，神经板中央下陷形成神经沟，沟两侧边缘隆起称为神经褶。两侧神经褶在神经沟中段靠拢并愈合，继之向头尾两端延伸。其头尾两端各有一开口，分别称为前神经孔和后神经孔，它们在第 4 周末融合，使神经沟封闭为神经管（neural tube）。神经管是中枢神经系统的原基，将发育为脑、脊髓、松果体、神经垂体和视网膜等。如果前、后神经孔没有愈合，则将分别导致无脑畸形和脊髓裂。在神经褶愈合过程中，它的一些细胞迁移到神经管的背外侧，形成两条与神经管和外胚层脱离的纵行细胞索，称为神经嵴（neural crest）。神经嵴将分化为周围神经系统及肾上腺髓质等结构。位于胚体表面的外胚层，将分化为皮肤的表皮及其附属器，以及牙釉质、角膜、晶状体、内耳膜迷路、腺垂体、口腔和鼻腔与肛门的上皮等（图 12-11）。

2.中胚层的分化 中胚层形成后，在脊索两侧从内向外依次分化为轴旁中胚层、间介中胚层和侧中胚层。散在分布的中胚层细胞，称为间充质，分化为结缔组织以及血管、肌组织等。脊索则大部分退化消失，仅在椎间盘内残留为髓核。

（1）轴旁中胚层：紧邻脊索两侧的中胚层细胞迅速增殖，形成一对纵行的细胞索，即轴旁中胚层。它随即横裂为块状细胞团，称为体节（somite）。体节左右成对，从颈部向尾端依次形成，随着胚龄的增长而增多，到第 5 周时共形成 42 ~ 44 对，所以可以根据体节的数量推算早期胚龄。体节将分化为皮肤的真皮、大部分中轴骨骼（如脊柱、肋骨）及骨骼肌。

（2）间介中胚层：位于轴旁中胚层与侧中胚层之间，分化为泌尿系统、生殖系统的主要器官。

（3）侧中胚层：中胚层最外侧的部分。由于胚内体腔的出现，侧中胚层被分为两层：与外胚层邻近的一层，称为体壁中胚层，将分化为体壁（包括肢体）的骨骼、肌肉、血管和结缔组织；与内胚层邻近的一层，称为脏壁中胚层，将分化为消化和呼吸系统的肌组织、血管和结缔组织等。胚内体腔将分化为心包腔、胸膜腔和腹膜腔（图 12-12、图 12-13）。

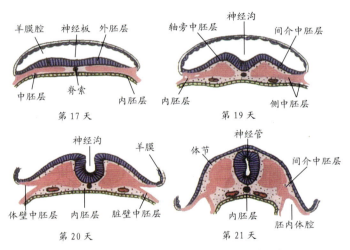

图 12-12 中胚层早期分化及神经管的形成示意图

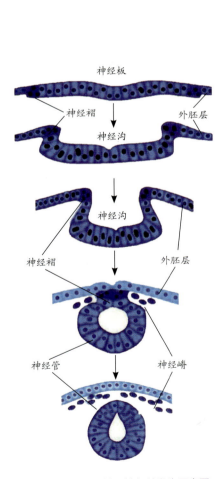

图 12-11 神经管及神经嵴发生示意图

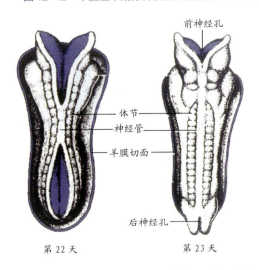

图 12-13 神经管及体节的形成（背面观）示意图

3.内胚层的分化　随着胚体头褶、尾褶和侧褶的发育，胚体由椭圆盘状逐渐变成圆柱状或圆筒形结构，内胚层被卷入胚体内形成原始消化管，又称原肠。其头端部分为前肠，由口咽膜封闭，尾端有封闭的泄殖腔膜，中部为中肠并借卵黄蒂与卵黄囊相通。内胚层将分化为消化管、消化腺、呼吸道和肺的上皮等。

（四）胚体的形成

随着三胚层的分化，胚盘边缘向腹侧卷折形成头褶、尾褶和左右侧褶，扁平形的胚盘逐渐变为圆柱形胚体。胚盘卷折主要是各部分生长速度的差异引起的。如胚盘中部由于神经管和体节的迅速生长而向背部隆起，生长速度快于边缘部，外胚层的生长速度又快于内胚层，致使外胚层包于胚体外表，内胚层卷到胚体内，胚体凸到羊膜腔内。胚盘头尾方向的生长速度快于左右方向的生长，头侧的生长速度又快于尾侧，因而胚盘卷折为头大尾小的圆柱形胚体，呈"C"字形。最终，胚盘头尾及两侧边缘卷折到胚体腹侧并逐渐靠近，将体蒂和卵黄囊包入，形成一条圆索状的原始脐带（图12-14）。

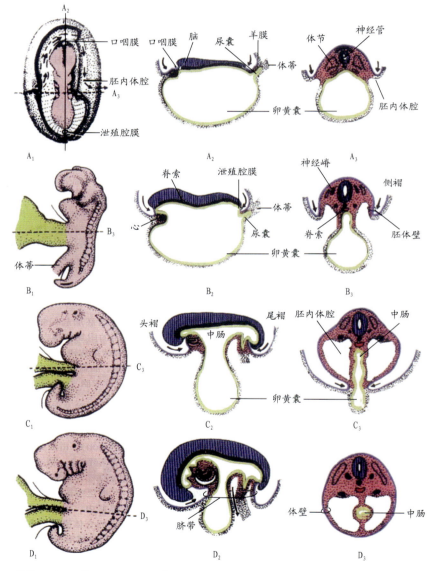

A₁ 约第20天人胚背面观　　B₁ 约第23天人胚侧面观　　C₁ 约第26天人胚侧面观
D₁ 约第28天人胚侧面观　　A₂ ~ D₂ 为 A₁ ~ D₁ 的相应纵切面　　A₃ ~ D₃ 为 A₁ ~ D₁ 的相应横切面

图12-14　胚体卷折的形成（第4周人胚）示意图

在第 5 周至第 8 周，胚体外形有明显变化。第 5 周时，耳泡、眼泡和鼻窝出现，肢芽形成，体内各器官原基相继出现。第 8 周时，指、趾分开，颜面形成，外生殖器形成，但不辨男女。至第 8 周末，各器官已具雏形，外表已初具人形（图 12-15）。

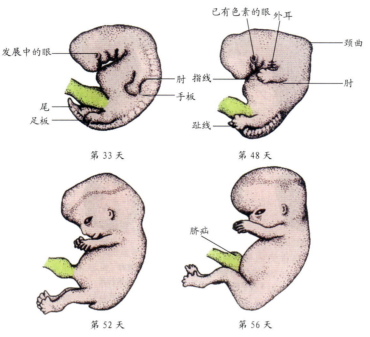

第 33 天　　　　　　　　　　　第 48 天

第 52 天　　　　　　　　　　　第 56 天

图 12-15　胚体外形的建立示意图

（五）胎龄的推算

胚胎龄的推算通常有月经龄和受精龄两种方法。月经龄是从孕妇末次月经的第 1 天算起，至胎儿娩出为止，共计 280 天。以 28 天为一个妊娠月，故有"十月怀胎"之说。临床上常用此法来推算孕妇的预产期。而胚胎学者则常用受精龄，即以受精之日为起点推算胚胎龄。受精一般发生在末次月经第 1 天之后的 2 周左右，所以从受精到胎儿娩出约 266 天。由于妇女的月经周期常受环境变化的影响，所以胚胎龄的推算难免有误差。

因此，胚胎学者常根据各期胚胎的外形特征及长度来推算胚胎龄，如第 1 ~ 3 周主要依据胚的发育状况及胚盘的结构；第 4 ~ 5 周常利用体节数、腮弓及眼耳鼻等原基的出现情况；第 6 ~ 8 周可依据四肢及颜面的发育特征。胎期可依据颜面、皮肤、毛发、外生殖器等发育状况及胎儿的身长、体重来推算胚胎龄（表 12-1）。

表 12-1　胎儿外形特征及身长、体重

胎龄 / 月	胎儿外形特征	身长 / cm	体重 /g
3	眼睑已闭合，颈已形成，性别可辨	12.2	48.3
4	颜面已具人形，母体已感胎动	22.1	161.9
5	出现胎毛，有胎心音，胎儿有吞咽活动	27.5	379.8
6	出现指甲，胎体瘦，如早产数日即死亡	33.1	736.7
7	眼睑张开，头发明显，体瘦有皱纹，早产可存活	38.4	1222.6
8	皮下脂肪增多，皮肤淡红，丰满，指甲达指尖，睾丸开始下降	43.3	1822
9	胎毛开始脱落，趾甲达趾尖，四肢屈曲	47.4	2542.4
10	胎体圆润，乳房略隆起，指甲过指尖，睾丸入阴囊	50.1	3007.8

第二节　胎膜和胎盘

胎膜和胎盘是对胚胎起保护、营养、呼吸和排泄等作用的附属结构，它们并不发育成胚体本身的结构，但对胚胎发育具有重要意义。

一、胎膜

胎膜（fetal membrane）包括绒毛膜、羊膜、卵黄囊、尿囊和脐带。胎膜为受精卵发育而来，是胚胎发育演变过程中形成的附属结构，不参与胚体本身的形成。胎儿娩出后，胎膜、胎盘即与子宫分离并排至体外，称为胞衣（afterbirth）。

（一）绒毛膜

绒毛膜（chorion）由滋养层及其内面的胚外中胚层的壁层共同发育而成，包在胚胎及其他附属结构的最外面，直接与子宫蜕膜接触。

胚胎发育第 2 周时，绒毛仅由外表的合体滋养层和内部的细胞滋养层构成，称为初级绒毛干；第 3 周时，胚外中胚层逐渐伸入绒毛干内，改称为次级绒毛干；此后，绒毛中轴的间充质分化出结缔组织和血管，形成三级绒毛干（图 12-16）。绒毛的血管逐渐与胚体内的血管相通。绒毛向周围分支形成树枝状。同时，绒毛干末端的细胞滋养层细胞增殖，穿出合体滋养层，伸至蜕膜组织，起固定绒毛

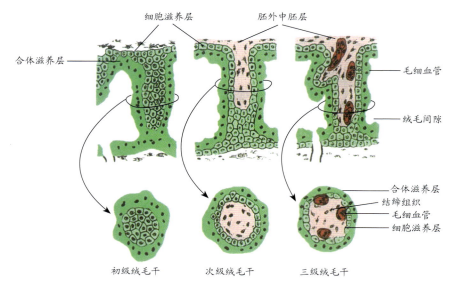

图 12-16　绒毛干的分化发育模式图

干的作用。这些穿出的滋养层细胞在蜕膜表面扩展，形成一层细胞滋养层壳，将绒毛膜与子宫蜕膜牢固相连。绒毛在形成过程中其上皮释放蛋白水解酶溶解其周围的蜕膜而形成许多小腔隙，称绒毛间隙，此间隙内充满来自子宫动脉的血液，故又称血池。绒毛则浸浴于血池中，胎儿通过绒毛的上皮吸收血池中的氧气和营养物质并排出二氧化碳和其他代谢产物。

胚胎早期，整个绒毛膜表面的绒毛分布均匀。第8周末，基蜕膜侧的绒毛因供血充足而生长旺盛，形成丛密绒毛膜。位于包蜕膜侧的绒毛因营养匮乏，则逐渐退化消失形成平滑绒毛膜。包蜕膜与壁蜕膜融合，子宫腔消失。胎儿被包在一个大囊内浸浴在羊水中发育。绒毛膜在发育过程中，若各滋养层细胞过度生长，内部结缔组织变性水肿，则会形成水泡状膨大结构，称为葡萄胎。胚胎会因缺乏营养而死亡。若滋养层细胞发生恶变，则称为绒毛膜上皮癌（图12-17）。

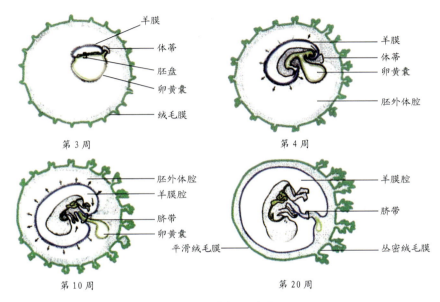

图 12-17　胎膜变化示意图

知识拓展

葡萄胎

葡萄胎也称水泡状胎块，是妊娠后胎盘绒毛滋养细胞异常增生，终末绒毛转变成水泡，水泡间相连成串，形如葡萄得名。葡萄胎分为完全性和部分性两类，其中大多数为完全性葡萄胎，且具较高的恶变率；少数为部分性葡萄胎，恶变罕见。两类葡萄胎从发病原因至临床病程均不相同。组织特点：①滋养细胞呈不同程度的增生；②绒毛间质水肿；③绒毛间质中血管消失。临床表现有闭经，多数在闭经两三个月（个别或更迟些）时，出现阴道流血。血可多可少，呈间断性，多数情况下子宫大于停经月份也是可能的。子宫达四五个月妊娠大小时，不仅孕妇感觉不到胎动，触不到胎块，也听不到胎心。仔细检查阴道流血中，如发现有水泡状胎块，则可确诊。

（二）羊膜

羊膜（amnion）为一层半透明的薄膜，由羊膜上皮和胚外中胚层脏层构成，到2个月末，由于羊膜上皮不断分泌羊水，羊膜腔不断扩大，羊膜已与绒毛膜相贴，胚外体腔消失。随着胚体呈圆柱状变化，早期附于胚盘边缘的羊膜已随之向胚体腹侧移动，将卵黄囊、体蒂、尿囊等包围形成短粗的脐带，使胎儿完全游离于羊膜腔内。

羊膜腔内充满羊水，羊水来自羊膜上皮的分泌物和胚胎的排泄物，其成分主要含胎儿的脱落上皮细胞、无机盐、蛋白质、碳水化合物、酶与激素等，其中98%～99%为水。人胚后期，胎儿能吞咽羊水，经肠吸收其代谢产物由胎儿血液循环运至胎盘由母体排出，使羊水不断更新。胎儿浸浴于羊水之中，足月胎儿的羊水有1000～1500 mL。若羊水少于500 mL，为羊水过少，羊膜与胚体易发生粘连而出现畸形；若羊水多于2000 mL，为羊水过多，可使子宫异常增大，增加妊娠负担。羊水过多过少，常伴有胎儿发育异常。例如，羊水过多常见于消化管闭锁、无脑儿、脑干积水等；羊水过少多见于无肾或尿道闭锁等。

羊水的作用：①羊水有缓冲震荡，保护胎儿免受外部压迫；②胎儿在羊水中可自由活动，可防止胎儿与羊膜粘连；③分娩时，羊膜破裂，羊水可扩大宫颈，同时可冲洗润滑产道，有利于胎儿的娩出。此外通过羊膜穿刺术吸取羊水进行细胞学检查或测定某种物质的含量，可确定胎儿染色体有无异常、胎儿的性别等，为优生优育提供科学数据。

（三）卵黄囊

卵黄囊（yolk sac）位于原始消化管的腹侧，人胚的卵黄囊内没有卵黄，实为种原发生和进化过程中的重演。人胚卵黄被卷入脐带后，与原始消化管相连的卵黄蒂于第6周闭锁，卵黄囊逐渐退化。其作用是：①附于卵黄壁上的胚外体腔的脏层细胞（胚外中胚层）分化为血岛，后者将分化为胚体内的血管及造血干细胞；②卵黄囊尾侧壁的内胚层细胞分化为原始生殖细胞，并迁至生殖腺嵴，再分化为精原细胞或卵原细胞。

（四）尿囊

尿囊（allantois）是发生于人胚的第3周，由卵黄囊尾侧的内胚层向体蒂内伸出的一个盲管，即尿囊。尿囊壁的胚外中胚层分化形成一对尿囊动脉和静脉，随着圆柱胚的形成，尿囊根部卷入胚体内形成膀胱顶及脐尿管，其余部分逐渐退化并卷入脐带内，尿囊动、静脉保留，将来进一步演化成一对脐动脉和一条脐静脉。

（五）脐带

脐带（umbilical cord）为位于胎儿脐部与胎盘之间的索状结构，是胎儿与母体之间物质运输的唯一通道。脐带内有两条脐动脉，将胚体内含代谢产物的血运送到胎盘绒毛血管，在此，胎儿血与绒毛周围间隙内母体血进行物质交换，并通过一条脐静脉将吸收了丰富营养物质和氧的血液运送给胎儿。胎儿出生时，脐带长40～60 cm，直径1.5～2 cm，透过其表面的羊膜，可见内部盘曲缠绕的脐血管。脐带过短胎儿娩出时易引起胎盘早剥，造成大出血危及母子生命；脐带过长，易缠绕胎儿四肢或绕颈，可导致局部发育不良，甚至造成胎儿宫内窒息死亡。

二、胎盘

足月娩出的胎盘呈圆盘状，直径约15～20 cm，重约500 g，中部厚，边缘薄。胎盘的胎儿面光滑，表面覆有羊膜，透过羊膜可见放射状走行的脐血管分支，脐带位于胎儿面的中央；胎盘的母体面粗糙，凹凸不平，有浅沟将其分隔为15～30个胎盘小叶（图12-18）。

（一）胎盘的结构

胎盘由胎儿的丛密绒毛膜与母体的基蜕膜共同组成。

1.胎儿部分　由丛密绒毛膜构成，在绒毛膜上发出

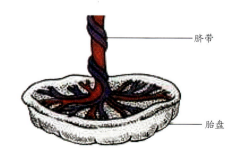

脐带

胎盘

图12-18　胎盘的外形模式图

50～60个绒毛干，绒毛干发出树枝状的分支，其末端伸入基蜕膜，将绒毛固定于基蜕膜上，称为固定绒毛。其周围的绒毛称为游离绒毛，浸浴于血池中。1～4个绒毛干及其所属分支构成一个胎盘小叶。

2.母体部分　由基蜕膜构成，基蜕膜间隔一定距离向绒毛间隙发出胎盘隔，胎盘隔不完全分隔绒毛间隙。所以，绒毛间隙相互连通，子宫动脉和静脉穿出基蜕膜开口于绒毛间隙（图12-19）。

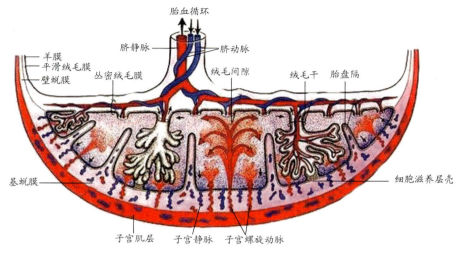

图 12-19　胎盘结构模式图

（二）胎盘的血液循环和胎盘膜

胎盘内有母体和胎儿两套血液循环，两者的血液互不相混，但可进行物质交换。母体的动脉血从子宫螺旋动脉开口流入绒毛间隙，在此与绒毛内毛细血管的胎儿血进行物质交换后，经子宫静脉回流入母体。胎儿的静脉血经脐动脉及其分支流入绒毛内毛细血管，与绒毛间隙内的母体血进行物质交换后，成为动脉血，经脐静脉回流到胎儿体内。

胎儿血与母体血在胎盘内进行物质交换所通过的结构，称为胎盘膜或胎盘屏障（placental barrier）。早期胎盘膜的组成依次为合体滋养层、细胞滋养层及其基膜、薄层绒毛结缔组织、毛细血管内皮及其基膜组成。至发育后期，由于细胞滋养层退化，合体滋养层也明显变薄，结缔组织减少，胎盘膜变薄，仅由薄层合体滋养层、毛细血管内皮及两者的基膜组成，更有利于胎儿血与母体血之间的物质交换。

（三）胎盘的功能

1.物质交换　胎儿通过胎盘从母体血中吸收氧和营养物质，并排出二氧化碳和其他代谢产物。其功能相当于小肠和肺。

2.屏障作用　胎盘膜能阻挡母体血中某些大分子物质进入胎体，对胎儿起保护作用，但大部分药物和激素可以通过胎盘屏障进入胎体，某些病毒（如风疹、麻疹水痘、脊髓灰质炎及艾滋病病毒）也可以通过胎盘屏障进入胎体引起传染或导致先天性畸形，有些药物（如沙利度胺、海洛因毒品）均可通过胎盘膜，孕妇吸毒可引起新生儿毒瘾发作，故孕妇用药应慎重。

3.内分泌功能　胎盘能分泌多种激素，对维持妊娠、保证胎儿的正常发育起着重要的作用，胎盘激素均由合体滋养层细胞分泌。①绒毛膜促性腺激素（human chorionic gonadotropin，HCG）：该激素在受精后第1～2周从妊妇尿中可以测到，第8周达到高峰，然后逐渐下降，妊娠早期，在尿中检测到此种激素临床上可作为妊娠的早期诊断指标之一；②胎盘催乳素：该激素能促进母体乳腺的生长，受精后两个月开始出现，第8个月达到高峰，直至分娩；③雌激素、孕激素：妊娠第4个月开始分泌，以后逐渐增多，在卵巢黄体退化后，这两种激素继续起着维持妊娠的作用。

第三节　胎儿的血液循环及出生后的变化

🖊️ **预习任务**

1. 胎儿血循环有哪些特点?
2. 胎儿血液循环在出生后有什么变化?

　　胎儿的血液供应来自胎盘,肺泡毛细血管近2/3关闭,其肺尚未建立呼吸功能。因此胎儿的血液循环有不同于成人的独特之处,胎儿出生后,由于呼吸及肺循环的建立,血流途径则发生重大改变。

一、胎儿血液循环途径

　　从胎盘来的脐静脉血是动脉血,富含氧和营养物质,在流入肝脏时,近2/3血液经静脉导管直接注入下腔静脉,1/3血液经肝血窦注入下腔静脉。下腔静脉还收集从下肢和盆、腹腔器官来的静脉血,

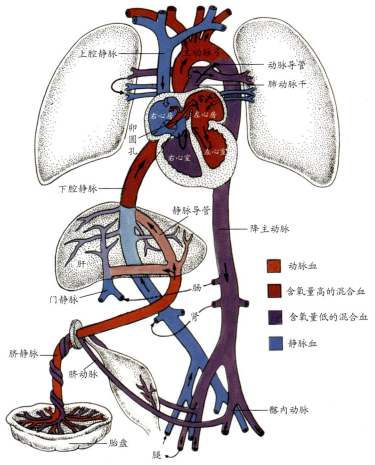

图 12-20　胎儿血循环通路示意图

第二节　甲状旁腺

预习任务

找出甲状旁腺的位置，形态和分泌的激素。

一、甲状旁腺的形态和位置

甲状旁腺（parathyroid gland）呈扁椭圆形，棕黄色，形如米粒般大，一般有4个，上下两对（图11-2）。上一对多位于甲状腺侧叶的后缘的上1/3交界处，下一对多位于甲状腺下端附近。由甲状旁腺多附着于甲状腺的左右两侧缘上，有时也可埋于甲状腺组织内，而使手术时显露困难。

二、甲状旁腺的微细结构

甲状旁腺表面包有结缔组织被膜，实质的腺细胞排列成团索状，细胞团、索之间有丰富的毛细血管和少量结缔组织。甲状旁腺分主细胞和嗜酸性细胞两种（图11-5）。

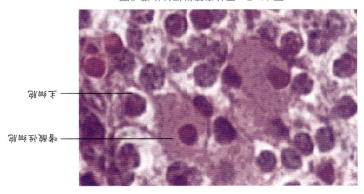

嗜酸性细胞 ——
主细胞 ——

图11-5　甲状旁腺微细结构模式图

（一）主细胞

主细胞（chief cell）数量最多，呈圆形或多边形，体积较小，HE染色胞浆着色浅淡呈弱嗜色。核圆，位于细胞中央。电镜下可见胞质内含有粗面内质网、发达的高尔基体和分泌颗粒，其中一些稠密的膜被颗粒分泌和分泌甲状旁腺素（parathyroid hormone），由此激素主要作用于骨细胞和破骨细胞，使骨盐溶解，促进骨钙的释放及肾小管对钙的重吸收，从而使血钙升高。在甲状旁腺素和降钙素的回调作用下，维持机体血钙浓度的相对恒定，由此激素若因甲状旁腺分泌不足时，可引起血钙下降，导致肌痉挛；反之亦然。

（二）嗜酸性细胞

嗜酸性细胞（oxyphil cell）7～10岁时出现，随着年龄增长而增多，单个或成群散在于主细胞之间，比主细胞大，略少而密集，胞质内充满嗜酸性颗粒，此细胞功能尚不清楚，常有认为嗜酸性细胞是由主细胞演变而来，其间还有各种过渡型细胞。

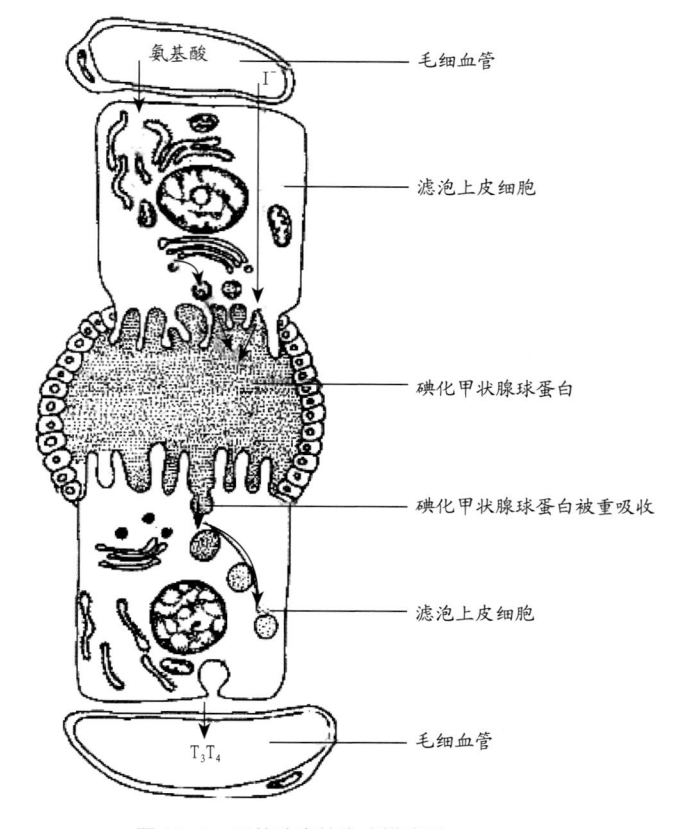

图 11-4　甲状腺素的生成模式图

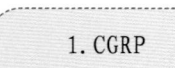 **知识拓展**

　　1.CGRP　近年发现，甲状腺滤泡旁细胞还能合成和分泌降钙素基因相关肽（calcitonin gene related peptide，CGRP），是一种神经肽，参与机体多种调节机制，尤其是心血管系统，能使心肌收缩力增强，对小血管有强烈扩张作用。此外，滤泡旁细胞的分泌颗粒中还含有生长抑素。

　　2.甲状腺功能亢进症　甲状腺功能亢进症是指由各种原因导致的甲状腺功能增强，是一种临床上十分常见的内分泌疾病。甲状腺激素分泌过多或因甲状腺激素（T_3、T_4）在血液中水平增高所导致的机体神经系统、循环系统、消化系统、运动系统等多系统的一系列高代谢综合征以及高兴奋症状和眼部症状，可伴有甲状腺肿大。

所以下腔静脉的血液为混合血，下腔静脉进入右心房，其大部分血液通过卵圆孔进入左心房，然后进入左心室。左心室的血液大部分经主动脉及三大分支分布到头、颈和上肢，以充分供应胎儿头部发育所需的氧和营养。小部分血液流入降主动脉。

从胎儿头、颈部及上肢回流到上腔静脉的血液，经右心房流入右心室，再进入肺动脉。因为胎儿肺处于不张状态，故肺动脉血仅少量入肺，90% 以上血液经动脉导管注入降主动脉。降主动脉的血液除供应盆、腹腔器官和下肢外，还经两条脐动脉供应至胎盘。在胎盘内与母体血液进行气体和物质交换后，再经脐静脉送往胎儿体内（图 12-20）。

二、胎儿血液循环的特点

胎儿血液循环的主要特点如下：

①动、静脉血液在不同部位发生一定程度上的混合。

②高氧含量主要供应肝、头颈部及上肢，所以胚胎的这些部位优先发育，如胎儿头部较大。

③由于肺尚未建立呼吸功能，所以此处的循环血量很小。

④循环途径中有卵圆孔、动脉导管、脐动脉、脐静脉和静脉导管等，成体血液循环中不再存在的临时通路。

三、胎儿出生后血液循环的变化

胎儿出生后，由于新生儿肺开始呼吸活动和胎盘血液循环中断，胎儿血液循环发生一系列重大改变：①脐动脉、脐静脉及静脉导管关闭，分别形成脐外侧韧带、肝圆韧带和静脉韧带。

②动脉导管闭锁：由于肺的呼吸，流经肺动脉的血液大部分入肺，动脉导管于出生后收缩，以后管腔逐渐由内膜组织完全封闭，管壁平滑肌收缩呈关闭状态，出生 2 ~ 3 个月后，其动脉内膜增生封闭，成为动脉韧带。

③卵圆孔关闭：胎儿出生后，由于肺循环的建立，左心房压力高于右心房压力，第一房间隔与第二房间隔相贴，形成卵圆孔功能性关闭。到 1 岁左右，第一房间隔和第二房间隔的结缔组织增生使卵圆孔达到结构上的关闭。

第四节　双胎、多胎和联胎

1. 什么是双胎？有哪几种情况？
2. 什么是多胎？

一、双胎

一次妊娠生产两个新生儿称为双胎或孪生（twins），分双卵双胎和单卵双胎两种。

（一）双卵双胎

双卵双胎由母体同时排出两个卵并且都受精后形成，占双胎的大多数。它们有各自的胎膜和胎盘。两个个体性别可以相同也可以不同，相貌和生理特性的差异如同一般的兄弟姐妹。

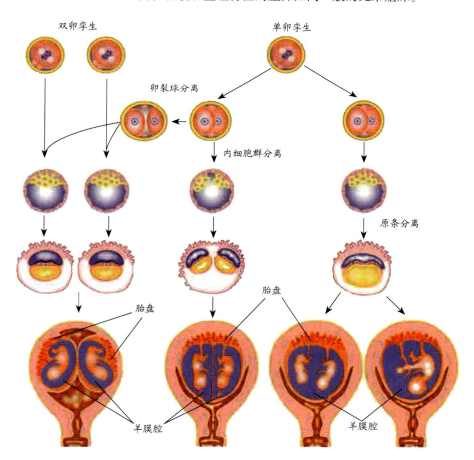

图 12-21　双卵孪生、单卵孪生形成示意图

（二）单卵双胎

单卵双胎即一个受精卵发育为两个胚胎，这种孪生儿的遗传基因完全一样，因此性别一样，相貌体态和生理特征也极相似。两个个体之间如果进行器官和组织移植，将不发生免疫排斥反应。单卵双胎的发生原因有下列三种。

（1）形成两个胚泡：从受精卵发育出两个胚泡，它们分别植入，两个胎儿有各自的羊膜腔和胎盘。

（2）形成两个内细胞群：一个胚泡内出现两个内细胞群，各发育成一个胚胎。它们位于各自的羊膜腔内，但共享一个胎盘。

（3）形成两个原条：一个胚盘上出现两个原条和脊索，诱导形成两个神经管，发育为两个胚胎，它们位于一个羊膜腔内，也共享一个胎盘（图12-21）。这种双胎如果分离不全，容易形成联胎。

二、多胎

一次妊娠分娩出两个以上新生儿为多胎（multiple birth）。多胎的原因可以是单卵多胎、多卵多胎和混合多胎，常为混合多胎。多胎发生概率低，三胎约万分之一，四胎约百万分之一。四胎以上更为罕见，多不易存活。

三、联胎

两个双胎胚体的局部连接在一起称为联体双胎或联体畸胎。常见有胸腹联胎、颜面胸腹联胎及臀部联胎等。联体畸胎实际上为单卵双胎，当一个胎盘形成两个原条而分离不全时形成联体，若联体中两个个体大小不一时，小的称为寄生胎，若一个胎儿在另一个胎儿体内时称为胎内胎（图12-22）。

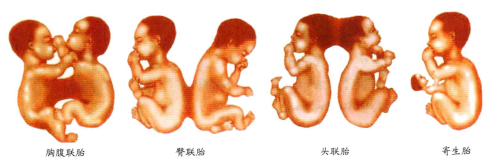

胸腹联胎　　　　　　臀联胎　　　　　　头联胎　　　　　　寄生胎

图12-22　联胎示意图

第五节　先天性畸形与优生

预习任务

1. 致畸因素有哪些?

2. 致畸敏感期是指哪个阶段?

3. 我国提出的优生优育政策有哪些?

先天性畸形(congenital malformation)是指胚胎发育过程中出现外形或内部结构的异常,又称出生缺陷。出生缺陷包括功能、代谢和行为等方面的异常。畸形发生率为2%左右,比肿瘤高8倍,比心血管疾病高5倍。畸形中的消化、泌尿、心血管畸形较为多见,为死胎死产的主要原因。

一、先天性畸形的发生原因

先天性畸形发生原因包括遗传因素(占25%)、环境因素(占10%)、以上两者相互作用以及不明原因(占65%)。

(一)遗传因素

1.染色体畸变　包括染色体数目异常和结构异常。染色体数目增多引起的畸形如先天性愚型,即Downs综合征(21号染色体的三体),先天性睾丸发育不全综合征,即Klinefelter综合征(性染色体的三体47,XXY)。染色体数目减少引起的畸形如先天性卵巢发育不全,即Turner综合征(45,X0)。染色体结构异常是指染色体断裂、缺失、易位、重复、倒位等。如5号染色体短臂末端断裂缺失,可引起猫叫综合征。

2.基因突变　是指DNA分子碱基组成或排列顺序的改变,其染色体外形见不到异常。如果基因突变发生在生殖细胞,所产生的畸形将是遗传的,如软骨发育不全和多指(趾)畸形为显性遗传;肾上腺肥大和小头畸形则为隐性遗传。

(二)环境因素

引起先天性畸形的环境因素统称为致畸因子。致畸因子主要有以下五大类。

1.生物性致畸因子　如风疹病毒、巨细胞病毒、单纯疱疹病毒等。

2.物理性致畸因子　如各种射线、机械性压迫和损伤。

3.致畸性药物　如抗肿瘤药、抗惊厥药、抗生素、抗凝血药、激素等。如抗肿瘤药物氨基蝶呤可引起无脑畸形、小头畸形和四肢畸形;大量链霉素可引起先天性耳聋等。

4.致畸性化学因子　工业污染、食品添加剂、农药、防腐剂中均含有致畸因子。如孕妇生活在含汞蒸汽的环境,或饮用汞、铅和砷含量高的水或食用饮用这些水的鱼肉、猪肉等,可导致胎儿小头畸形。

5.其他致畸因子　如吸烟、酗酒、缺氧、严重营养不良等。吸烟过多,血液中尼古丁浓度过高,可导致子宫内血管血流缓慢,胎儿供氧不足,胎儿发育不好。孕妇过量饮酒也可导致胎儿多种畸形,如酒精综合征,表现为发育迟缓,小头、小眼等。

（三）遗传因素与环境因素的相互作用

在畸形发生中，环境因素与遗传因素的相互作用是非常明显的。一方面环境因素可引起胚胎染色体畸变和基因突变，另一方面胚胎的遗传基因特性决定着胚胎对环境致畸因子的敏感度。流行病学调查资料表明，在同一地区风疹大流行时，同期怀孕妇女生下的婴儿有的出现畸形，有的却完全正常。

二、致畸敏感期

胚胎发育是一个连续的过程，处于不同发育阶段的胚胎对致畸因子作用的敏感程度不同。受致畸因子作用后，最容易导致畸形的发育时期称为致畸敏感期，这一时期的孕期保健最为重要。

在胚前期受到致畸因子的作用后，胚通常死亡而很少发展为先天性畸形。胚期的胚体内细胞增殖分化活跃，对致畸因素最敏感，是胎儿先天性畸形发生率最高的阶段，所以处于致畸敏感期。在胎儿期，胎儿受致畸因子作用后，发生畸形较局限，一般不出现宏观形态的畸形。

三、优生

优生是以遗传学为基础，改善人类遗传素质的应用科学。我国人口政策包括控制人口数量与提高人口素质，优生则是提高人口素质的重要一环。

优生是一个社会性问题，我国政府针对先天性畸形及遗传病发生的状况，制定了完善的优生措施，如宣传教育、普及优生知识、禁止近亲结婚（产前诊断、遗传咨询）、禁止吸毒等。这些措施为孕妇及婴儿的保健工作、预防畸形儿的出生作出了重要贡献，是优生防治工作的重要环节。

· 小 结 ·

人体胚胎学是研究人体在发生、发育过程中，形态结构变化规律的科学，即从受精卵发育为新个体的过程及其机制。父方的精子与母方的卵子结合形成受精卵的过程称为受精，受精卵的形成标志着新个体生命的开始。受精一般发生在输卵管壶腹部。受精卵形成后边卵裂边沿输卵管向子宫方向移动。受精后 72 小时，桑椹胚进入子宫腔。桑椹胚继续分裂，形成胚泡，由滋养层和内细胞群构成。胚泡外的透明带消失，胚泡逐渐埋入子宫内膜的过程，称为植入，又称着床。植入的部位通常在子宫底和体部，最多见于后壁。若植入部位在子宫颈处，则称为前置胎盘；若在子宫以外部位则称为宫外孕。植入后的子宫内膜称为蜕膜，根据蜕膜与胚的位置关系，将子宫内膜分为基蜕膜、包蜕膜和壁蜕膜三部分。在受精后第 2 周胚泡植入时，内细胞群分裂增生形成内胚层、外胚层，二胚层胚盘形成。内胚层向下延伸形成卵黄囊，外胚层向上延伸形成羊膜腔。同时，胚外中胚层形成，并形成一个大腔，称为胚外体腔。至第 3 周末，外胚层细胞迅速增殖，形成中胚层，并替代原来的内胚层，形成三胚层胚盘。人胚第 4 周初到第 8 周末，三个胚层逐渐分化形成各器官原基。随着三胚层分化，胚体形成。胚胎学者常根据各期胚胎外形特征及长度来推算胎龄。

胎膜包括绒毛膜、羊膜、卵黄囊、尿囊和脐带。胎膜为受精卵发育而来，是胚胎发育演变过程中形成的附属结构，不参与胚体本身的形成。胎儿娩出后，胎膜、胎盘即与子宫分离并排至体外，称为胞衣。绒毛膜在第 8 周末分为丛密绒毛膜和平滑绒毛膜。羊膜腔内充满羊水，羊水来自羊膜上皮的分泌物和胚体的排泄物，主要含胎儿的脱落上皮细胞、无机盐、蛋白质等。羊水过多或过少，常伴有胎儿发育异常。临床上通过羊膜穿刺术吸取羊水进行细胞学检查或测定某种物质的含量，可确定胎儿染色体有无异常、胎儿的性别等，为优生优育提供科学依据。脐带位于胎儿脐部与胎盘之间的圆索状结构，是胎儿与母体之间的唯一通道。脐带内有两条脐动脉和一条脐静脉，表面覆有羊膜。胎儿出生后时，脐带长 40 ~ 60 cm，直径 1.5 ~ 2 cm。胎盘是由胎儿的丛密绒毛膜和母体的基蜕膜共同组成。胎盘有物质交换、屏障和内分泌功能。妊娠早期，在尿中可监测到胎盘分泌的 HCG，临床上可作为妊娠的早期诊断指标之一。

胎儿血液供应来自胎盘，肺泡毛细血管床近 2/3 关闭，其肺尚未建立呼吸功能，故胎儿的血液循环有不同于成体的独特之处。动、静脉血液在不同部位发生一定程度上的混合；高氧含量主要供应肝及头颈部及上肢，让这些部位优先发育；肺处的循环血量很小；循环途径中有卵圆孔、动脉导管、脐动脉、脐静脉和静脉导管等成体血液循环中不再存在的临时通道。

发生先天畸形的原因主要包括遗传因素、环境因素和二者的相互作用，受精后第 3 ~ 8 周是致畸敏感期。我国政府针对先天性畸形和遗传病发生状况，制定了完善的优生政策。

思考题

一、名词解释

获能　受精　植入　蜕膜　脐带　绒毛膜　胎盘屏障

二、问答题

1. 简述受精的部位、条件和意义。
2. 简述三胚层分化的主要结构。
3. 胎膜主要包括哪些结构？各有何功能？
4. 胎盘由哪两部构成？简述胎盘的主要功能。

三、单项选择题

1. 胚胎龄推算从孕妇末次月经第一天算起至胎儿娩出共计（　　）天。
   A. 266　　　　　　　　　　　　B. 280
   C. 300　　　　　　　　　　　　D. 360
2. 受精部位是（　　）。
   A. 输卵管伞　　　　　　　　　B. 输卵管漏斗
   C. 输卵管壶腹　　　　　　　　D. 子宫底
3. 下列不属于受精过程的是（　　）。
   A. 排卵　　　　　　　　　　　B. 精子穿越透明带和放射冠
   C. 完成第二次减数分裂　　　　D. 雄原核和雌原核结合成合子
4. 前置胎盘是指胚泡植入在（　　）部位。
   A. 子宫颈附近　　　　　　　　B. 子宫底
   C. 子宫体　　　　　　　　　　D. 输卵管
5. 下列胚泡植入部位，不属于宫外孕的是（　　）。
   A. 子宫阔韧带　　　　　　　　B. 肠系膜
   C. 输卵管　　　　　　　　　　D. 子宫底
6. 覆盖于胚表面的蜕膜是（　　）。
   A. 基蜕膜　　　　　　　　　　B. 包蜕膜
   C. 壁蜕膜　　　　　　　　　　D. 以上都不是
7. 下列关于胎膜的说法不正确的是（　　）。
   A. 胎膜将发育成胚体本身的结构，并对胚胎发育有重要意义
   B. 绒毛膜、羊膜、卵黄囊、尿囊、脐带都属于胎膜

  C. 胚胎发育过程中，羊膜、平滑绒毛膜、包蜕膜、壁蜕膜会发生融合

  D. 胚胎发育过程中，胚外体腔和子宫腔会消失，羊膜腔扩大

 8. 下面关于羊水的描述错误的是（　　　）。

  A. 临床上羊水穿刺的依据是羊膜腔内含有胎儿脱落的上皮细胞

  B. 羊水多于 2 000 mL 为羊水过多

  C. 羊水少于 500 mL 为羊水过少

  D. 羊水除对胎儿有保护作用外，无其他作用

 9. 下列关于脐带的说法错误的是（　　　）。

  A. 脐带是胎儿脐部与胎盘之间的圆索状结构

  B. 脐带是胎儿与母体之间的物质运输的唯一通道

  C. 脐带内含有 2 条脐动脉和 2 条脐静脉

  D. 足月时脐带长 40 ~ 60 cm，粗约 1.5 cm

 10. 下列关于胎盘的说法错误的是（　　　）。

  A. 胎盘是由丛密绒毛膜与壁蜕膜构成

  B. 丛密绒毛膜构成胎盘的胎儿部分

  C. 妊娠约第 8 周胎盘分泌 HCG 到高峰

  D. 足月妊娠胎盘母体面粗糙，胎儿面光滑

【参考答案】BCAAD　BADCA

延伸阅读

"基因编辑婴儿"
——一个违背学术道德和科研伦理的人体试验

  2018 年 11 月 26 日，中国科学家贺建奎在第二届国际人类基因组编辑峰会召开前一天宣布，一对名为露露和娜娜的基因编辑婴儿于 2018 年 11 月已在中国健康诞生。贺建奎的实验，就是使用 CRISPR/Cas9 基因编辑技术让 CCR5 基因失去功能，将 CCR5 修改为 CCR5Δ32。CCR5Δ32 对 HIV-1 有很强的抗性，可以阻止 HIV-1 病毒进入细胞内部，从而形成对 HIV-1 病毒的免疫。贺建奎称，此次研究基因编辑胚胎目的，是使胚胎发育成可以免疫艾滋病的个体，让感染艾滋病毒的夫妻有机会生育一个不患有艾滋病的孩子。然而以"保护"的名义，使基因编辑婴儿在出生之前，就丧失了选择正常人生的权利，终生成为实验者观测的小白鼠。被人为改变基因的人类不同于实验室里的蚊子和小白鼠，不可能被销毁或圈禁一生，而一旦他们行使生育繁衍的基本人权，随着其后代基因的繁衍变迁，人类的终极命运会不会因此和实验室里面的蚊子一样，走向灭亡或其他不可预知的方向？

  基因编辑设计胎儿实验无疑会带来很多问题。技术无罪，但失控的技术可能带来灾难。科技工作者，应该弘扬学术道德和科研伦理。

  贺建奎团队的行为触犯了法律法规和人类道德底线，已受到了相应的惩罚。总而言之，无论我们的技术多么先进，都不要触碰法律法规、伦理道德的底线！

（李宇婷　沈文英）

参考文献 CANKAOWENXIAN

［1］梅盛平，徐国昌.正常人体结构学［M］.2版.重庆：重庆大学出版社，2022.

［2］刘晓梅，张敏平，陈尚.正常人体结构［M］.2版.北京：高等教育出版社，2021.

［3］景玉萍，陈军芳，黎硕.人体解剖学与组织胚胎学［M］.武汉：湖北科学技术出版社，2021.

［4］吴建清，徐冶.人体解剖学与组织胚胎学［M］.8版.北京：人民卫生出版社，2018.

［5］邹锦慧，王向东，夏青，等.人体解剖学与组织胚胎学［M］.北京：高等教育出版社，2019.